JN056316

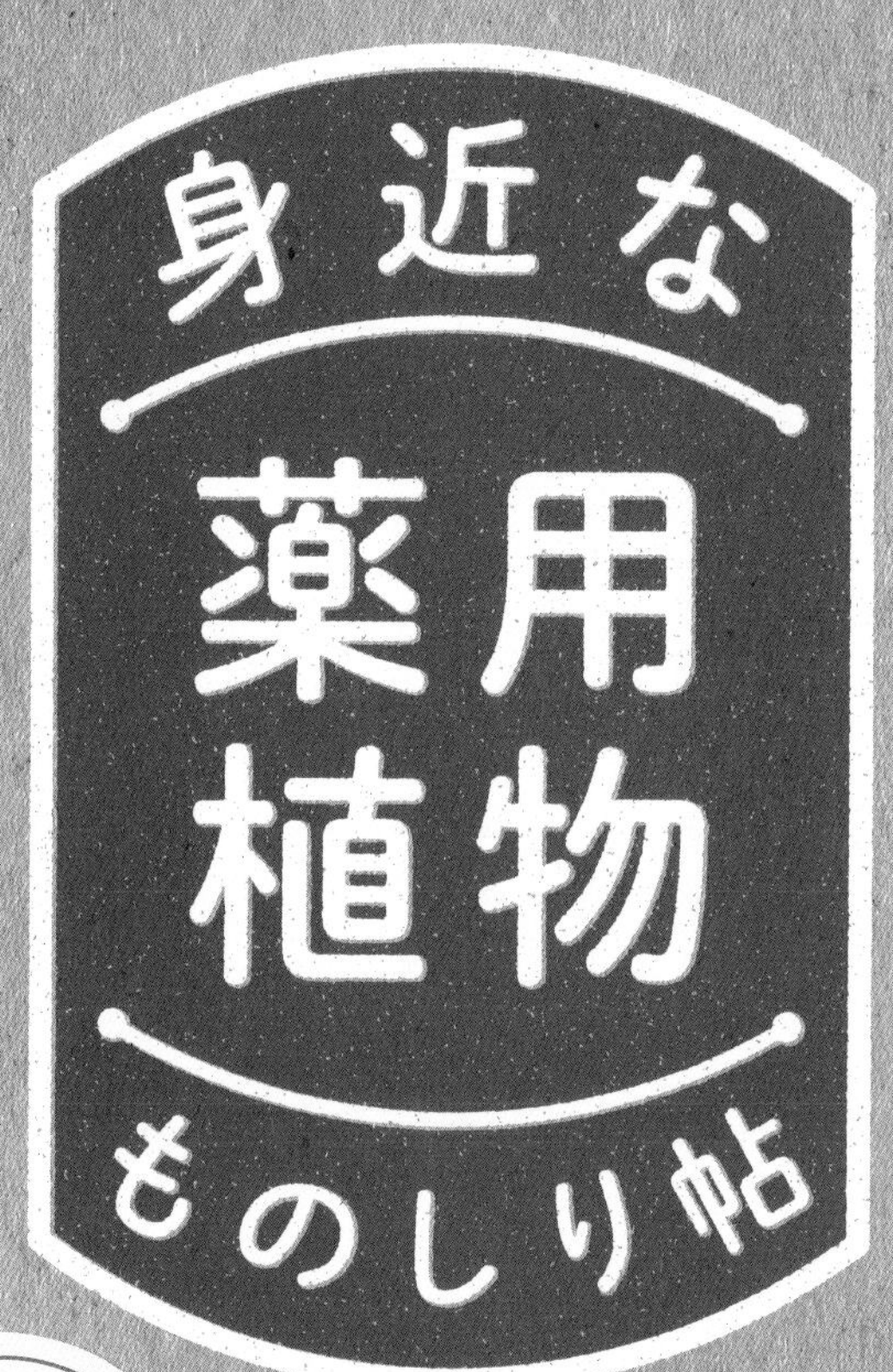

note on medicinal plants around us

伊藤 優
ITO Yu

ベレ出版

はじめに

薬用植物。読んで字のごとく、薬に用いる植物のことを表す総称です。木もあれば、草もありますし、日本の植物もあれば、外国の植物もあります。古来、人類（と一部の類人猿）は、体調の異変が起こった際に、身の周りの植物などに救いを求めてきました。古くは古代ギリシャにさかのぼる話で、お隣中国の4000年の歴史にも、もちろん刻み込まれてきました。我が国では、主に中国や韓国の影響を受けながら、日本独自の植物も使っています。

薬学部で学ぶ学問のひとつに、生薬学というものがあります。生の薬、つまり植物（動物や鉱物の場合もありますが）のある部位を、基本、乾燥させるだけで薬として利用する生薬を学びます。部位として多いのは根や根茎ですが、地上部を丸々使ったり、花の蕾（つぼみ）だけ、枝につくかぎ状のトゲだけ、を薬に用いるものもあります。100種類も200種類もある生薬を、絶妙に組み合わせた処方が漢方です。

漢方と聞くと、なんだかハードルの高いものに聞こえますが、一方で、その構成要素である生薬は、意外と我々の生活と関係の深い、いわば生活の延長上にあるようなものも少なくありません。例えば、滋養強壮の生薬サンヤクは、とろろそばなどでおなじみのヤマノイモの可食部と同じものですし、鎮咳去痰の生薬キョウニンは、杏仁豆腐の杏仁として広く食されています。医食同源、もとい医薬同源です。

本書では、我々の身近にある薬用植物を１００種選び、植物としての特徴や薬用での利用について紹介しています。同様の書籍が巷にないわけではありませんが、本書はそれらと少し趣が違います。それは、筆者が理学系の出身でありながら、薬学部に勤務していることと深く関係しています。つまり、薬学部出身の先生が書かれる薬用植物の書籍に比べると植物の紹介が多く、逆に、理学部や農学部出身の先生が書かれる植物の書籍に比べると、薬に関する紹介が多いと思います。

本書の執筆が始まった当初、研究室の学生にそのことを喜びとともに報告しました。返ってきた言葉が、「本なんか出してどうするんですか？」。デジタルネイティブと呼ばれ、スマートフォンとともに成長してきた彼ら彼女らの、嘘偽りのない正直な意見なのだと思います。それでも、私はこの書籍を書きました。ぜひ、学生諸氏にも読んでもらいたいと思います。

伊藤　優

用語解説

1 身近な薬用植物

2 野山で見かける薬用植物

3 外国から来た薬用植物

コラム 世界のお茶文化

葉に関する用語

・複葉（ふくよう）……ひとつの葉が複数の部分に分かれているもの。分かれていないものは単葉（たんよう）という

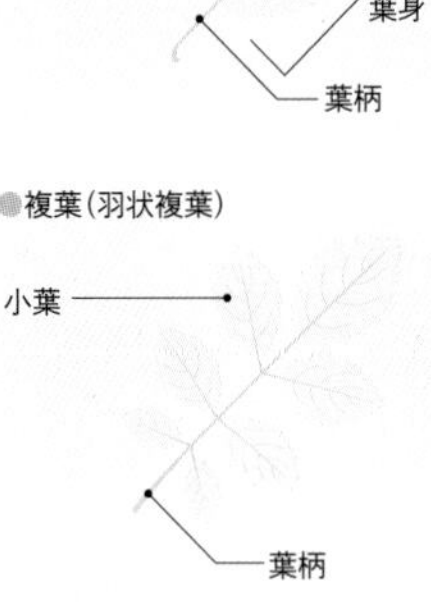

・葉鞘（ようしょう）……葉の付け根で茎を取り巻いている部分
・鱗片葉（りんぺんよう）……ふつうの葉より小型の葉
・苞葉（ほうよう）……芽や蕾をつつんでいる小型の葉。苞（ほう）ともいう。鱗片葉の一種
・仏炎苞（ぶつえんほう）……苞葉のうち、サトイモ科の植物に見られる大形のもの。
・互生（ごせい）……茎のひとつの節に1枚ずつ葉がつく配列のこと
・対生（たいせい）……茎のひとつの節に2枚ずつ葉がつく配列のこと
・三行脈（さんこうみゃく）……複数の主脈が1点から広がる掌状脈系（しょうじょうみゃくけい）のうち、主脈が3本あるもの

茎や根に関する用語

・地下茎（ちかけい）……地中にある茎。根とは構造が異なる
・塊茎（かいけい）……不定形に肥大した地下茎
・塊根（かいこん）……養分などをたくわえて、肥大した根
・担根体（たんこんたい）……根と茎の性質をもつ、ヤマノイモ属に特有の器官

花に関する用語

- **花序**……いくつかの花が集合体になっているもの。さまざまなタイプがあり、またそれによって分類群を推測できることも多い。仏炎苞なら、サトイモ科の仲間、頭花なら、キク科の仲間とわかる。薬用植物にはセリ科が多いので、ラテン語で傘を意味するUmbelifereaに由来する複散形花序が本書ではよく登場する。

《花序の模式図》

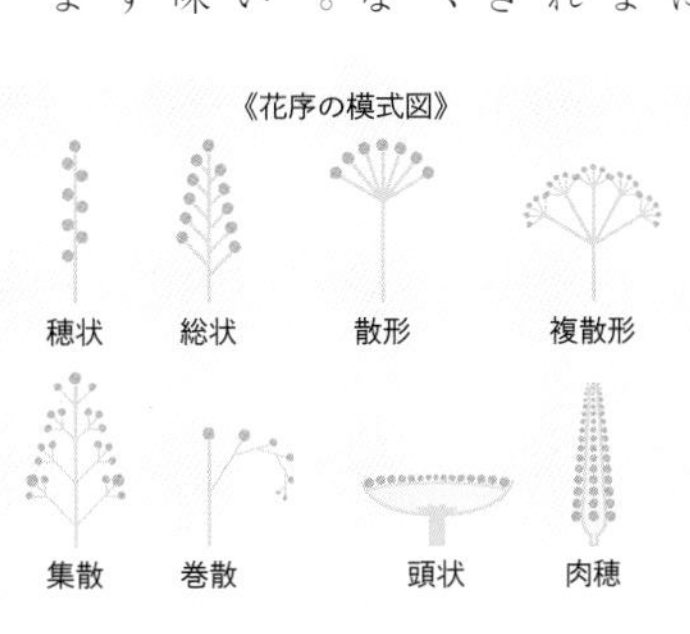

- **頭花**……多数の小さな花が集まって、ひとつの花のように見えるもの
- **花冠**……複数の花弁（花びら）からなる器官。花弁がくっついていないものを離弁花、くっついているものを合弁花という
- **距**……花冠の付け根が細長く管状になったもの
- **蝶形花**……マメ科に多い、蝶の形に似た花。旗弁、翼弁、竜骨弁という花弁からなる

果実や種子に関する用語

- **集合果**……複数の雌しべをもつひとつの花に由来する複数の果実がひとまとまりになったもの
- **偽果**……雌しべの子房が発達した果実（真果）に対し、子房以外に由来する構造が多くを占めている果実のこと
- **果皮**……果実において、子房壁が成熟した部分のこと。果皮は、外果皮、中果皮、内果皮の3層からなる
- **乾果**……果物のなかで、果皮が液質・多肉質なものを液果と呼ぶのに対し、果皮が乾燥しているもの。乾果のうち成熟すると裂開して種子を露出するものをとくに裂開果という

そのほかの用語

- 両性花……ひとつの花の中に雄しべと雌しべの両方がある花
- 単性花……ひとつの花の中に雄しべか雌しべのどちらか一方しかそなえていない花。雄しべがある花を雄花、雌しべがある花を雌花という
- 雌雄同株…雄花と雌花を同じ株につけるもの
- 雌雄異株…雄花と雌花を別の株につける植物。雄花をつける個体を雄株、雌花をつける個体を雌株という
- 自家受粉…花粉が同じ花の柱頭につくこと
- 他家受粉…花粉が他の花の柱頭につくこと
- 雌雄異熟…雄しべが花粉を放出する時期と、雌しべが受粉可能になる時期がずれていること。雄しべが先に成熟するのを雄性先熟、雌しべが先に成熟するものを雌性先熟という
- 種小名……生物には、二名法と呼ばれる、属名と種小名からなる学名が与えられている。属名は、どの植物群に属しているかを示す。我々でいうところの、苗字に近いイメージ。種小名は、その種を表している。我々の名前に当たるイメージ。種小名は、葉の形や花の咲く様子などのラテン語をもとにつけられている場合が多い。*Folium*＝葉、*Flora*＝花などを知ったうえで、*Tri*＝数字の3や、*Grande*＝大きい、などを理解すれば、アケビの学名 *Akebia trifoliata* や、キキョウの学名 *Platycodon grandiflorus* の意味するところも推測できる

薬効に関する用語

- 強心……弱った心臓の機能を高める
- 去痰……痰を取り除く
- 駆瘀血…血の流れを改善する
- 解熱……病気などで上がった体温を下げる
- 健胃……胃を丈夫にする
- 止血……出血をとめる
- 止瀉……下痢をとめる
- 瀉下薬……下剤
- 収斂作用…尿や汁などが出過ぎないようにする
- 消炎……炎症をしずめる
- 滋養強壮…栄養を補給し、体を丈夫にする
- 整腸……腸の働きを整える
- 創傷治癒…外傷を治す
- 鎮咳……咳をしずめる
- 鎮痙……痙攣をおさえる
- 鎮静……神経の興奮をしずめる
- 鎮痛……痛みをしずめる
- 鎮吐……嘔吐をおさえる
- 尿路殺菌…尿路を消毒する
- 利胆……胆汁の分泌を促す
- 利尿……尿の量を増やす

1 身近な薬用植物

名は体を表す
アカメガシワ

「名は体を表す」といいますが、植物の和名や学名は、その種の形態的特徴をもとに命名されることが多々あります。本種もそのひとつで、「新芽が赤く、カシワのような葉をもつ」ことにちなんでつけられています。

この新芽はちょっと面白い仕掛けがあります。赤い新芽の表面を爪でこすってみてください。すると、表面の赤い毛が取れて、本来の緑色の葉っぱが現れます。これは、まだ幼い新芽は、太陽光線から身を守る必要があるため、赤い毛で覆われていると考えられています。また、葉柄に蜜腺があるのも特徴で、花の中ではなく外にあるので花外蜜腺といいます。

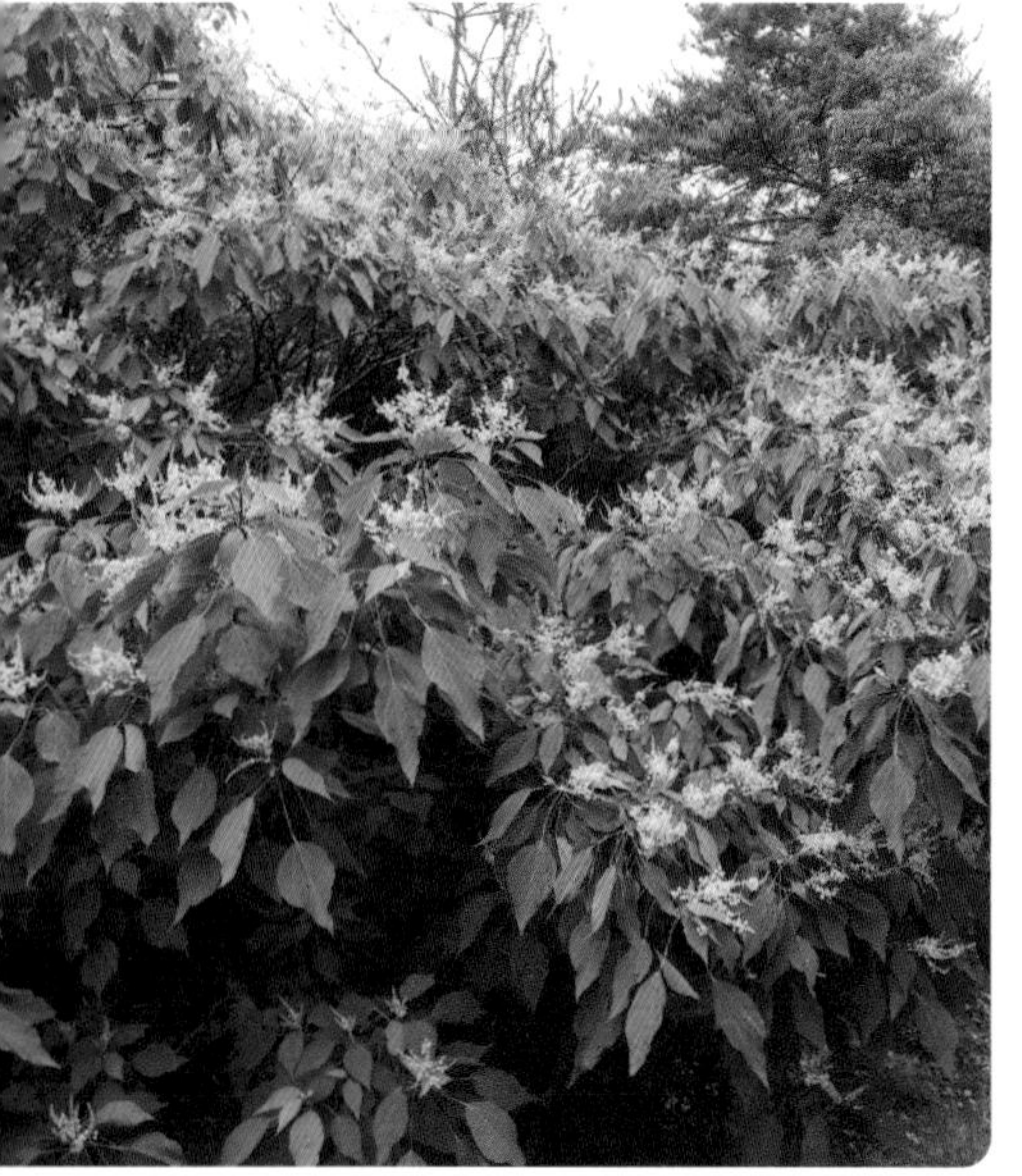

アカメガシワの雄花

科名
トウダイグサ科

生薬名
アカメガシワ

利用する部位
樹皮

薬効
整腸

成分名
ベルゲニン（タンニン）

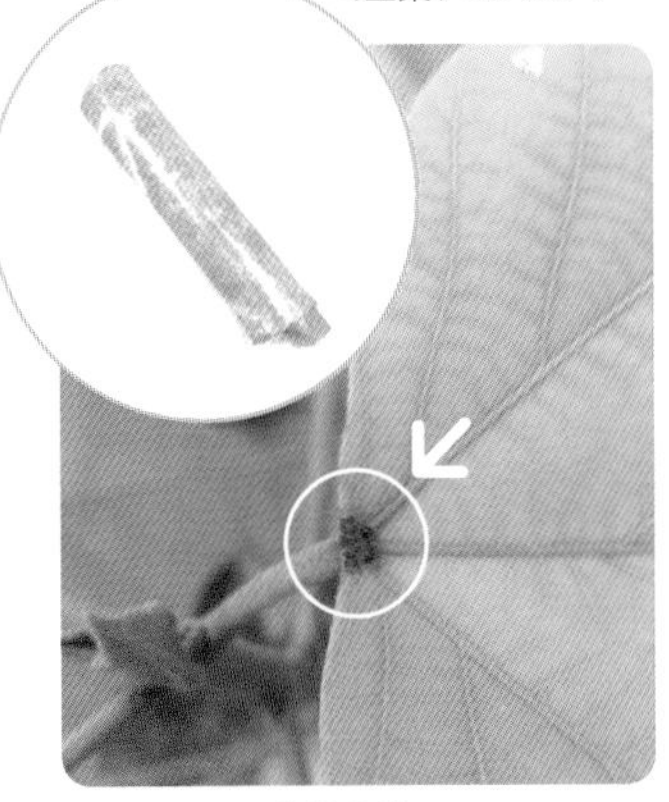
◀生薬アカメガシワ
アカメガシワの花外蜜腺

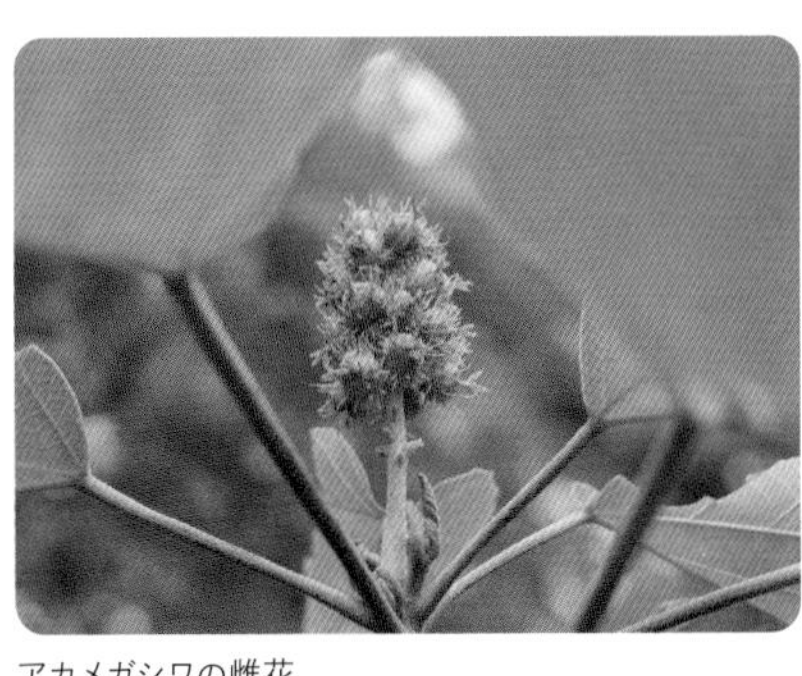
アカメガシワの雌花

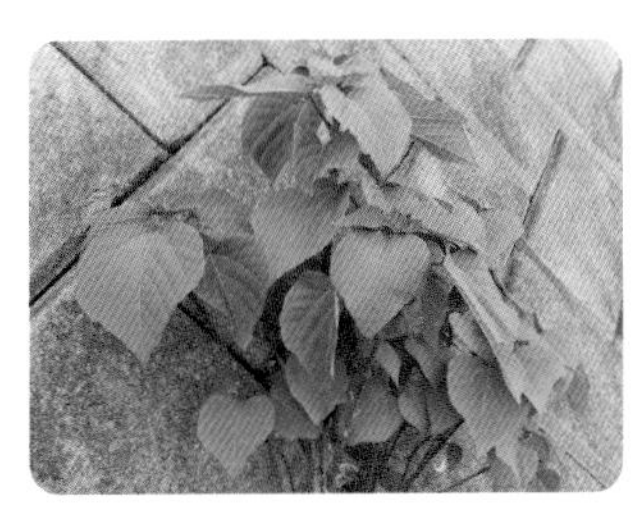
アスファルトに生えるアカメガシワ。新芽は赤い

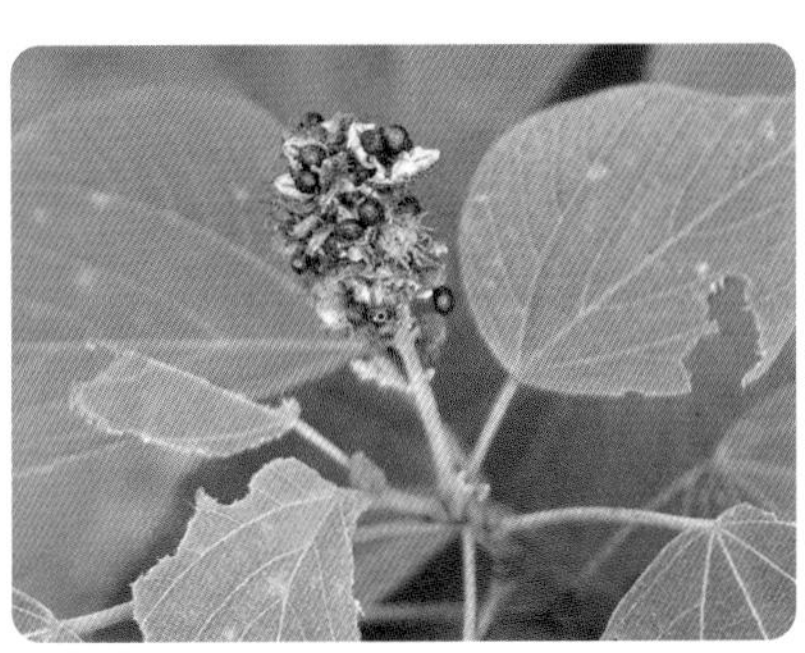
アカメガシワの果実

アカメガシワは、パイオニア植物の一種として知られています。19世紀アメリカの西部開拓時代の開拓者を「パイオニア」といい、そこから転じて、初めて何かに挑戦するときに「パイオニア精神」などといったりします。植物学では、火山の噴火などでいったん植生がゼロになった土地に、最初に現れる植物種のことを指します。種子散布が頻繁で、発芽能力が高いなどの特徴をもっているものと推測されます。実際に、アカメガシワはこの能力を都会でも発揮しており、さまざまな場所で雑草化しているのを見かけます（樹木なので草ではないのですが……）。

薬学では、アカメガシワの樹皮を生薬アカメガシワとして、健胃、主に整腸に用います。また、葉や樹皮を用いてアカメガシワ茶としても飲用されます。このお茶の含有成分はケルセチンなどのポリフェノールやタンニンです。いわゆる渋味成分を多く含有し、収斂作用があります。

甘ーいお茶はいかが？

アマチャ

ジメジメ、ジトジト。そんな梅雨時に見頃を迎える植物が、アジサイの仲間です。ここでは、本州から九州にかけて分布するヤマアジサイの一種で、各地で植栽されているアマチャという植物を紹介します。

漢字で書くと「甘茶」。しかし、葉を噛んでも甘味は感じません。それもそのはず、含有成分のフィロズルシンは、そのままでは甘味を感じさせない、ちょっと変わった甘味物質です。

これが、葉を水洗いして、濡れたまま手でくるくる丸めてそのまま発酵させると、不思議なことに、甘いお茶ができあがります。このとき、アマチャの葉では酵素の働きで加水分解反応が生じてフィロズルシンが生成されます。ゆっくりと自然乾燥させるのがポイントです。

この甘茶、灌仏会（花祭り）で仏像に注ぎかけるなど、祭事でよく飲まれます。また、食品甘味料に利用されたり、糖尿病患者のため砂糖の代わりに使われたりします。

薬学では、このアマチャの葉を生薬アマチャといい、甘味料として用います。

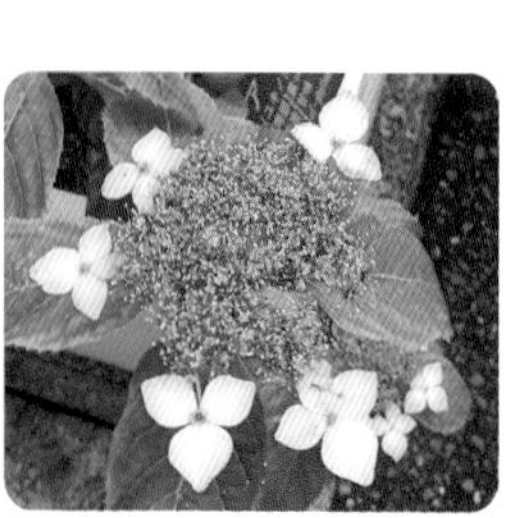

アマチャの花序（ピンク花）

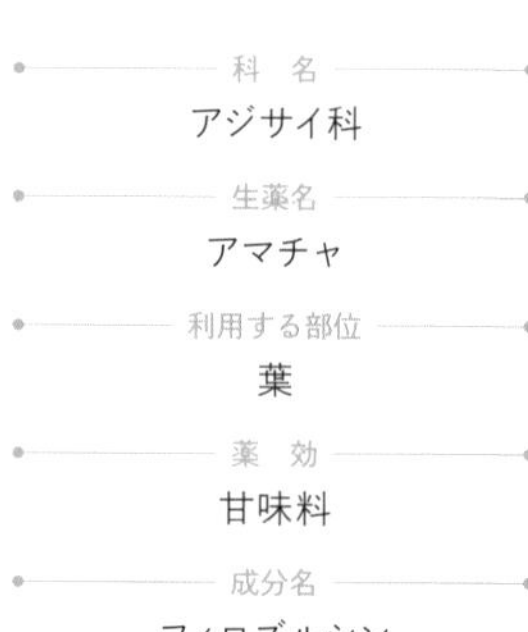

科名
アジサイ科

生薬名
アマチャ

利用する部位
葉

薬効
甘味料

成分名
フィロズルシン

◀生薬アマチャ

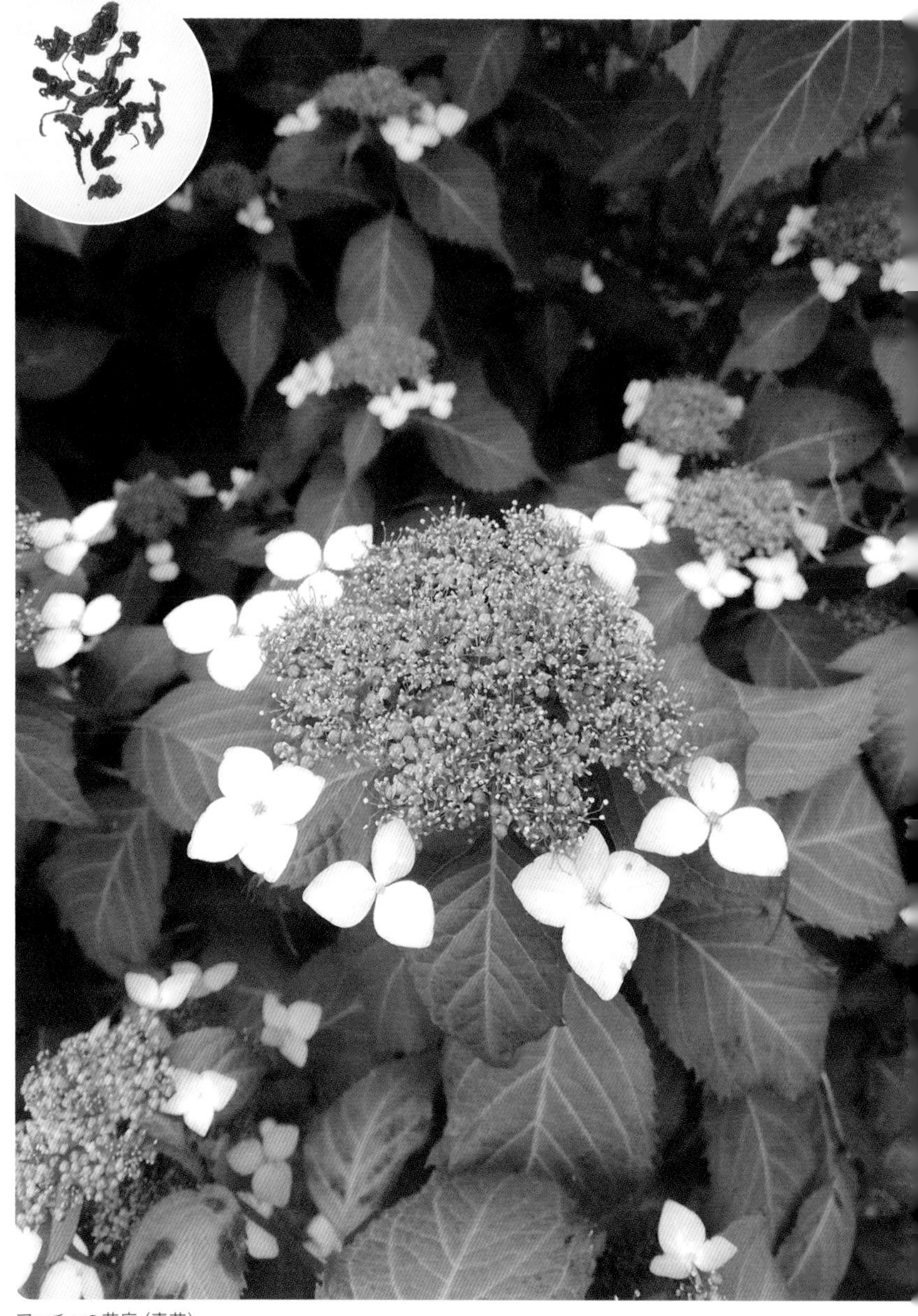

アマチャの花序（青花）

踏まれるほどに強くなるスゴいやつ

オオバコ

オオバコはとても身近な植物なので、誰でも一度は耳にしたことがあるかと思います。神社などの踏みつけの多い場所でもたくましく生きていますが、これはオオバコの茎や葉の繊維がしっかりしているからです。この性質を利用したのが、オオバコ相撲という遊びです。太い茎を探して、互いに絡ませて引っ張って、先に切れたほうが負けです。

秋になると、カプセルのような独特の形の果実をつけます。中には、小さな種子がたくさん詰まっています。

この種子は、水に濡れるとムシレージというベトベトの粘液を出します。これにより、ヒトや動物に踏みつけ

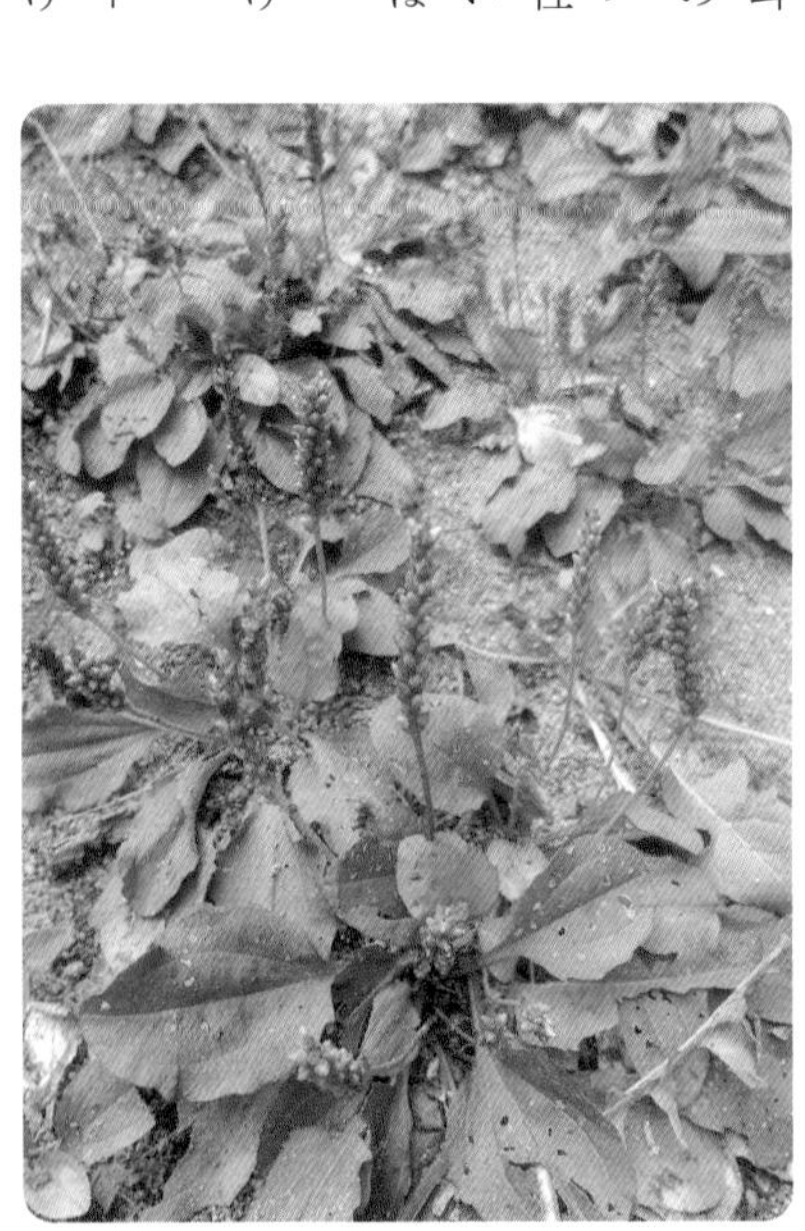

オオバコ

科名
オオバコ科

生薬名
シャゼンシ／シャゼンソウ

利用する部位
種子／全草

薬効
鎮咳去痰

成分名
アウクビン／プランタギニン

◀生薬シャゼンシ

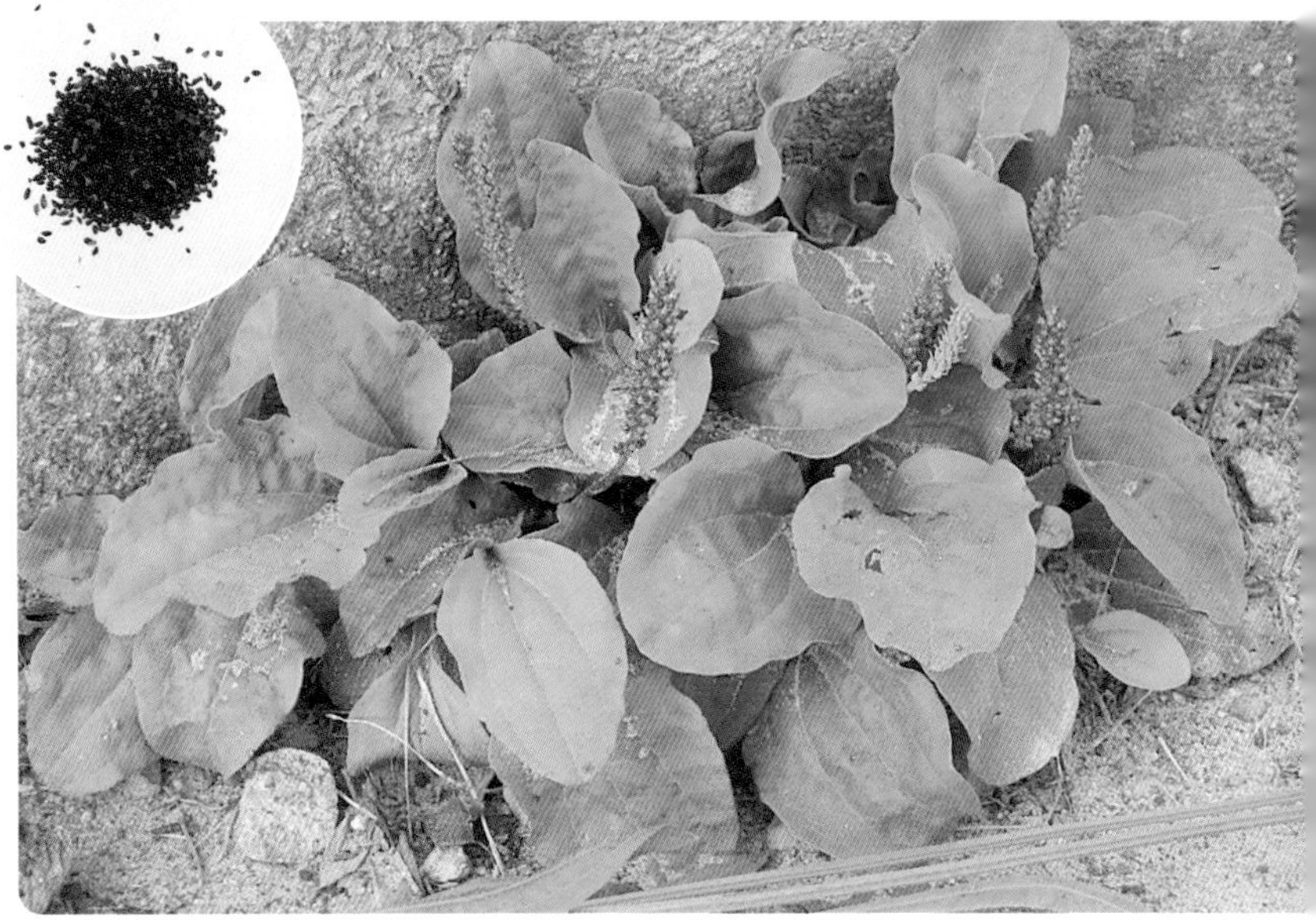

カナダで見つけたオオバコ

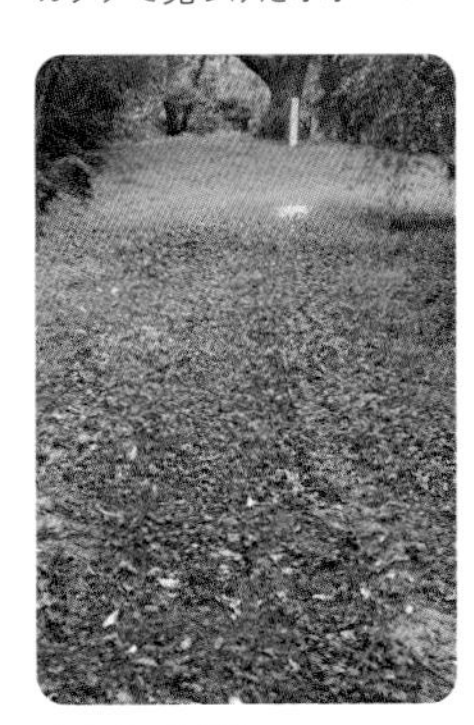

オオバコの群生

られた際に足の裏にくっつき、分布域を広げます。とてもよくできた生存戦略ですが、自然保護の観点からは厄介な雑草でもあります。

　有名な観光地で国立公園でもある尾瀬ヶ原では、貴重な生態系を保護するために、外来種やオオバコのような種子の侵入を防ぐ種子落としマットが、登山道の入り口に設置されています。

　薬学では、この種子を生薬シャゼンシといい、鎮咳去痰に用います。また、全草を生薬シャゼンソウといい、同様に用います。

　最近では、インド原産のオオバコの仲間で、英名でサイリウム、学名でプランタゴ・オバタという植物が、便秘薬などとして用いられています。オオバコと同様に種子が水を吸って膨張するため、腸内で水分を吸収して、便のカサを増やしてくれるそうです。

ヘソクリの語源はこの薬草

カラスビシャク

ちょっと変わった和名の薬草に、カラスビシャクがあります。湿地帯に生えるサトイモ科ミズバショウやコンニャク芋をつけるコンニャクなどの花を小さく、そして少し地味にしたような、仏炎苞に包まれた独特の花序をつけます。この姿をカラスが持つような小さな柄杓(ひしゃく)に見立てつけられた和名です。

この植物の地下部の塊茎を生薬ハンゲといい、鎮咳去痰に用います。日本薬局方には、この生薬の性状に、「味は初めなく、後に強くえぐ味を残す」とあります。筆者は経験がないのですが、毎年、勇気ある学生が味見をしています。曰く、非常にえぐ味が強いそうです。これは、ハンゲに含まれるシュウ酸カルシウムが針状結晶をもつためです。

いわゆる畑の雑草のひとつで、よく知られた別名に「へそくり」があります。その昔、農家の畑仕事のかたわらにハンゲを採取し、薬屋に売って小遣い稼ぎをしていたそうです。日本薬局方には、生薬の形状に、「上部にへその跡がくぼみとなり」とあります。このさまを、おへそをくり抜いたような形に見立てました。以上のことから、ハンゲを「へそくり」と呼ぶようになり、それを売って小遣いを稼いでいたことから、お金をこそっとためることを「へそくり」というようになりました。

科名
サトイモ科

生薬名
ハンゲ

利用する部位
塊茎

薬効
鎮咳去痰

成分名
ホモゲンチジン酸

◀生薬ハンゲ

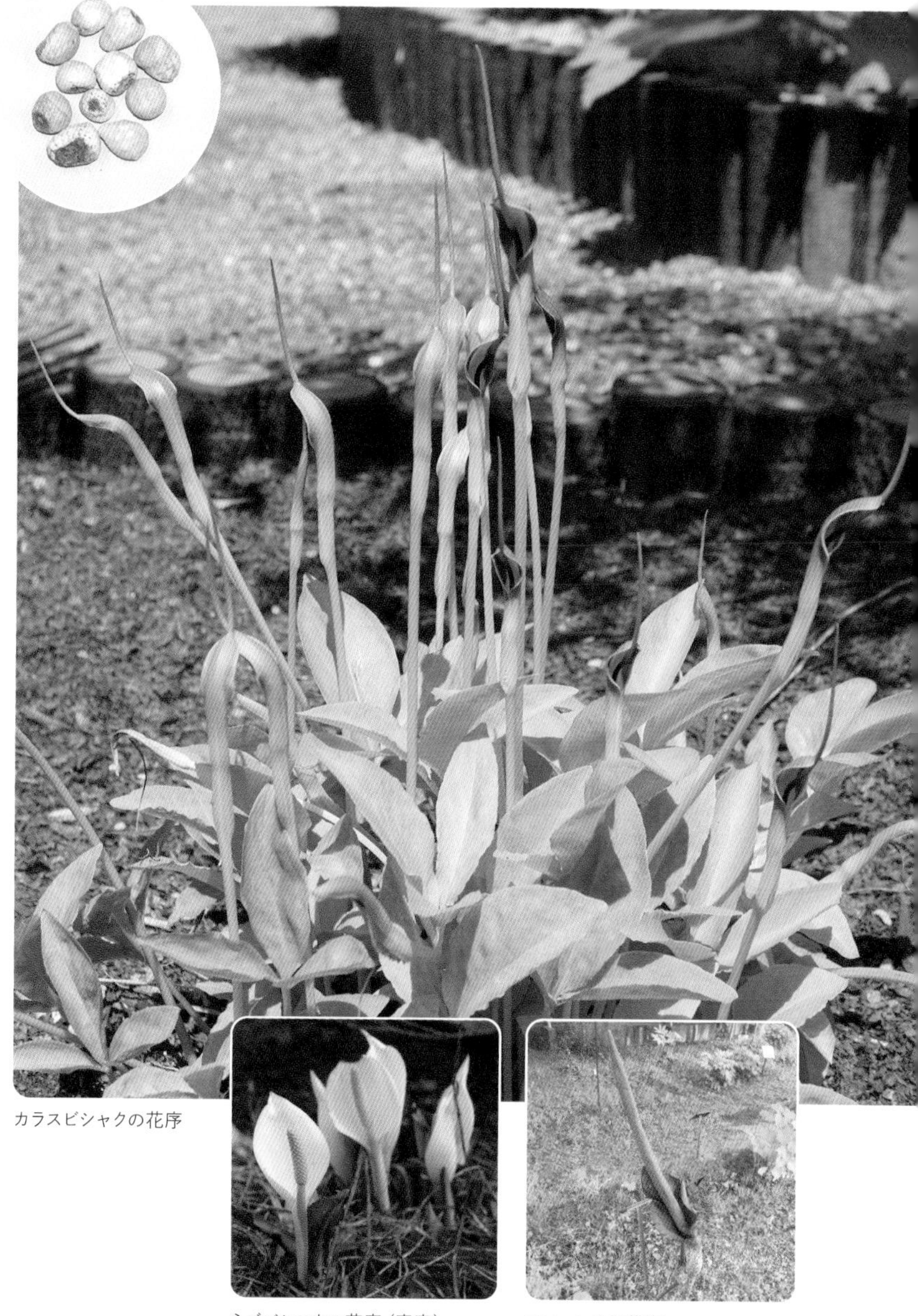

カラスビシャクの花序

ミズバショウの花序（青森）

コンニャクの花序

秋の七草のひとつは絶滅危惧種

キキョウ

地球温暖化真っ只中の現在では多少暦が変わってしまったのか、秋の七草で知られるクズ（20ページ）もキキョウも夏によく花を咲かせます。キキョウは、園芸植物としては各地で見かけますが、野生植物としては自生地が減少している絶滅危惧種です。

もし開花期のキキョウを見つけたら、花を観察してみてください。蕾（つぼみ）の状態、何に見えますか？　花が開いた状態、何に見えますか？　英名でバルーンフラワーやベルフラワーと呼ばれるゆえんがわかるでしょう。ちなみに、開花してすぐの花には雄しべが、しばらくすると雌しべが目立つようになります。

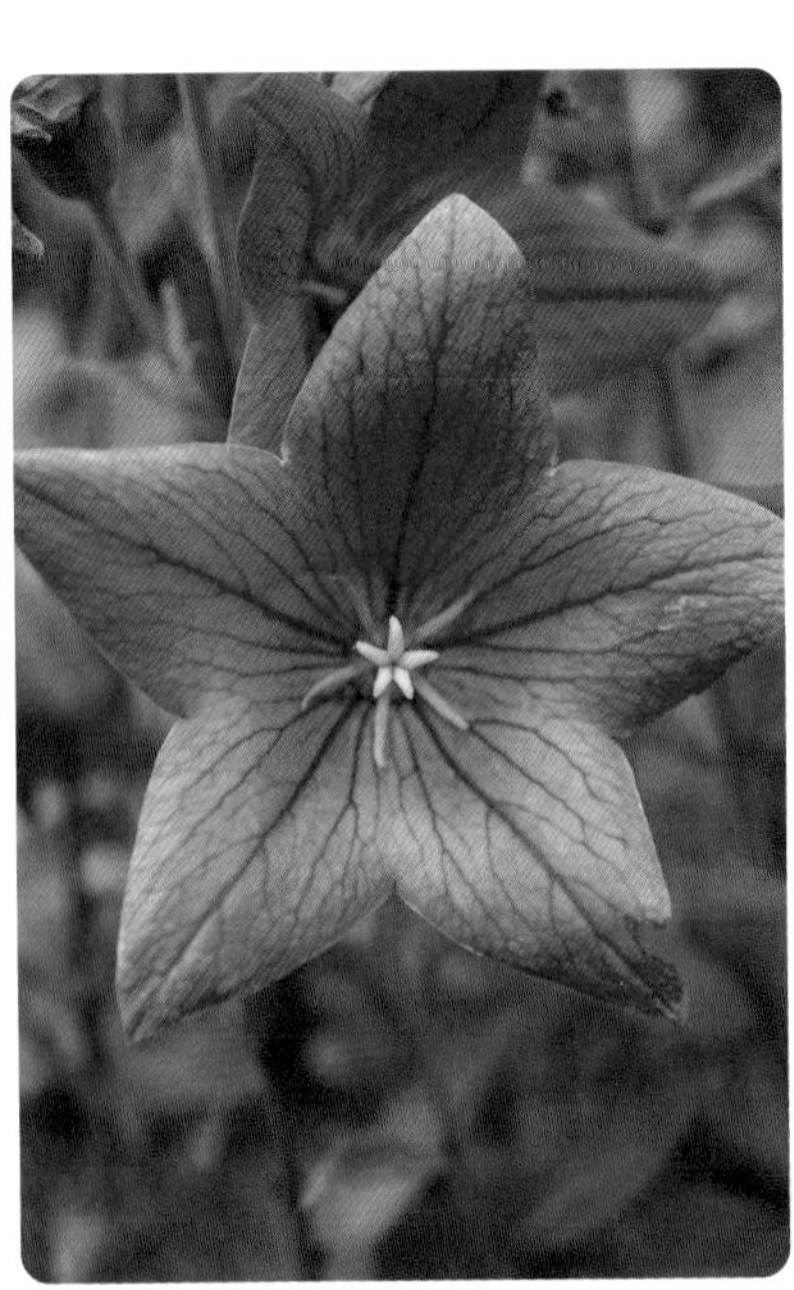

キキョウの雌花

科名

キキョウ科

生薬名

キキョウ

利用する部位

根

薬効

鎮咳去痰

成分名

キキョウサポニン

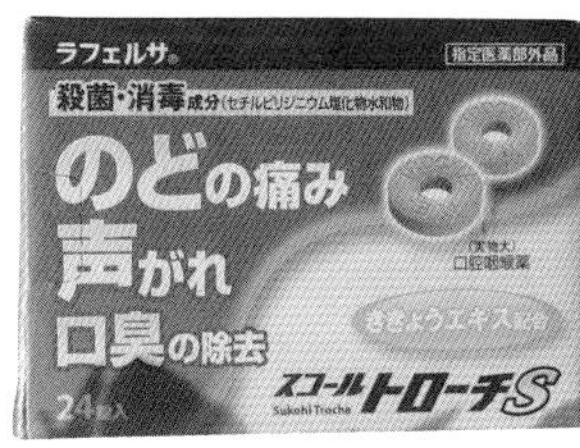

キキョウトローチ

◀生薬キキョウ

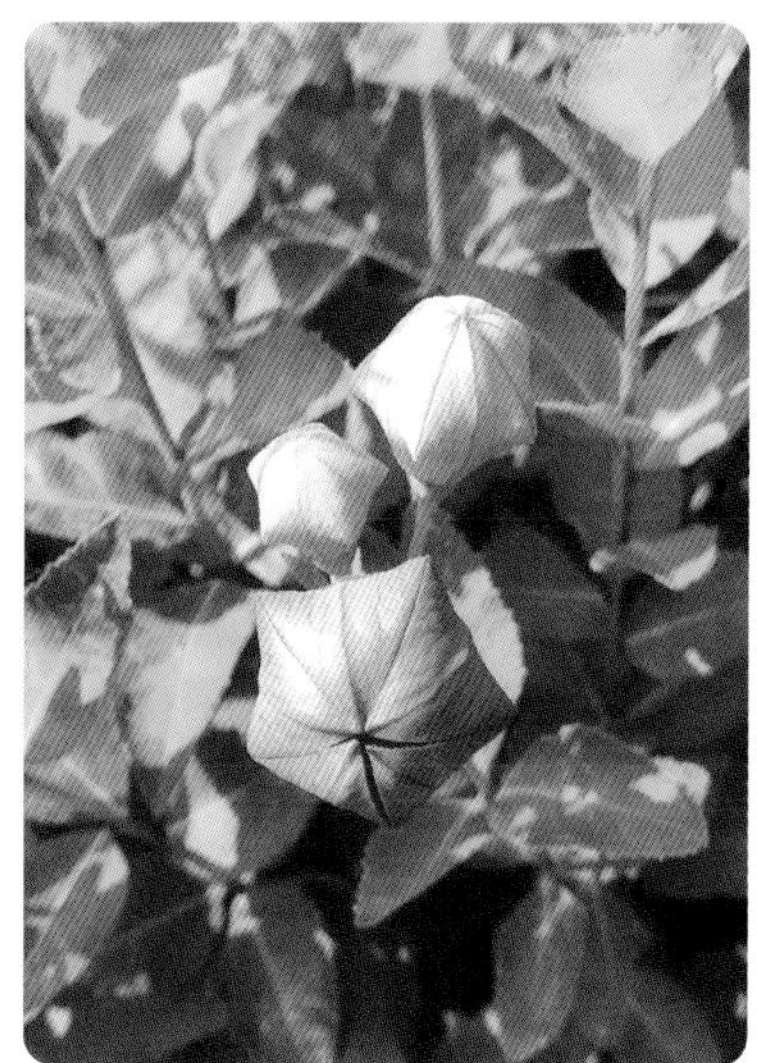
キキョウの蕾

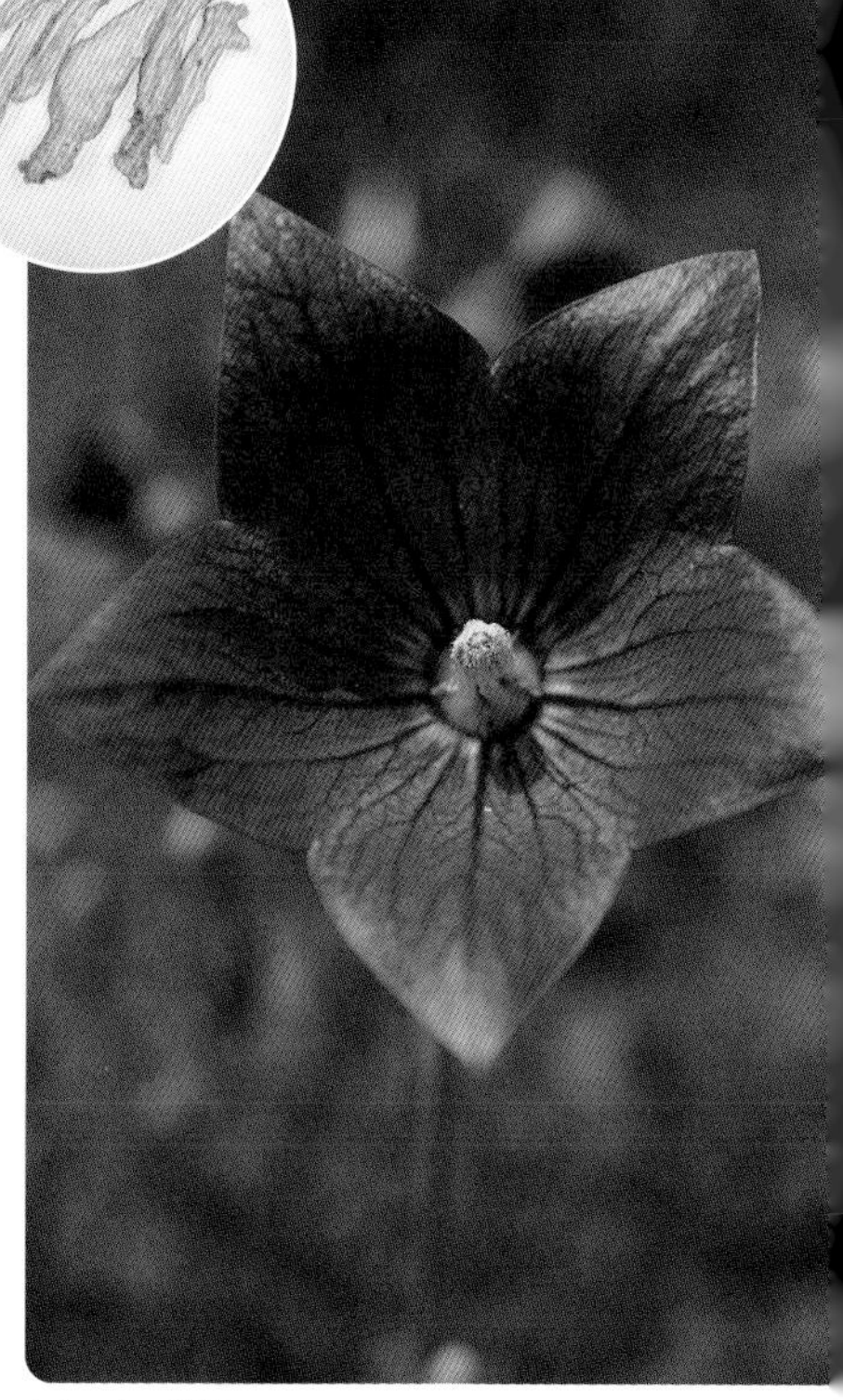
キキョウの雄花

これは雄性先熟といい、自家受粉を防ぎ他家受粉を促す仕組みとして知られています。蕾から花が咲くまで、キキョウの花を観察しながら、季節の移ろいを楽しめます。

このキキョウの根を生薬キキョウといい、鎮咳去痰に用います。桔梗湯（ききょうとう）などの漢方にも配合されていますが、むしろトローチなどの咳の薬によく使われています。サポニンを含有しているので、水を加えて振り混ぜると持続性の泡を生じます。また、デンプンの代わりにイヌリンを多く含むので、外見のよく似たオタネニンジンと見分けるために、ヨウ素デンプン反応を使います。実際に薬学部の実習で行なう実験ですが、薬局でヨウ素系うがい薬を買ってくれば、自宅でも簡単にできます。

貴重な薬草は厄介な外来種？

クズ

冬、寒くなると飲みたくなるのが葛湯（くずゆ）です。クズの産地・吉野では、葛切りや葛餅が食べられています。最近では、クズの花が二日酔いの予防や肥満防止に用いられたりもしますし、古くはつるから繊維を取り出して織られた葛布としての用途もあったそうです。キキョウ（18ページ）とともに、秋の七草としても有名な日本の野生植物です。

観察のポイントは、3枚の小葉からなる大きな葉です。先端にある頂小葉は、光合成の効率を上げるために、太陽の方向に向きを変えるそうです。

薬学では、本種の根を生薬カッコンといい、かの有名な漢方薬の葛根湯（かっこんとう）などに配合されている重要な薬草です。似たものが多い生薬ですが、生薬カッコンは独特の白っぽいサイコロ状の六面体をしているため、他の生薬との見分けは容易です。

このように、我が国では薬草としてたいへん重要なクズです

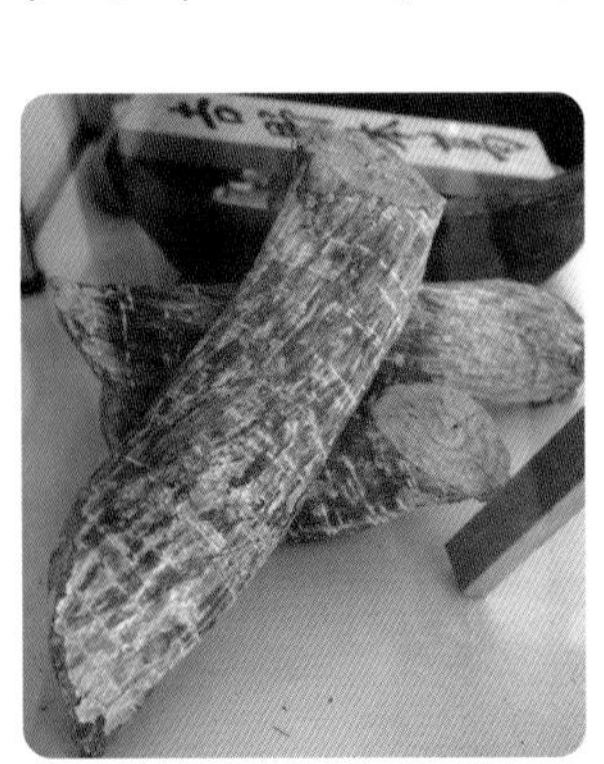
吉野葛の根（奈良）

科名
マメ科

生薬名
カッコン

利用する部位
根

薬効
解熱・鎮痙

成分名
プエラリン（イソフラボン）

が、植物としてはよいことばかりではないようです。繁殖力が旺盛なつる植物であるクズは、我が国でも線路脇などで大群落を形成しており、厄介な雑草でもあります。これが外国でも猛威を振るっており、法面（のりめん）緑化などの目的で導入したものが逸脱して雑草と化してしまったアメリカでは、「グリーンモンスター」の名で侵略的外来種に指定されています。

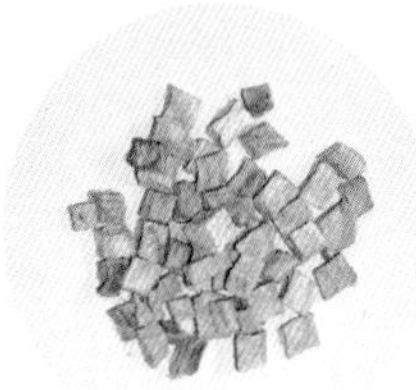

生薬カッコン

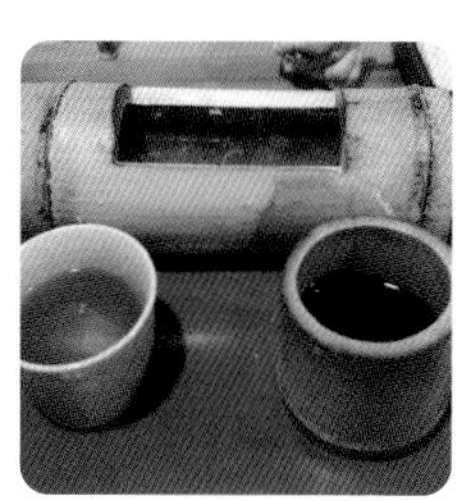

葛切り

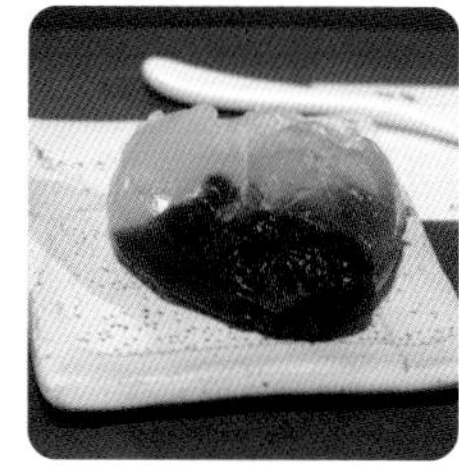

葛餅

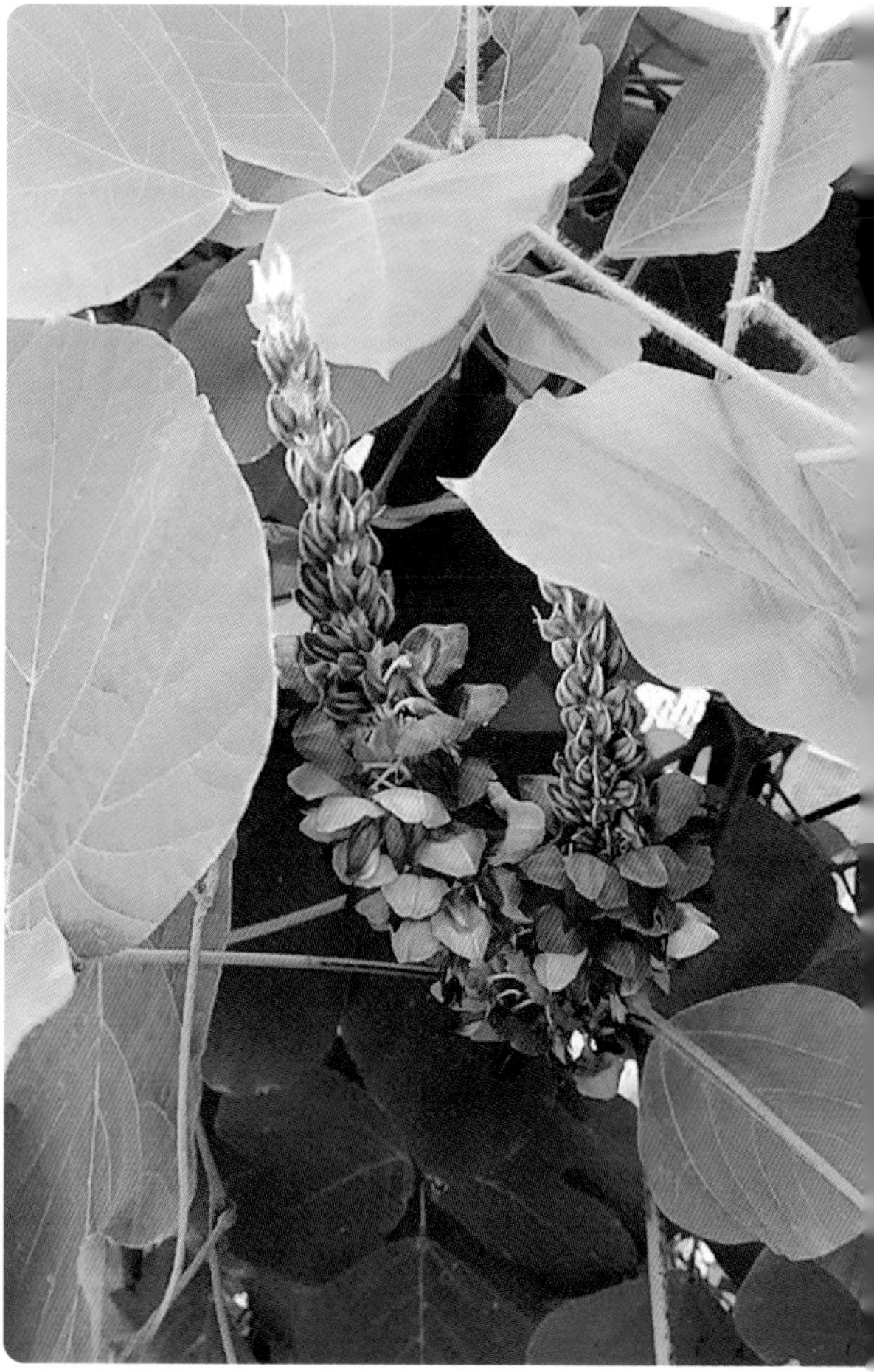

クズの花序

クスノキ

ダニと共存する大木は、カンフル剤の語源

各地の神社仏閣や街路樹、大学構内などでよく見かける大木の代表格が、クスノキです。歴史のある神社仏閣などでは、樹齢１００年にもなる大木を見ることができます。

この葉には精油のカンフルが含まれており、葉をちぎると爽やかな芳香がします。枝葉は、血行促進や消炎作用があるとして、湿布剤などに用いられてきました。以前は強心薬としての利用もあったそうで、その名残から、ダメになりかけたものを立ち直らせるようなときに、「カンフル剤」という言葉が使われます。

英名をシナモンファミリーというクスノキ科には、シナモンなど香りをもつ種が多いという特徴があります。そしてもうひとつ、葉に見られる３つの脈、いわゆる「三行脈」も、クスノキ科の植物に多く見られる特徴で、ニッケイやテンダイウヤクでも見られます。

一方、他のクスノキ科植物には見られないクスノキの特徴として、ダニ室の存在があげられます。前述した３つの脈の交差点に、プクッと盛り

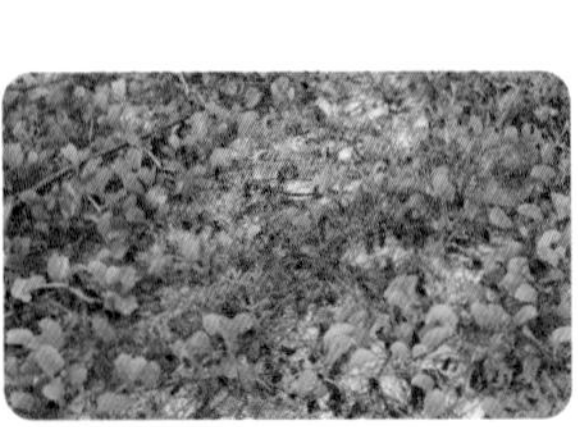

沖縄で見つけたスナズルの花。
丸い葉はハマヒルガオ

科名
クスノキ科

生薬名
ショウノウ

利用する部位
枝葉

薬効
血行促進、消炎

成分名
カンフル

上がった箇所があります。これがダニ室。中にはダニが住んでいます。これは、植物がつくった構造で、中にダニを住まわせることで、食害から守ってもらっているのだそうです。

最後に、非常に変わったクスノキ科植物を紹介します。スナズルといい、木本のイメージが強いクスノキ科とは似ても似つかない姿かたちをしています。沖縄などの海浜環境で、ヒルガオ科ハマヒルガオなどとよく一緒に見かけます。葉はほとんど退化しており、代わりに吸盤のようなもので他の植物に寄生する、寄生植物です。台湾などでは薬用植物としての利用も知られているそうです。

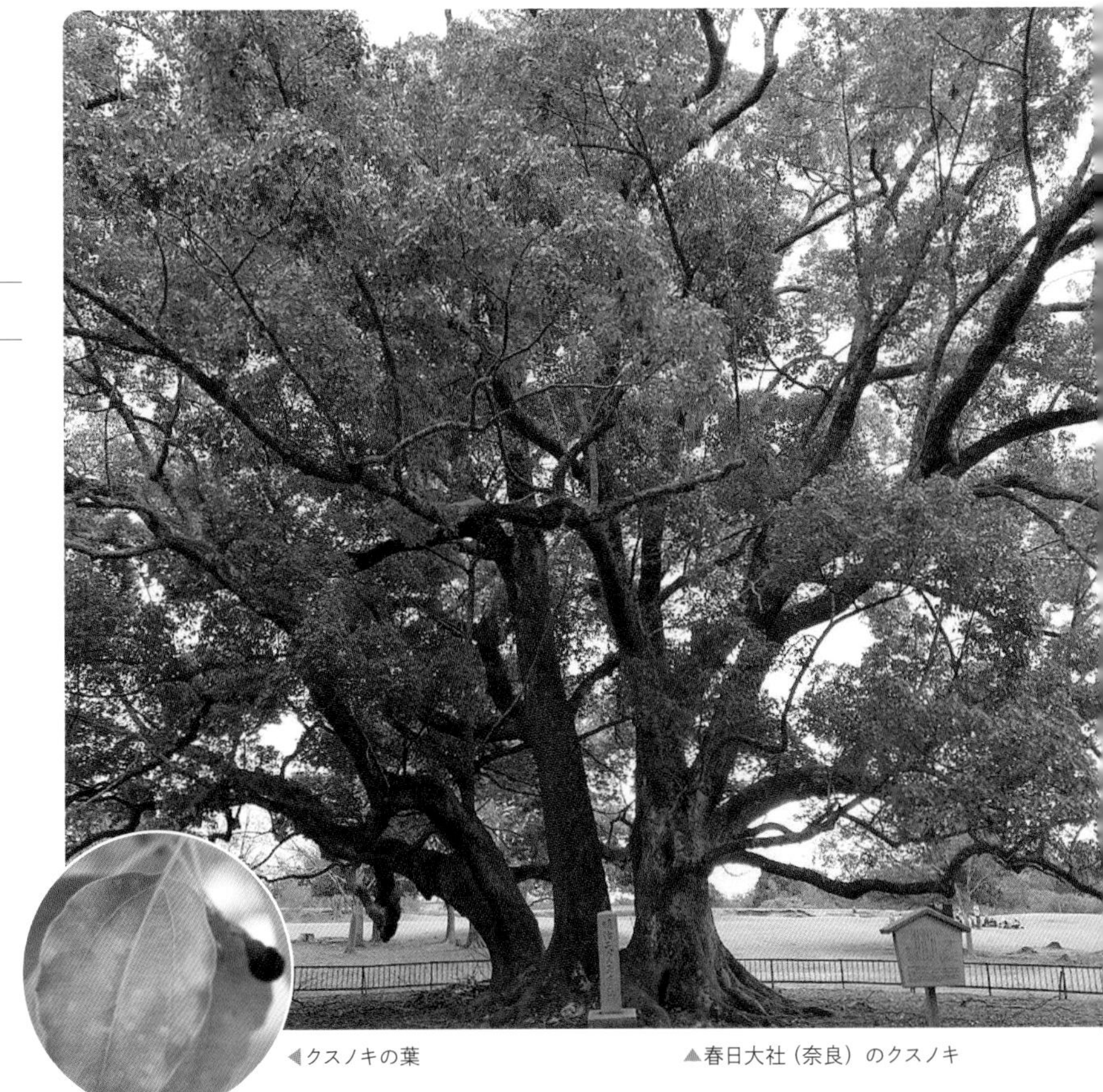

◀クスノキの葉

▲春日大社（奈良）のクスノキ

何物にも染めるスゴいやつ

クチナシ

歌曲「くちなし」の題材にもなっている、日本人にはなじみ深い植物です。夏に咲く大きな白花は香りがたいへんよいので、三大香木に数えられることがあります。庭木として各所で植えられているものは花弁の数が増えた八重咲が多いのですが、本来は6弁花です。

クチナシを栽培していると、大きめの蜂のような虫が飛んでくるので、虫嫌いの人は驚きます。その虫とは、オオスカシバという蛾(が)の仲間です。刺されたりかぶ

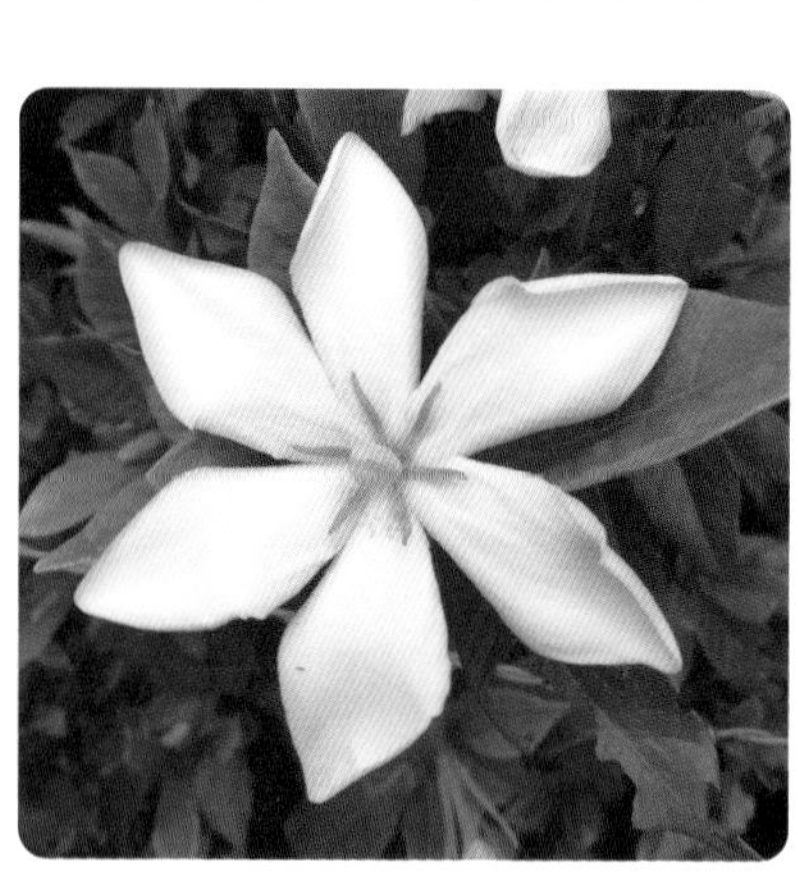
クチナシの花

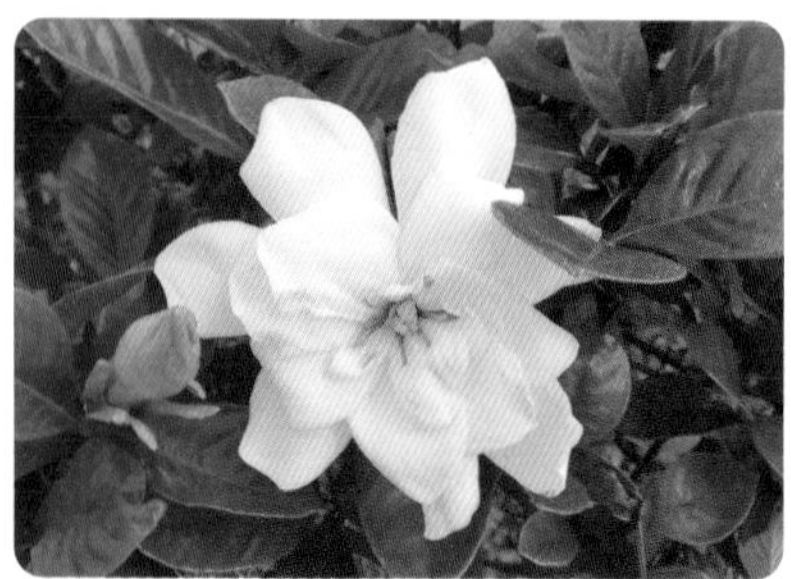
八重咲きのクチナシの花

科名
アカネ科

生薬名
サンシシ

利用する部位
果実

薬効
利胆

成分名
ゲニポシド

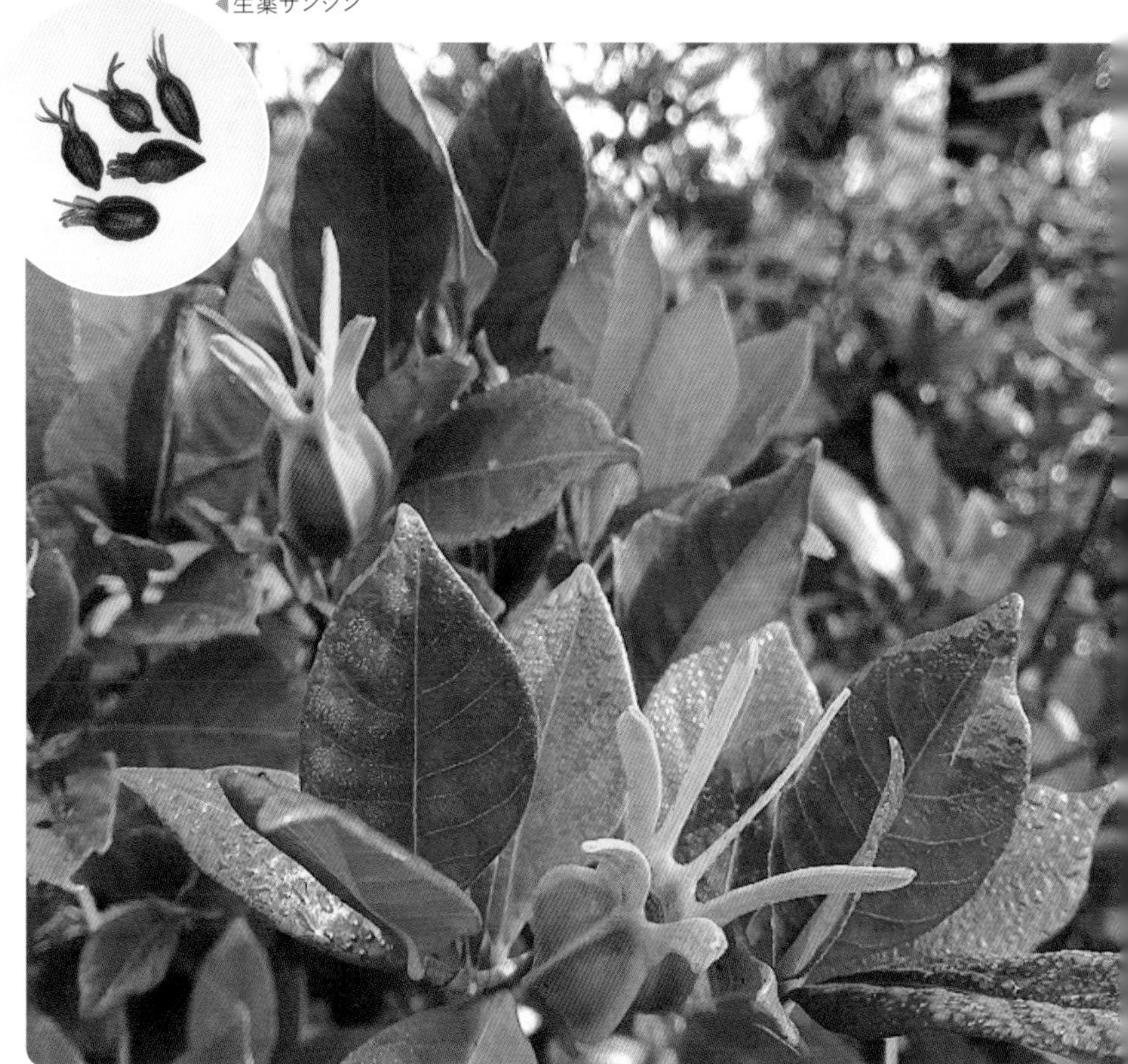

◀生薬サンシン

クチナシの果実

れたりすることはないのですが、その幼虫は食欲が旺盛で、駆除しないとクチナシを丸裸にされてしまいます。

一般には、秋に橙色に色づく果実が、クチナシご飯や栗きんとんの色づけに使われることで有名ですが、じつはお菓子や食品を青や緑に染めるときにも使われています。カラフルな食品を買ったら、ぜひ添加物を確認してみてください。

薬学では、この果実を生薬サンシシといい、利胆作用があるとして、黄連解毒湯や加味逍遥散などさまざまな漢方処方に配剤されています。名前だけを暗記して済ませようとする薬学部の学生は、生薬サンザシとよく間違えるのですが、副作用に注意すべき生薬として試験に出ることもあるので、しっかりと覚えてもらいたいところです。

どんぐりの背比べ
クヌギ・コナラ・アベマキ

科名
ブナ科

生薬名
ボクソク

利用する部位
樹皮

薬効
解毒

成分名
ケルセチン（フラボノイド）

秋になると公園などで見かけるどんぐり。誰しも子どもの頃に夢中になって集めた経験があるのではないでしょうか。筆者は、拾ったどんぐりのお尻を地面で削って、爪楊枝を突き刺してコマにして遊んだことがあります。ただ、何個拾ったか、どんな形を拾ったかを競うことに夢中で、どんぐりの種類の違いはまったく気にしていませんでした。

ブナ科の果実をどんぐりといいます。どんぐりは植物学的には殻斗果（かくとか）といい、一個の種子を包む果実と、殻斗という部位からなります。どれも似たような形をしていることから、似たり寄ったりで大差ないことのたとえで

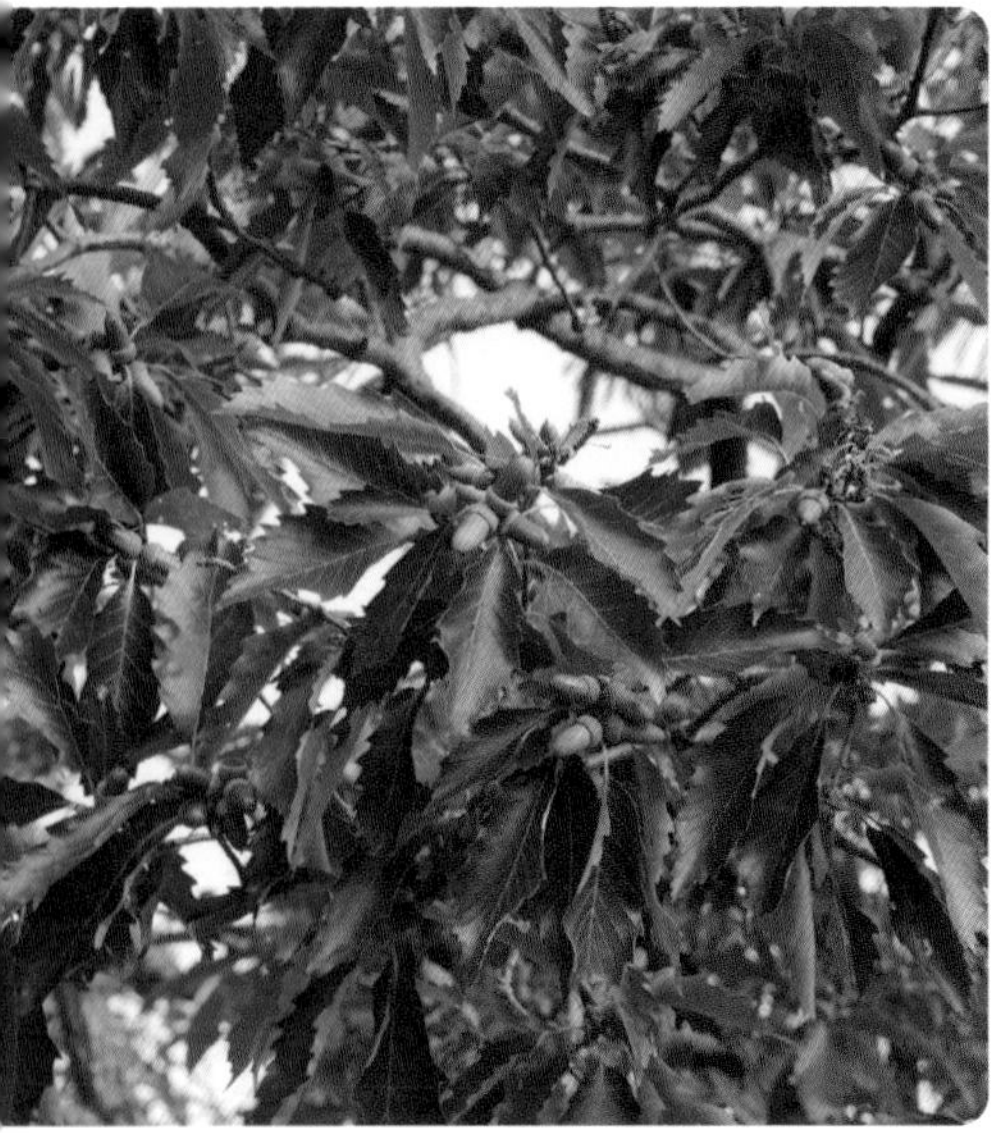

コナラの果実

アベマキの雄花序と1年目のどんぐり

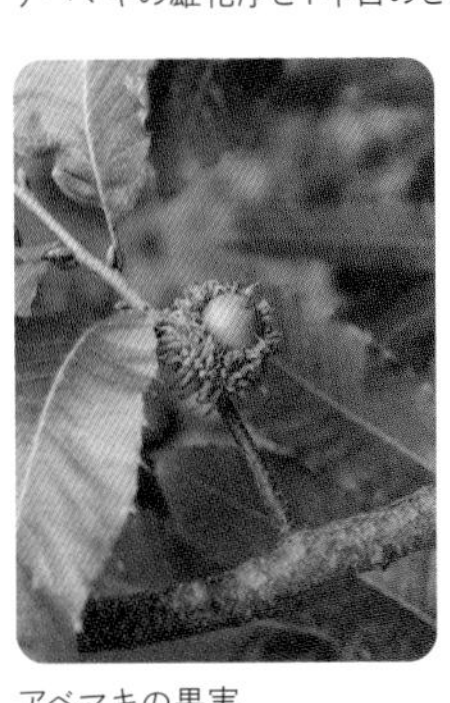
アベマキの果実

「どんぐりの背比べ」といったりしますが、よくよく観察すると、種類ごとの個性が見えてきます。例えば殻斗。コナラやミズナラでは殻斗がいわゆる帽子状になっているのに対し、アベマキやクヌギではトゲトゲになっています。またアベマキの場合は、1年目に小さなどんぐりの原型ができて、2年目に一気に大きくなるという、不思議な成長をします。

薬学では、クヌギやコナラ、アベマキなどの樹皮を生薬ボクソクといい、漢方で解毒などに用います。フラボノイドのケルセチンなどを含んでいます。

すぐに効果が現れる？

ゲンノショウコ

ドクダミやセンブリとともに、日本の三大民間薬として知られる薬草です。漢字で「現の証拠」と書くとおり、煎じて飲むとすぐに効果が出るといわれています。ダイエットのサプリメントで売られていたら、みんな飛びつきそうな話ですが、知られているのは主に整腸や止瀉（ししゃ）作用です。もっとも、煎じ方によって使い方は異なり、長く煎じると止瀉薬に、短く煎じると緩下薬になります。

ウメ（162ページ）と同様に、ゲンノショウコには白花と赤花の2つの系統が知られています。白花は東日本に、赤花は西日本に多く、なかには赤花に白色が混じる個体もあるそうです。この現象をキメラ咲きといい、バラやキキョウ、ヒラドツツジなどでも見られます。ヒラドツツジでは、突然変異の白花に、元来の花色である赤色が現れたとされていますが、はたして、ゲンノショウコもそうなのでしょうか。

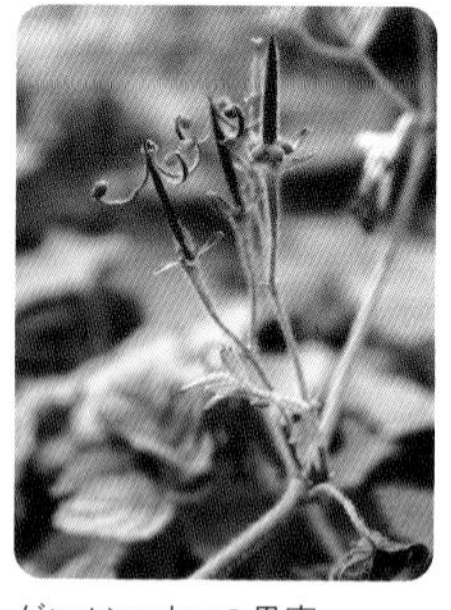
ゲンノショウコの果実

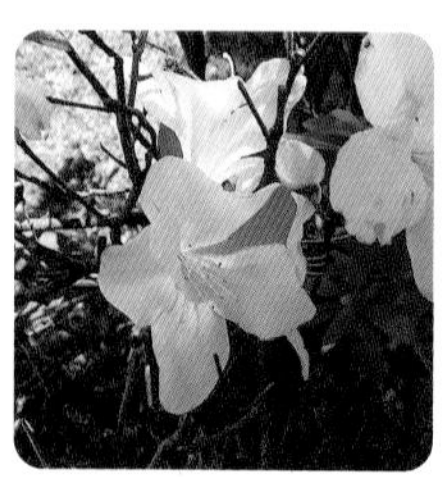
キメラ咲きのツツジ

科名
フウロソウ科

生薬名
ゲンノショウコ

利用する部位
地上部

薬効
整腸・止瀉

成分名
ゲラニイン（タンニン）

もうひとつ、ぜひ観察してもらいたいのが、独特な形をした果実です。成熟するにしたがって果皮が乾燥する乾果のひとつで、はじめは筒状なのですが、熟すと下部が裂開して種子を飛ばします。そして、このはじけた後の果実の形が神輿（みこし）を担いでいるように見えることから、別名をミコシグサといいます。一方で、欧米では、裂開する前の細長く伸びた筒状の果実を例えて、crane's bill（鶴（つる）の嘴（くちばし））と呼びます。

なお、園芸で広く知られるゼラニウムは本種の近縁種です。以前はゲンノショウコと同じ *Geranium* に属していたため、そのまま、ゼラニウムという呼び名で流通していました。その後、分類が変更され、現在では *Pelargonium* 属ですが、日本ではゼラニウムと呼ばれる、ちょっとややこしい状況になっています。

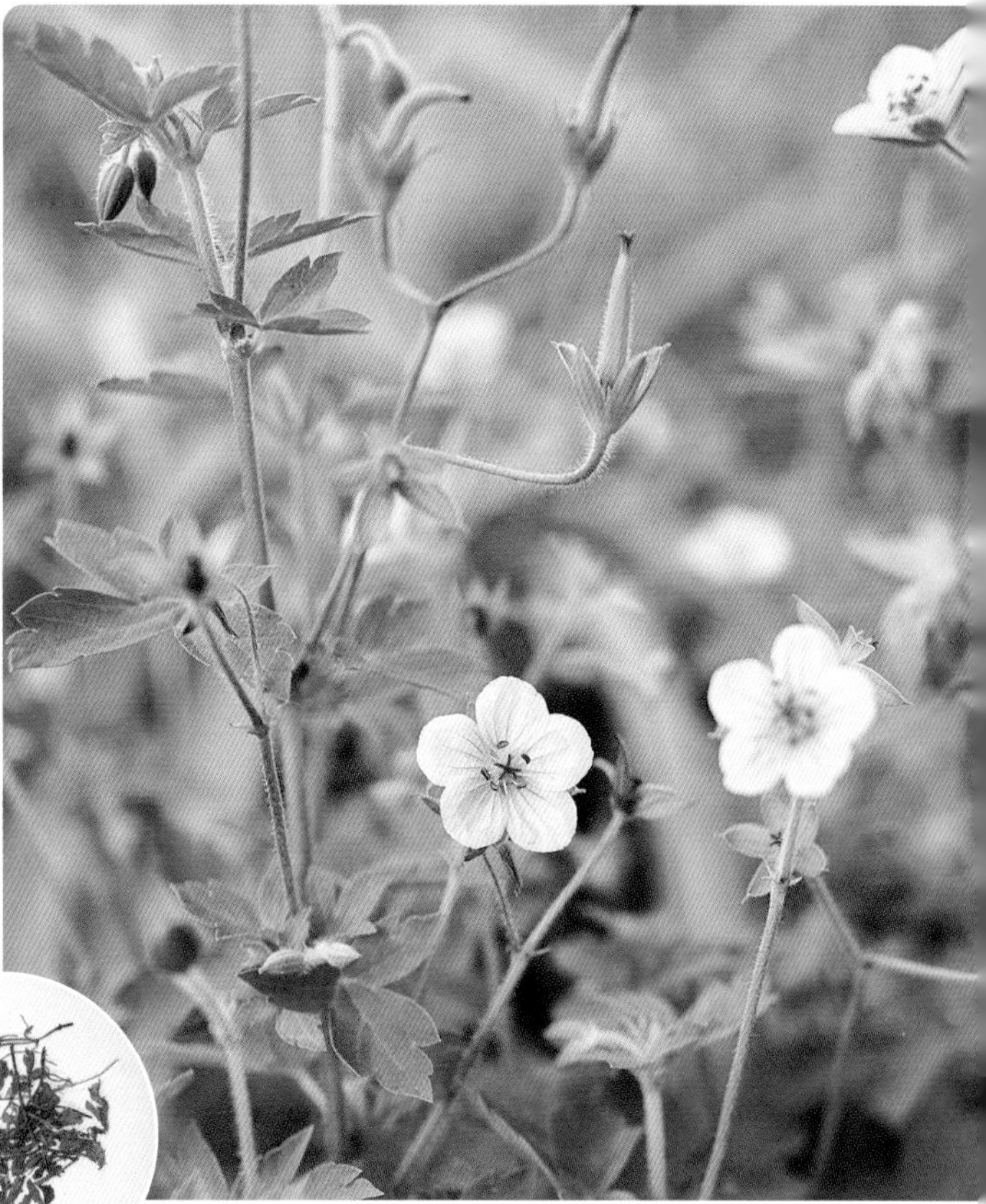

▲ゲンノショウコの花

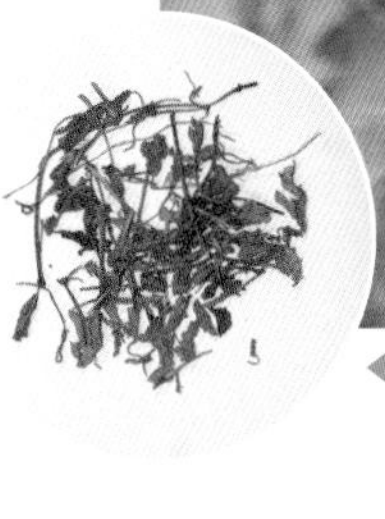

◀生薬ゲンノショウコ

コブシ？　拳？　辛夷？

コブシ・ハクモクレン

春先になると、遠くからでもよく目立つ大きな白花を見かけます。最近よく見るのは、花弁が9枚で、すべて上を向いて咲く中国原産のハクモクレンですが、花びらが6枚でさまざまな方向を向いて咲くコブシもときどき見かけます。

ここで学名の話を少し。現在用いられている植物の学名は、18世紀にスウェーデンのリンネ博士が提唱した、その植物種の属性を表す属名と、その植物種の固有性を示す種小名の2つからなる、二名

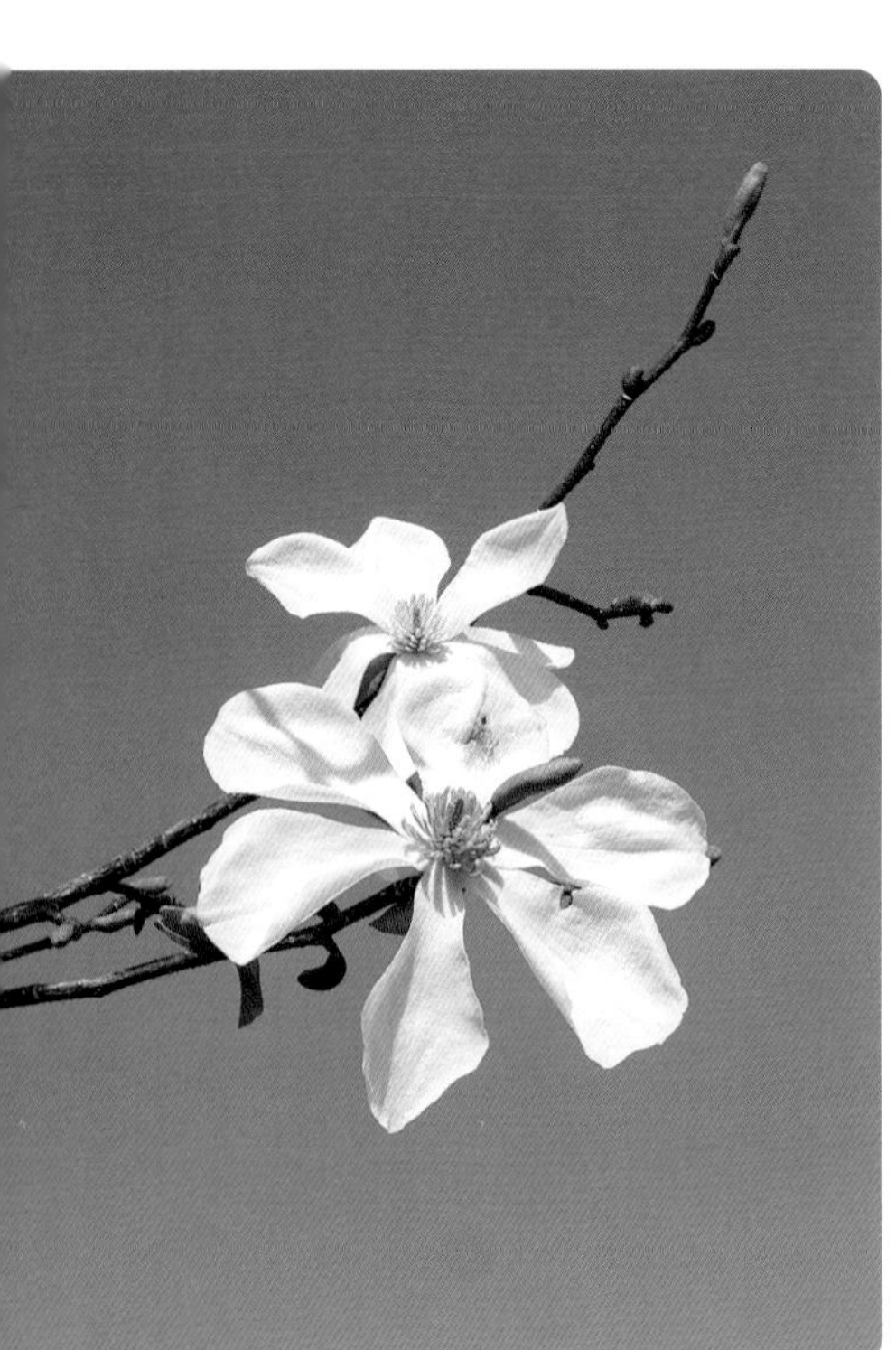

コブシの花

科名
モクレン科

生薬名
シンイ

利用する部位
花蕾

薬効
鎮静・鎮痛

成分名
コクラウリン（アルカロイド）

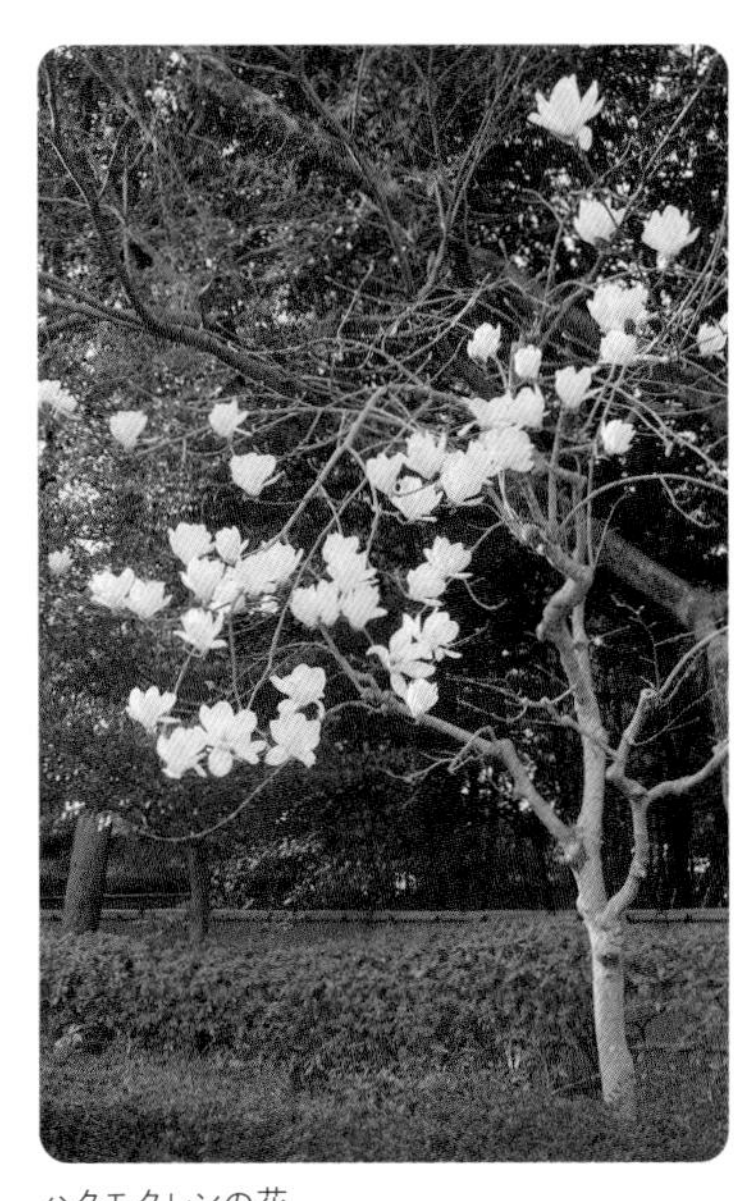
ハクモクレンの花

◀生薬シンイ

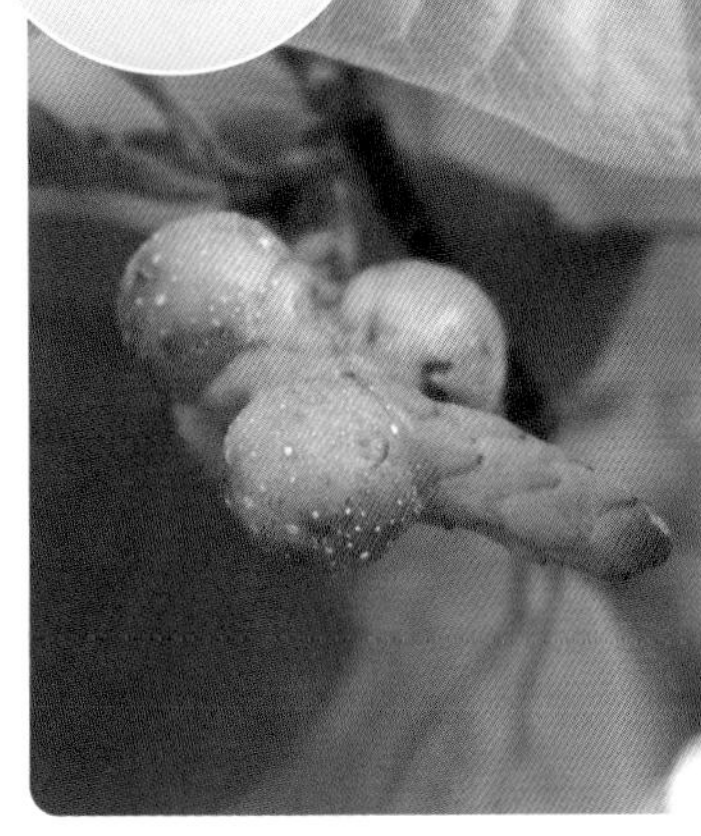
コブシの果実

法と呼ばれるシステムに基づいています。例えばコブシ。学名を*Magnolia kobus*といい、属名*Magnolia*で世界に200〜300種いるとされるモクレン属の一種であることを示し、*kobus*でモクレン属のなかのコブシという種であることを示しています。学名は、日本人になじみのないラテン語でつけられるため覚えにくいものが多いのですが、コブシの場合は、種小名*kobus*に和名がつけられているので覚えやすいと思います。

では、和名コブシの由来はなんでしょうか。一説には、果実が人の握りこぶしに似ているからだとか。なるほど、たしかに秋になると、「拳」によく似た果実をつけます。なお、モクレン属の果実は、1個の花にある複数の雌しべに由来しており、正確には集合果といいます。

薬学では、コブシやハクモクレンなどの、花の咲く前の蕾を、生薬シンイといい、鎮静や鎮痛に用います。漢方で辛夷清肺湯や葛根湯加川芎辛夷などに配剤されるほか、ドラッグストアなどで処方箋なしで購入できるOTC医薬品の、鼻からくる風邪の薬などに配合されています。その名の通り、かじると少し辛味のある生薬です。

ところ変われば品変わる？　その①

サルトリイバラ

中部地方で生まれ関東地方で育った筆者にとって、柏餅といえば、カシワの大きな葉で包まれたお餅でした。関西に来て、これが別の植物の葉で包まれていると知り、たいへん驚きました。使われているのはサルトリイバラの真ん丸の葉で、筆者は滋賀県湖北で「がらたて」という名のお餅を食べました。１枚の大きな葉で包んでいる関東とは異なり、関西では2枚の葉で挟んでいます。

サルトリイバラは、日本全国に分布する山野草で、中国や朝鮮半島にも分布しています。和名は、鋭いトゲのあるつる性の茎で、猿をとらえることができるとして猿捕り茨となったようです。このトゲに加えて、本来は葉の基部にできるはずの托葉が変化した一対の巻きひげで他者に絡みつき、上へ上へとのぼっていきます。

初夏に咲く雌雄異株の花は地味でわかりにくいのですが、一方で、秋に赤く熟す果実はよく目立ちます。色味がよく、水分が少ないた

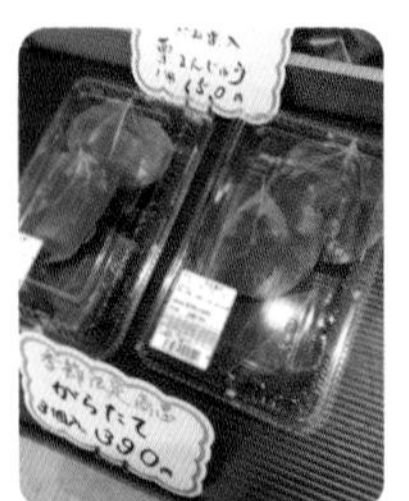

滋賀で売られていた「がらたて」

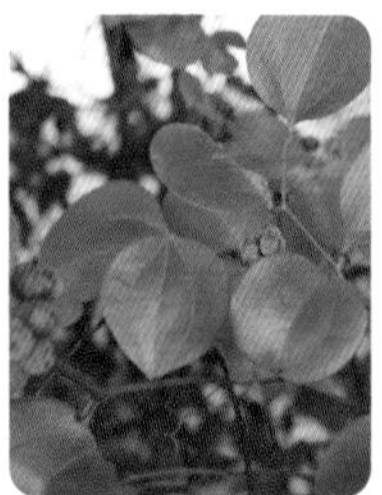
サルトリイバラの果実

科　名
サルトリイバラ科

生薬名
バッカツ

利用する部位
根茎

薬　効
解毒

成分名
スミラックスサポニン

め、クリスマスリースなどによく使われています。また、ほんのり甘みがあり、生食もできるそうです。

本種の肥大化した根茎を生薬バッカツといい、中国原産の近縁種ケナシサルトリイバラの塊茎を用いた生薬サンキライの代用として用いていました。解毒作用が知られており、便秘薬などに配合されています。

◀生薬サンキライ

サルトリイバラの花序

スパイスにもクスリにも

サンショウ

最近の地ビールブームで、各地で変わりダネが楽しめるようになりました。本場ヨーロッパでは、オレンジピールやコリアンダーなどが使われますが、日本では、ここで紹介するサンショウの果実が使われます。個人的には好みの味です。

サンショウは、日本や

サンショウの雄花

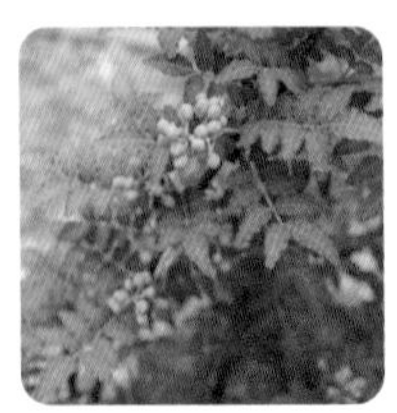

実山椒

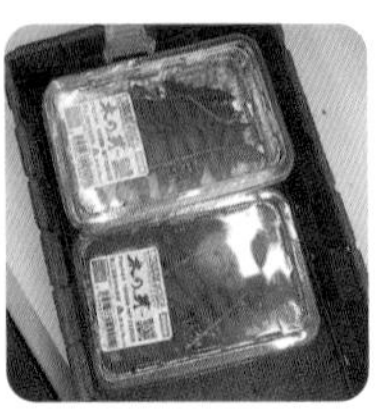

木の芽

科名
ミカン科

生薬名
サンショウ

利用する部位
果皮

薬効
健胃

成分名
サンショオール

中国に自生する落葉低木で、香りのよい葉はたけのこご飯のトッピングに、未熟な果実は佃煮に、完熟果実の果皮はスパイスや健胃の生薬として、またチンキ剤（苦味チンキ）や正月に飲む薬用酒（お屠蘇）の材料として広く利用されます。ピリッとくる味の正体は、辛味成分のサンショオール。和名がもとになってつけられた、ちょっと珍しい成分名です。

ところで、サンショウはミカン科です。この点、意外と意識されていないように思います。春から夏にかけて、サンショウの葉にとびっ子みたいな黄色い卵が産みつけられているところを見ると、サンショウがミカンの仲間であることを筆者は再認識します。これは、アゲハチョウの卵で、レモンなどのミカン科植物にしか産みつけられません。大事なサンショウの葉をアゲハチョウの幼虫の食害から守るため、植物園では見つけ次第、ただちにこの卵を取り除きます。

もうひとつ、サンショウの葉にはミカン科の特徴があります。よく見ると、緑のくぼみの部分に白い点が見えると思います。これを油点といい、ここに香り成分が含まれています。サンショウの葉をもんだりちぎったりするとよい香りがするのはそのためです。

もし、サンショウに似ているのに葉をちぎっても香りがあまりしなければ、それはイヌザンショウかもしれません。枝につくトゲが互生、つまり方向をたがえてついていませんか？　ホンモノのサンショウであれば、このトゲが対生、つまり対になってついているはずです。最近はトゲなしの突然変異を使った栽培品種もあるので一概にはいえませんが、似て非なる植物の見分け方、知っていても損はないと思います。

◀生薬サンショウ

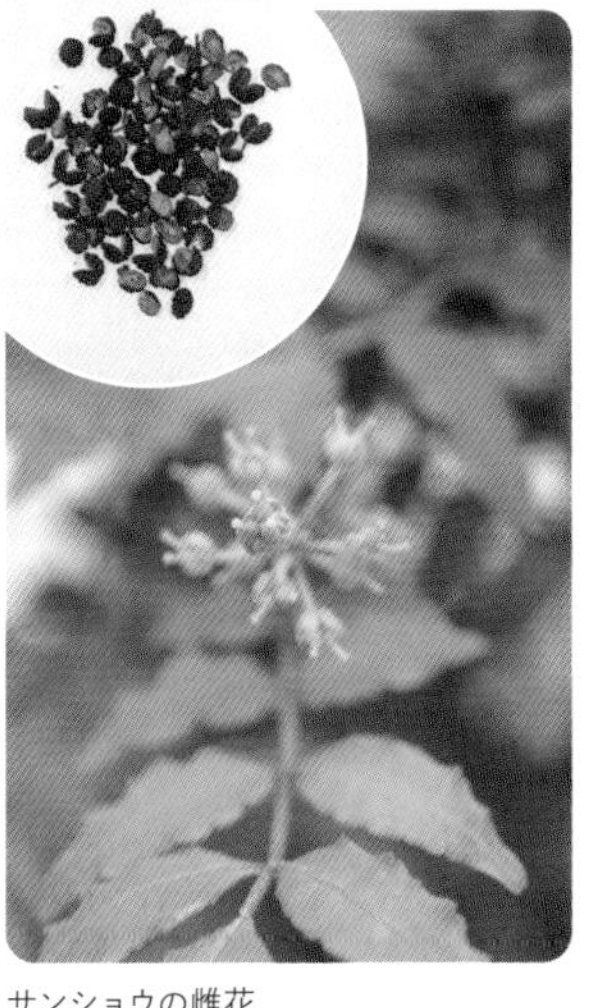
サンショウの雌花

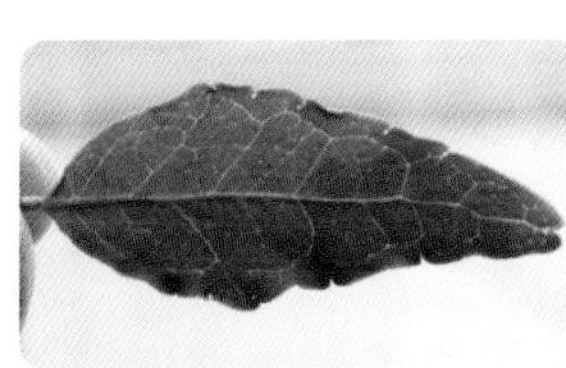
サンショウの葉

庭に植えているあの植物が咳に効く？

ジャノヒゲ

私が以前住んでいた中国雲南省昆明市の市場では、さまざまな生薬がごく普通に売られていました。そのなかのひとつが、生薬バクモンドウです。漢方処方では、「空咳には麦門冬湯（ばくもんどうとう）」の麦門冬湯が有名です。喉を潤し、咳をしずめる効果があります。

さて、100を超える種類が知られる生薬ですが、使用される部位はさまざまです。特に多いのが根茎や塊茎で、次いで多いのが根でしょうか。生薬バクモンドウは唯一、根は根でも、根の肥大部を用いる生薬です。

薬学では、生薬のもとになる動植物のことを基原動物あるいは基原植物といいます。この生薬バクモンドウの基原植物が、キジカクシ科の多年草ジャノヒゲです。漢字で「蛇の髭」と書き、地際から生える葉を形容した名前と推察されます。

この植物は林内や樹木下に自生するため、日陰でもよく育ち、緑化植物として庭園や住宅、公園など各所で植栽に使われています。生命力が強い植物なので、一株引っこ抜いてもびくともしません。

ぜひ、ご自分のお庭に植えて、

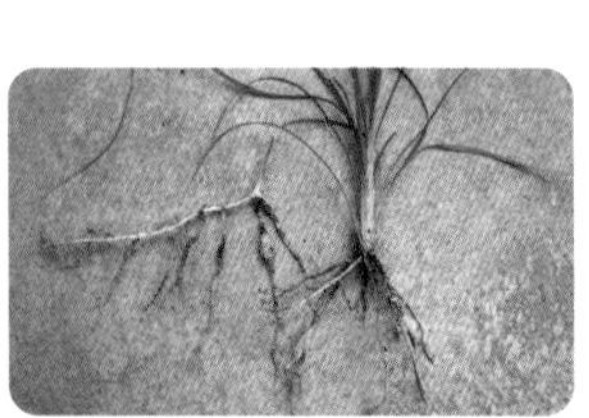

ジャノヒゲの根の肥大部

科名
キジカクシ科

生薬名
バクモンドウ

利用する部位
根の肥大部

薬効
鎮咳去痰

成分名
オフィオポゴン

翌年に地下部を観察してみてください。紡錘形の「根の肥大部」を観察できると思います。

ジャノヒゲは秋冬に、青く輝くまん丸の種子をつけるので、それもぜひ見てほしいと思います。いかにも果実のような見た目なのに、じつは種子というところがポイント。よく見ると、果実にはある、花柱などの雌しべの痕跡がどこにもありません。

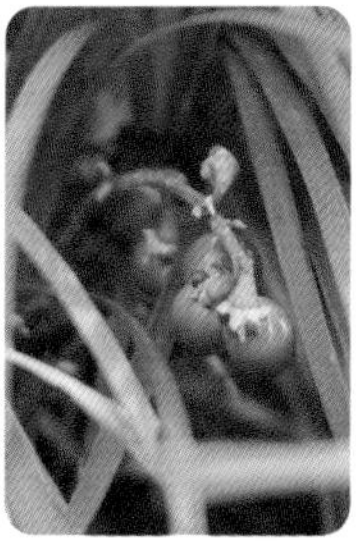

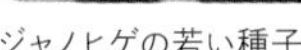

ジャノヒゲの若い種子

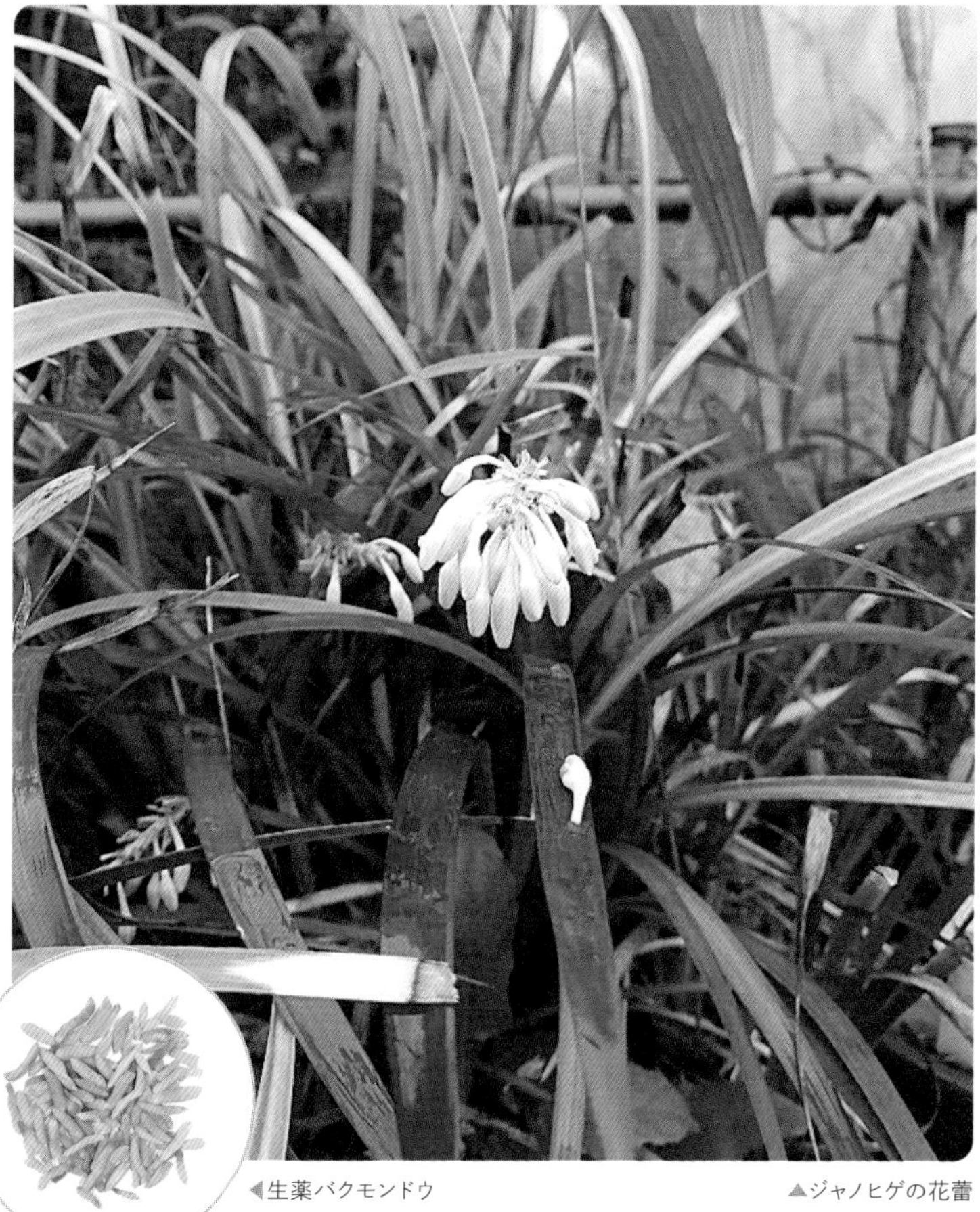

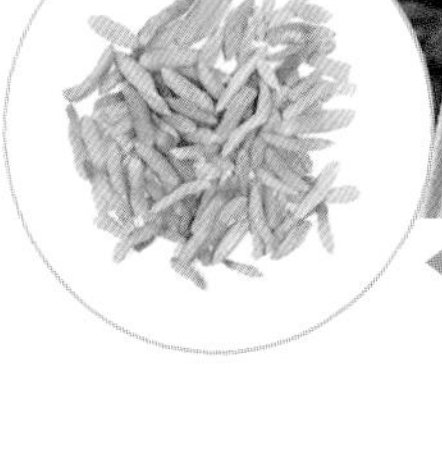

◀生薬バクモンドウ

▲ジャノヒゲの花蕾

みんな大好き金銀（銅）
スイカズラ

科名
スイカズラ科

生薬名
ニンドウ／キンギンカ

利用する部位
地上部／花蕾

薬効
解熱、抗菌

成分名
ロニセリン

どこにでも生えている雑草に、つる植物のスイカズラがあります。冬でも枯れずに青々とした葉をつけていることから、冬を耐え忍ぶ、すなわち忍冬という別名があります。また、咲き始めは白色で、のちに黄変する花を、銀と金に例えて、金銀花という別名もあります。

本種の茎葉を生薬ニンドウといいます。また、本種の蕾を生薬キンギンカといいます。どちらの生薬も抗菌や解熱作用が知られていますが、日本では忍冬飴などとして前者が、中国では金銀花のど飴などとして後者が使われます。ヨーロッパ原産の近縁種で、園芸で人気のハニーサックルも、スイカズラと同様に、咳などに対して用いられていたようです。

薬学では、喉からの風邪に使われる銀翹散（ぎんぎょうさん）に、生薬レンギョウ（連翹）とともに生薬キンギンカが配合されています。ところで、この銀翹散、本来は動物生薬レイヨウカク（サイガレイヨウというウシ科の動物の角）が使われていたのですが、ワシントン条約により輸入が難しくなった現在では、植物生薬のみの配合に変更されています。主に栽培品を用いる植物由来の生薬に対し、天然物に頼ることが多い動物由来の生薬は、今後もこのような処方変更が生じるかもしれません。

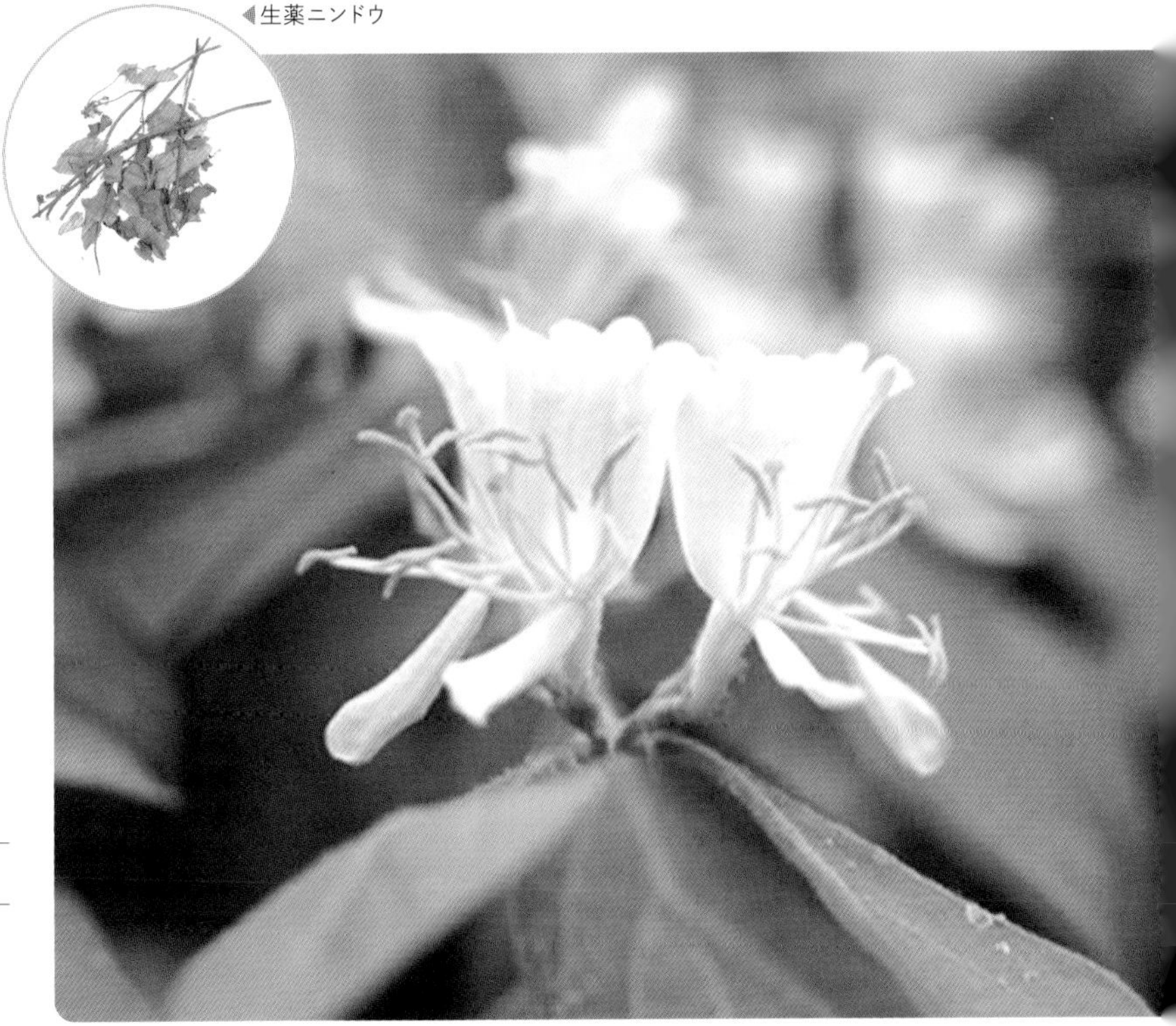

◀生薬ニンドウ

スイカズラの花

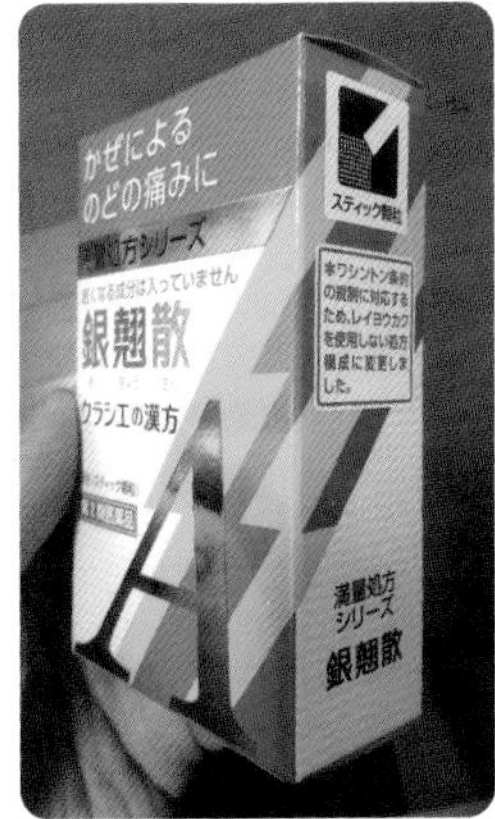

生薬キンギンカが配合された銀翹散

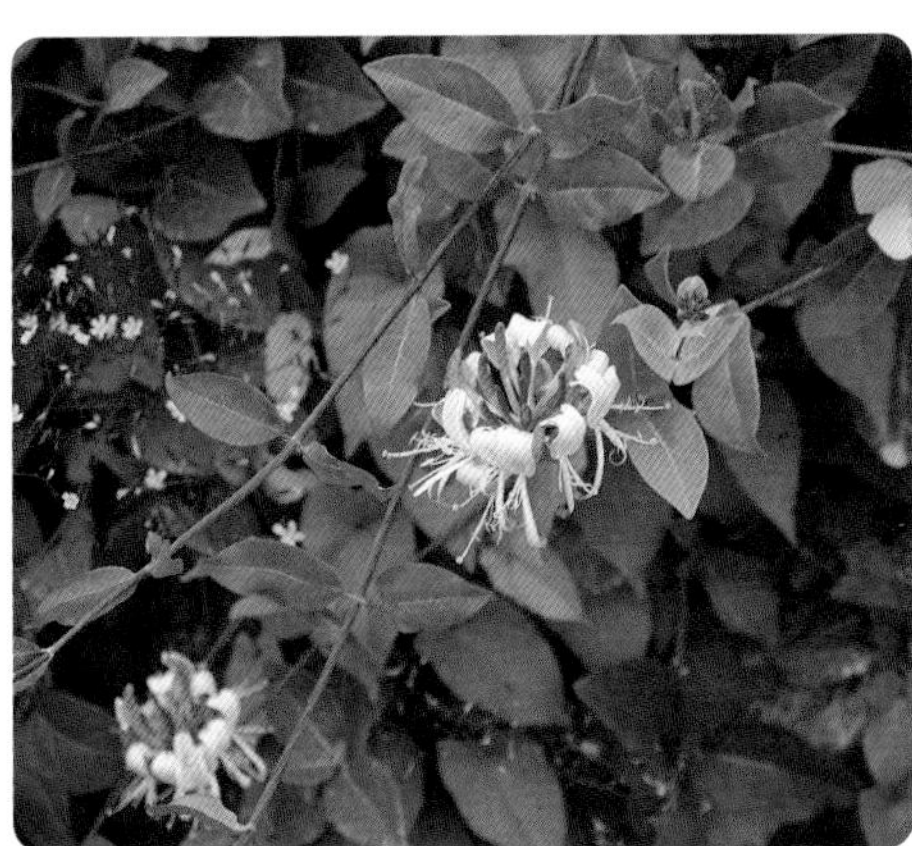
ハニーサックルの花

世界最強の雑草!?

チガヤ

科名
イネ科

生薬名
ボウコン

利用する部位
根茎

薬効
消炎、止血、利尿

成分名
シリンドリン

刈っても刈っても伸びてくる、最強雑草の呼び声も高いイネ科の草本です。地下茎で広範囲に広がり、一面を覆うように生えてきます。いわゆる茅(かや)の一種で、油分を含んでいて耐水性が高いため、茅葺(かやぶ)き屋根の原料としても利用されてきました。

夏になると、葉の間からブラシ状の花穂が出て、ススキのように一面に咲きます。若い花穂はほのかな甘みがあり、昔は子どもが遊んで食べていたそうです。

地味な花であまりなじみのない植物ですが、名前だけは聞いたことがあるのではないでしょうか。それもそのはず、2016年秋に放送された人気テレビドラマで、ガマ科ミクリやバラ科サクラ、ユリ科ユリとともに、主人公の家族の名前に使われていました。

薬学では、秋口になり地上部が枯れた頃に掘り起こした本種の根茎を、生薬ボウコンといい、消炎や止血、利尿に用います。

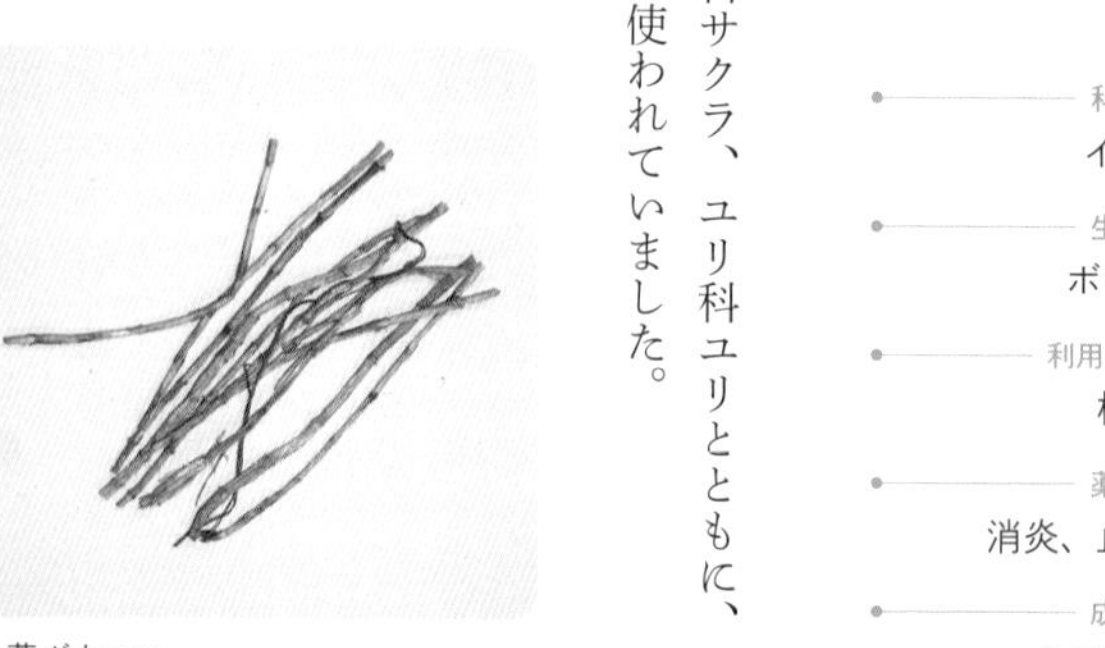

生薬ボウコン

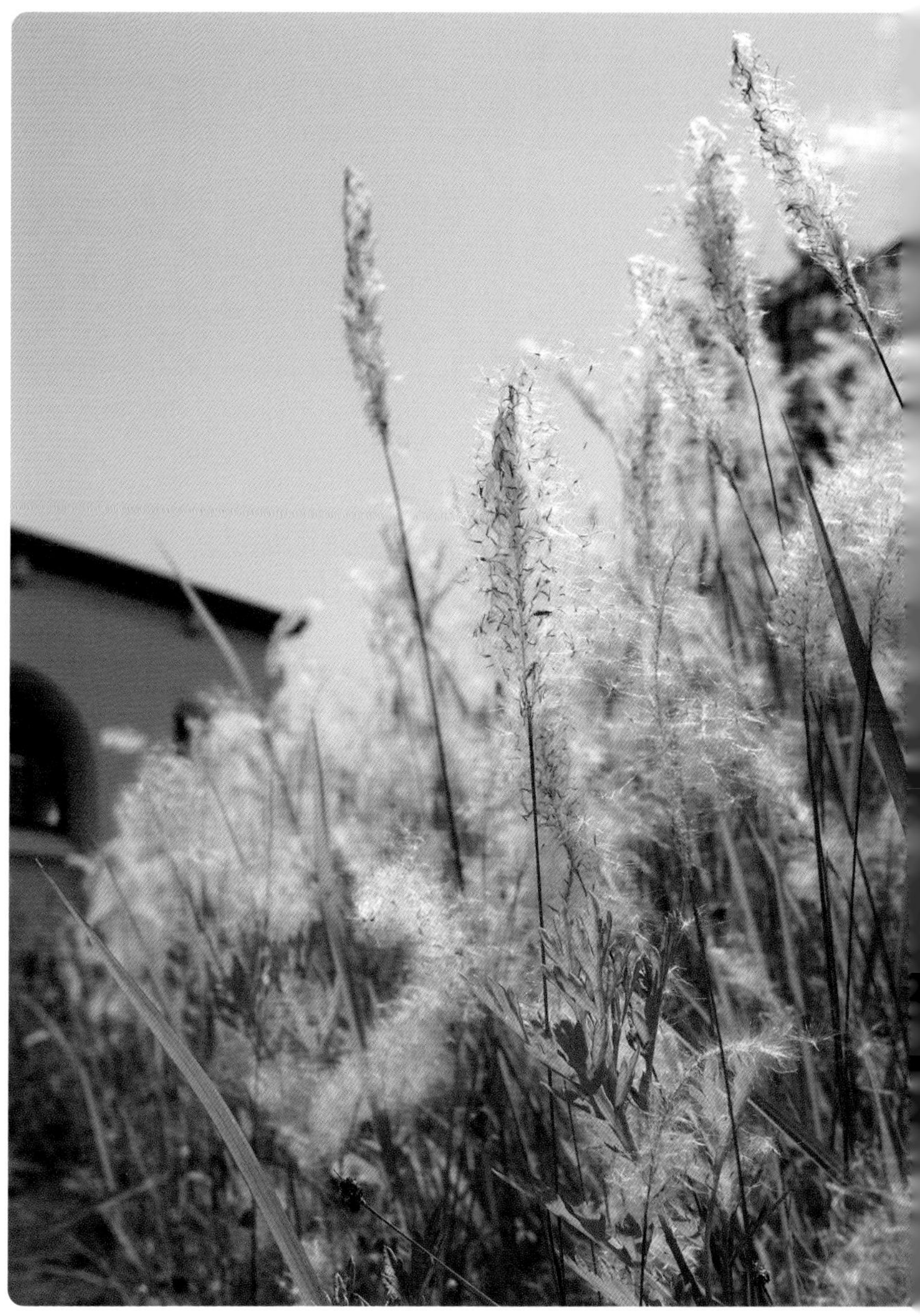

チガヤの花序

ドクダミ

花？　いえいえ葉っぱです

科名
ドクダミ科

生薬名
ジュウヤク

利用する部位
全草

薬効
利尿、抗菌

成分名
デカノイルアセトアルデヒド

抜いても抜いても出てくるしつこい雑草。葉をちぎると嫌なにおい。あまりいいイメージがないのがこのドクダミでしょう。かくいう筆者も、ドクダミにしてやられた苦い経験があります。中国に住んでいたころ、地元の名産である米麺を食べていて、それと知らずにトッピングして食し（てしまっ）た経験があるのですが、口に入れた瞬間、あの香り、もといにおいが口の中いっぱいに広がってビックリ！　あとで知りましたが、中国人はドクダミの真っ白な根茎を刻んで、ショウガやネギ、ニンニクなどと同じトッピングとするようです。

このように、葉に強烈な香り成分を含むドクダミですが、この成分は乾燥させると消えてしまうので、葉を乾燥させてつくるドクダミ茶は、すっきりして飲みやすいお茶です。

薬学では、ドクダミ茶に使うのと同じドクダミの地上部を生薬ジュウヤクといい、主に民間薬で、利尿や抗菌を目的に使用されています。ほかにも便秘や尿量減少などさまざまな効果が知られていて、生薬名は、10の薬効があるとされていることにちなむようです。

植物学的には、ドクダミ科という分類群に属し、他の植物とは似ても似つかない、独特の姿かたちをしています。なかでも変わっているのが、花の形態です。一見、花びらに見える白い部分は、じつは総苞葉と呼ばれる特殊な葉です。その上に、花びらや萼片を欠いた、雌しべと雄しべのみからなる多数の花が穂状についています。もっとも、花に虫が来ていることから察するに、これら総苞葉は花びらと同様の働きをしているように思います。

なお、この変わった花をもつドクダミにも、いわゆる八重咲きが知られていて、どういうわけか、花序のあちこちから白い葉（苞葉）が現れます。

生薬ジュウヤク

これは、雄しべと雌しべからなる花の下にある、ごくごく小さな葉（小苞）が、突然変異で大きくなったもののようです。地味でくさい嫌われ者の雑草ですが、植物学的には観察ポイントが満載の、優れた学習素材です。

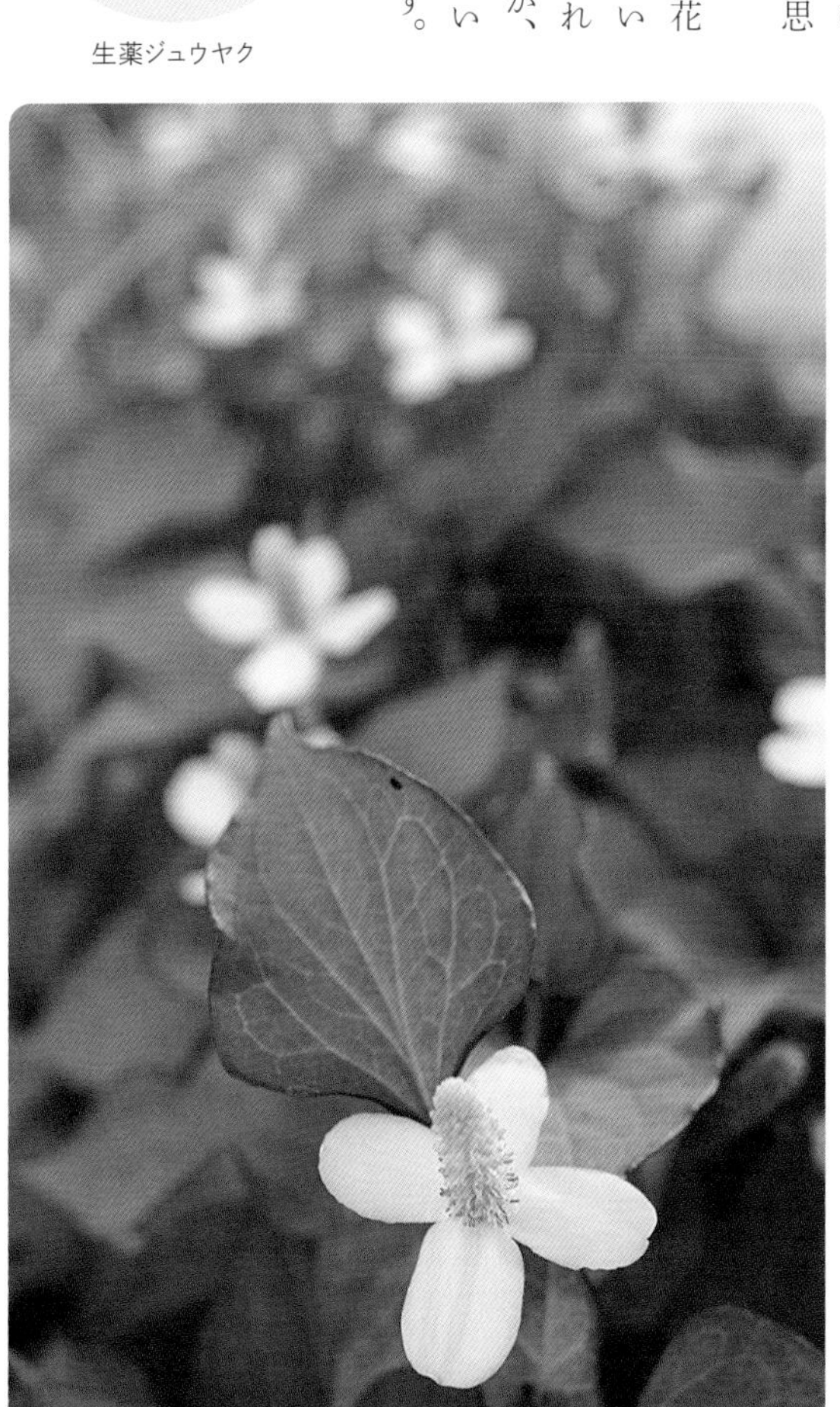

ドクダミの花序

ワイルドローズ

ノイバラ

科名
バラ科

生薬名
エイジツ

利用する部位
偽果

薬効
瀉下薬

成分名
ムルチノシド

バラといえば、香水の原料として有名なダマスクローズのような、真紅の大きな花を想像されるでしょうか。ここでは、日本を代表する野生のバラを紹介します。その名も、ノイバラ。困難な状況を意味する「いばらの道」のイバラで、野に生えているというわけです。茎がトゲだらけのため、庭の雑草として嫌がられます。この雑草的な性質を生かして、園芸では苗木の土台となる台木として、バラの新品種の作出などに使われます。

学名の *multiflora* は、「たくさんの花」を意味します。たしかに、初夏になるとノイバラは白い5弁花をたくさんつけます。花は香りがよく、香水の原料にも使われます。

秋になると、甘くて食べられる赤い果実をたくさんつけます。ここで「果実」と書きましたが、正確には偽果（ぎか）といいます。ノイバラなどのバラの仲間は、萼などがついていた花托が多肉質になっており、真果と呼ばれる雌しべの子房が多肉質になっている果実と区別します。

薬学では、この偽果を生薬エイジツといい、瀉下薬として用います。近年では、ノイバラ抽出エキスに保湿成分が含まれているとして、各種化粧水にも使われています。

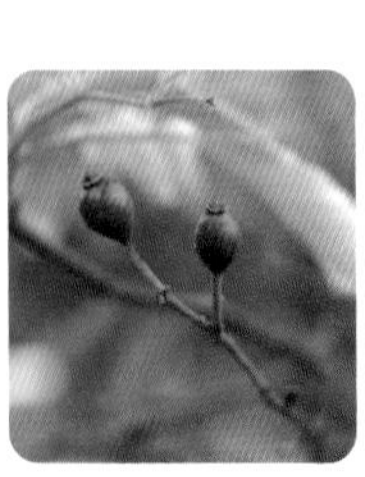
ノイバラの果実

◀生薬エイジツ

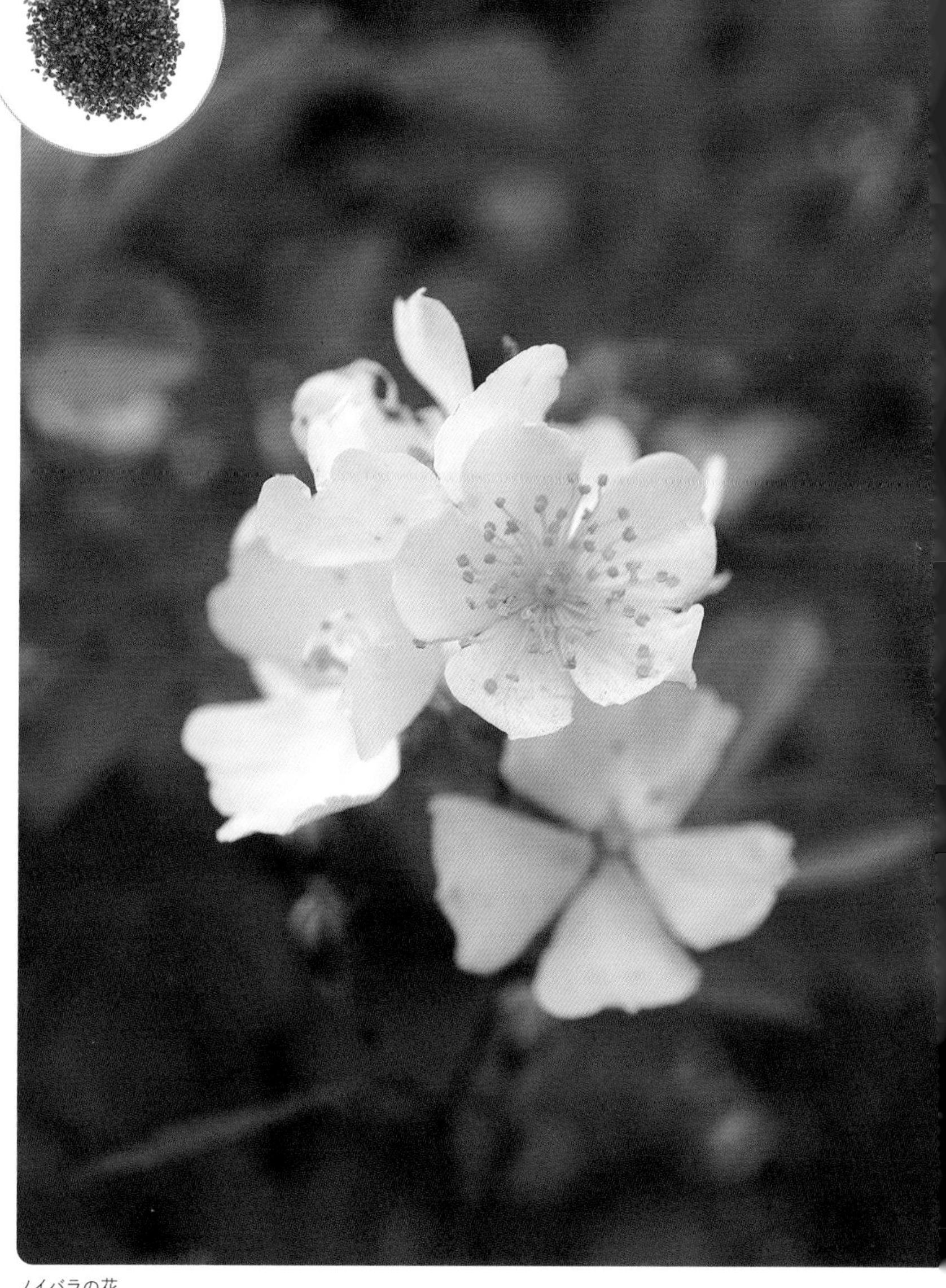

ノイバラの花

ハマスゲ

しつこい雑草はスーパーフードの仲間

科名
カヤツリグサ科

生薬名
コウブシ

利用する部位
塊茎（薬学では根茎）

薬効
鎮痛

成分名
シペロール

世界中のありとあらゆる環境に進出した草本が、カヤツリグサ科です。茎の断面が三角というわかりやすい特徴をもつため、カヤツリグサ科であることはわかるのですが、形態が単純であるため、専門家以外にとってはとっつきにくい植物でもあります。そのため、「草」あるいは「雑草」とひとまとめによくされます。そのなかのひとつが、薬草で知られるハマスゲです。和名の通り、各地の浜辺などに自生していますが、いわゆる雑草として畑などでも見られます。

ハマスゲは、根絶が難しい雑草として世界的にも有名で、難防除雑草とされています。その理由のひとつが、細長い地下茎を伸ばして繁殖し、その先端に塊茎をつくる性質です。そのため、地上部をいくら刈っても、地中に塊茎が残っている限り、すぐにまた生えてきてしまいます。ちなみに、この肥大部は、ジャガイモのように塊茎とすべきと思いますが、薬学の教科書ではなぜか根茎となっています。

最近、スーパーフードとして、食用ガヤツリあるいはタイガーナッツと呼ばれるものが売られています。これは、ハマスゲの近縁種 *Cyperos esculentus* の塊茎です。栄養価がたいへん高いため、日本ではハマスゲとともに、救荒植物として、デンプン食料にされていました。一方スペインでは、これを搾った「オルチャータ」というドリンクが夏の定番だそうです。

薬学では、ハマスゲの根茎を生薬コウブシといい、特に胃痛や腹痛などの鎮痛に用います。漢方では香蘇散に配合されています。コウブシという名前は、毒草で有名なトリカブトの塊根を用いる生薬ブシに形が似ていて、特異な芳香をもつことに由来します。その香りから、インド名ナガ

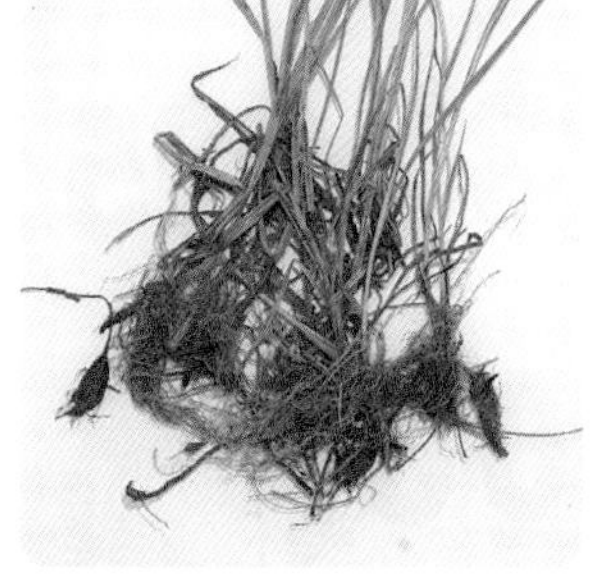

ハマスゲの地下部

モルタまたはシプリオールの名で、アロマセラピーの精油として用いられます。日本だけでなく、インドやインドネシアでも古くから薬用に利用されています。

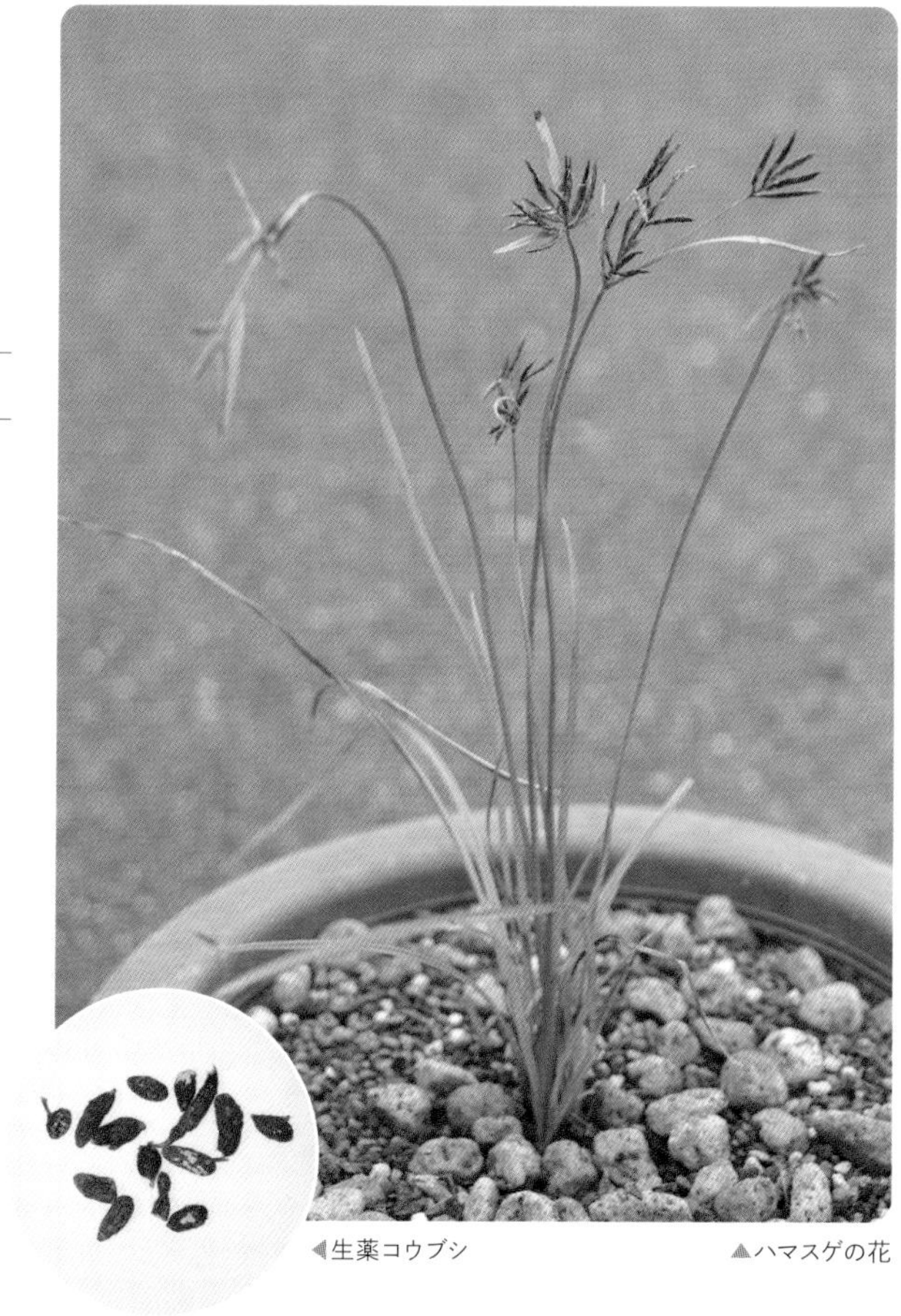

◀生薬コウブシ

▲ハマスゲの花

新芽は山菜、根は薬

ハマボウフウ

日本全国の浜辺に分布する多年草です。新芽が山菜として人気で、八百屋さんで売られていることから、ヤオヤボウフウの名もあります。和名から海浜植物であることがわかるかと思いますが、学名 *Glehnia littoralis* の種小名も、同じく海浜植物であることを示しています。

初夏になると、複散形花序と呼ばれる、傘をひっくり返したような、セリ科に特徴的な花序をつけます。筆者は韓国の海岸で自生個体を見たことがあるのですが、植物が少ない海浜植生では、本種の花序がよく目立っていました。花は雄性先熟で、5～7月に継続的に観察すれば、自家受粉を避ける仕組みを見ることができます。あ

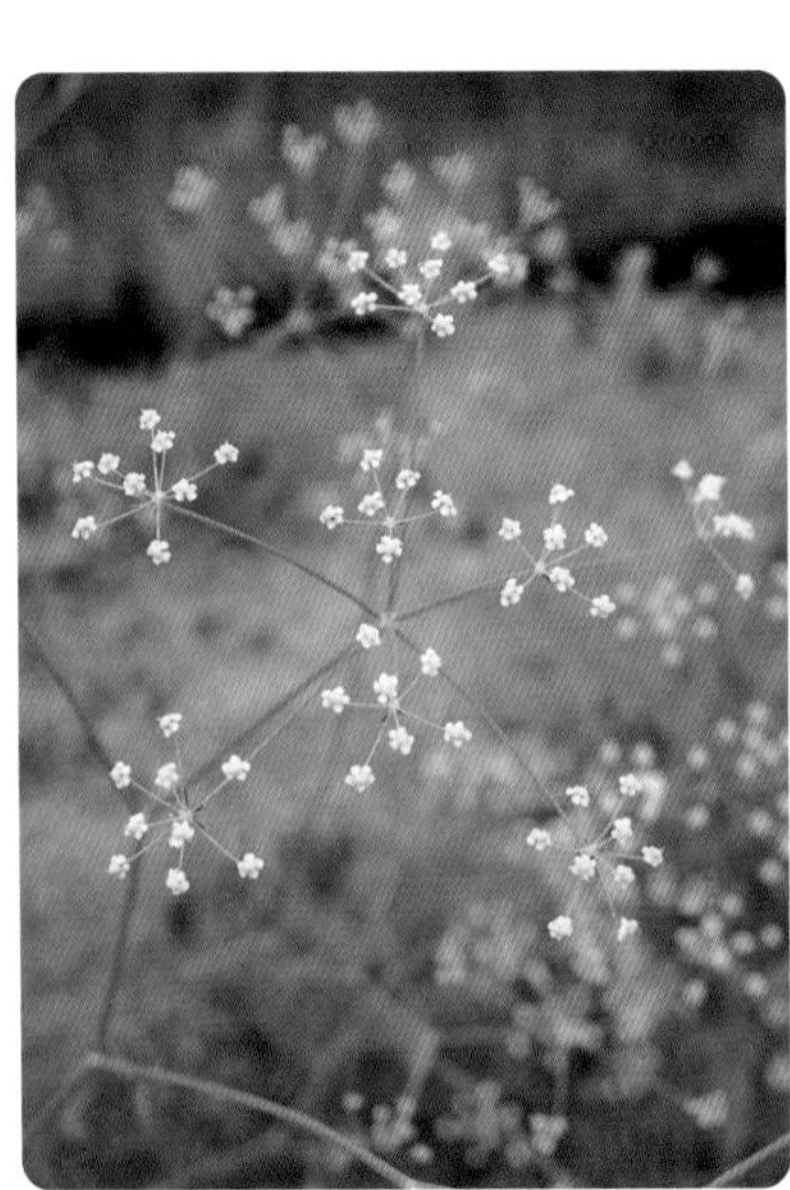

ボウフウの花序

科名
セリ科

生薬名
ハマボウフウ

利用する部位
根及び根茎

薬効
解熱、鎮痛

成分名
インペラトリン

◀生薬ハマボウフウ

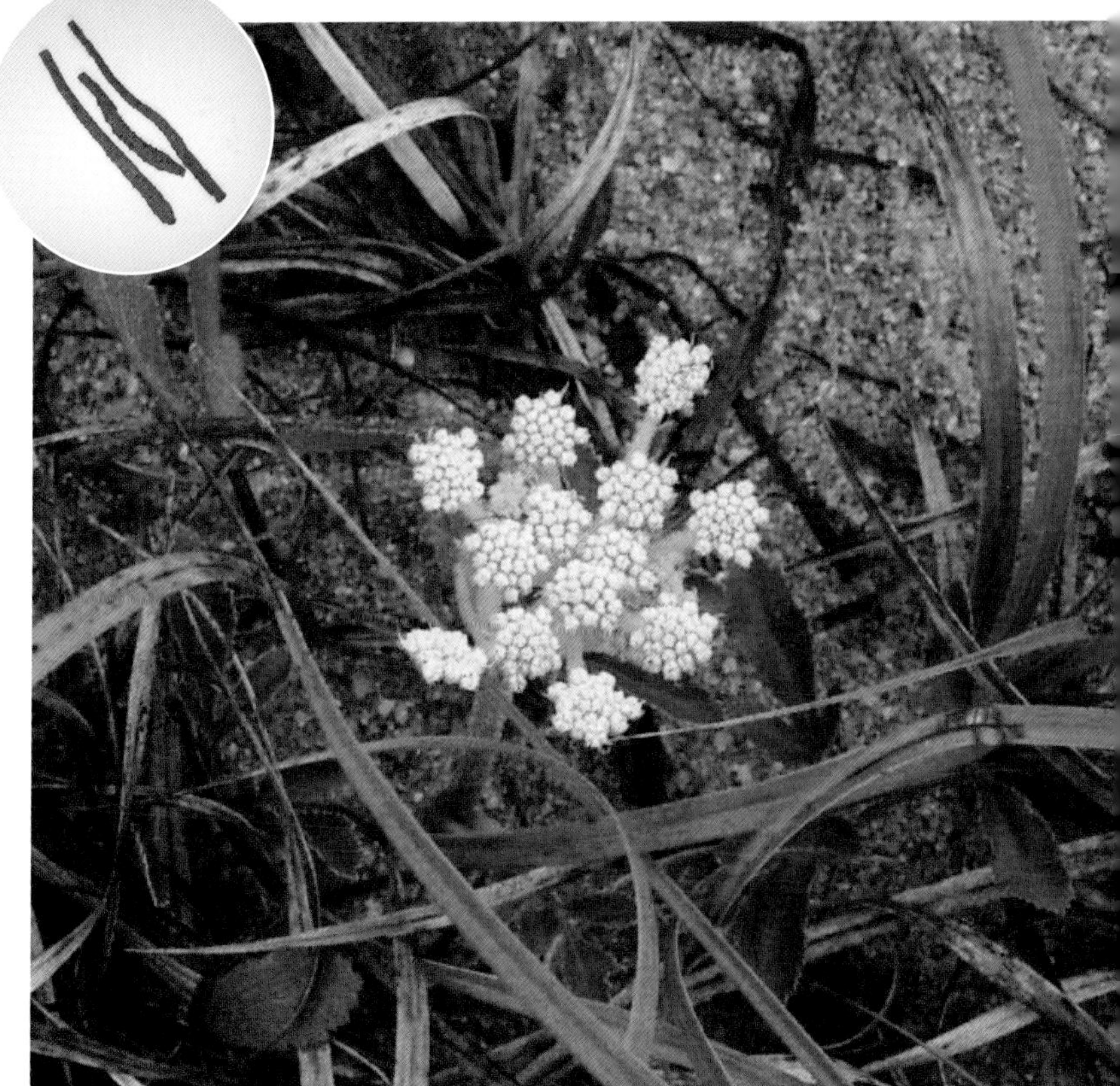

韓国で見つけたハマボウフウ

ずき色の5本の雄しべの段階を経て、2本の柱頭からなる雌しべの段階に至り、やがて結実します。

ハマボウフウは、水気の少ない浜辺で水分を最大限吸収するために、根を地中深くに伸ばします。この根を、生薬ハマボウフウといい、有名な生薬ボウフウの代わりとして、解熱や鎮痛に用います。ちなみに、生薬ハマボウフウによく似た生薬ボウフウの基原植物ボウフウは、学名を *Saposhnikovia divaricata* といい、ハマボウフウとは別属の植物です。属が異なる、つまり、それほど近縁ではない植物由来の生薬を代用に使うのは珍しいことです。

ところ変われば品変わる？　その②

ミツバアケビ・アケビ

秋になると見かける、淡紫色の大きなアケビの果実。山歩きをする方にはおなじみの秋の味覚ですが、最近はスーパーでも、鮮やかな紫色の果実が売られています。この中のゼリー状の果肉が甘くておいしいのですが、本来は鳥に種子を散布してもらうための構造なので、種子が多くて食べるのに難儀します。地域に

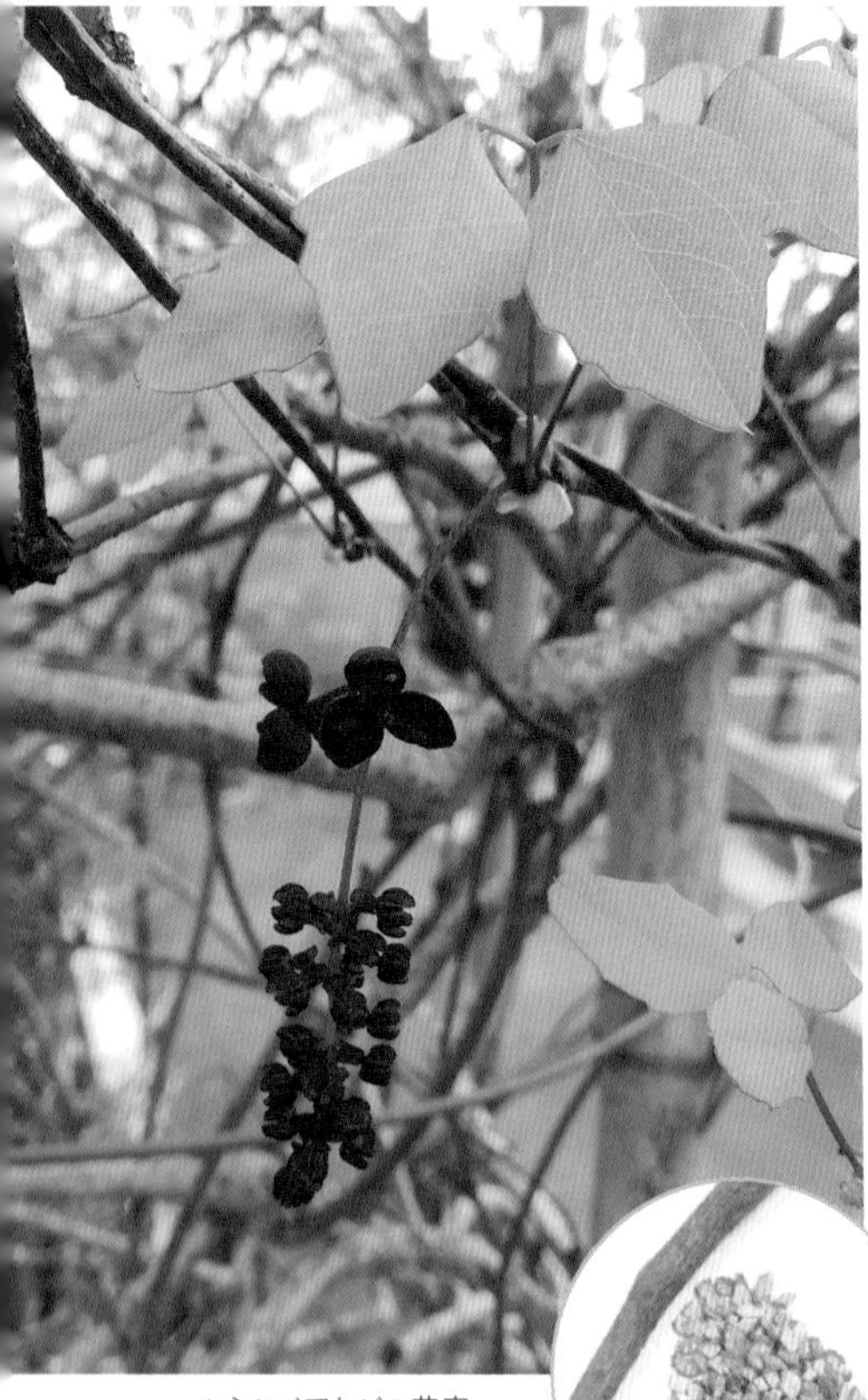

▲ミツバアケビの花序

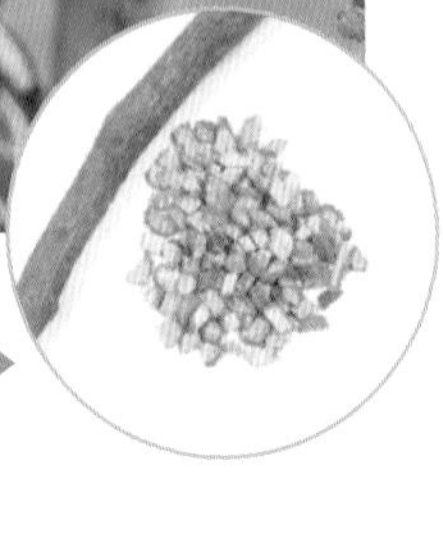

生薬モクツウ▶

科名
アケビ科

生薬名
モクツウ

利用する部位
茎

薬効
利尿

成分名
アケボシド

よっては、若芽や果皮も炒めて食べるそうです。

このアケビの近縁種に、ミツバアケビがあります。どちらも日本の野生植物で、左巻きのつるでよじ登る藤本（とうほん）です。複数の小葉が掌状につく掌状複葉をつけますが、ミツバアケビは小葉が3枚、アケビは5枚という違いがあります。ちなみに、両者の雑種とされるゴヨウアケビは、ゴヨウ（五葉）といいながら、小葉が両種の中間の4枚になることもあります。花は雌雄同株で、一株に雌花と雄花がつきます。いずれも紫花ですが、ミツバアケビのほうが色の濃い花を咲かせます。

薬学では、アケビやミツバアケビの直径2cmほどのつる状の茎を生薬モクツウといい、利尿に用います。この生薬モクツウは、漢字で「木通」と書き、我が国ではアケビ類の茎を指すのですが、厄介なことに、お隣の中国では、まったく異なるウマノスズクサ科植物のつる性の茎が、「関木通」の名で薬用に流通していました。学名をAristolochiaceae というウマノスズクサ科植物には、重篤な腎障害を引き起こすアリストロキア酸が含まれているため、そうとは知らずに服用した方が腎炎を発症してしまったようです。まさに、ところ変われば品変わる、です。

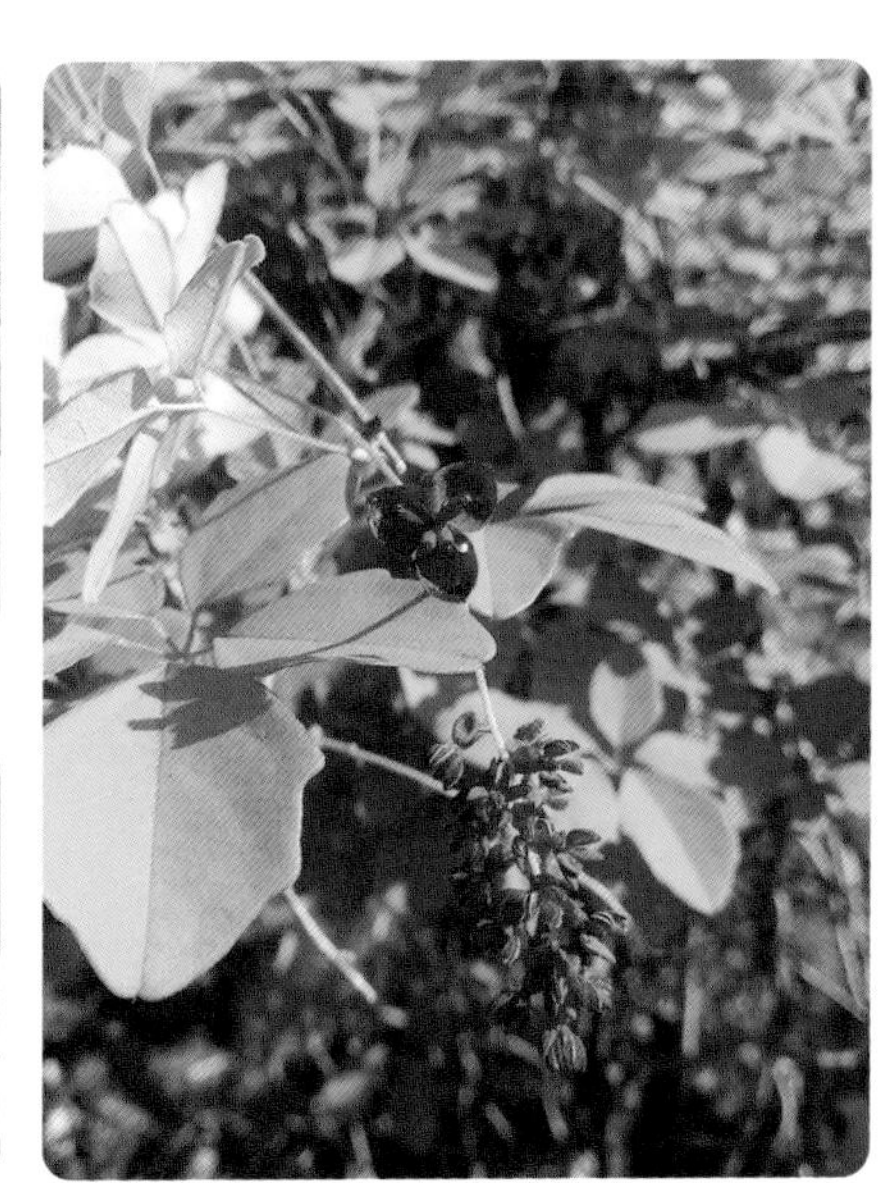

ゴヨウアケビの花序

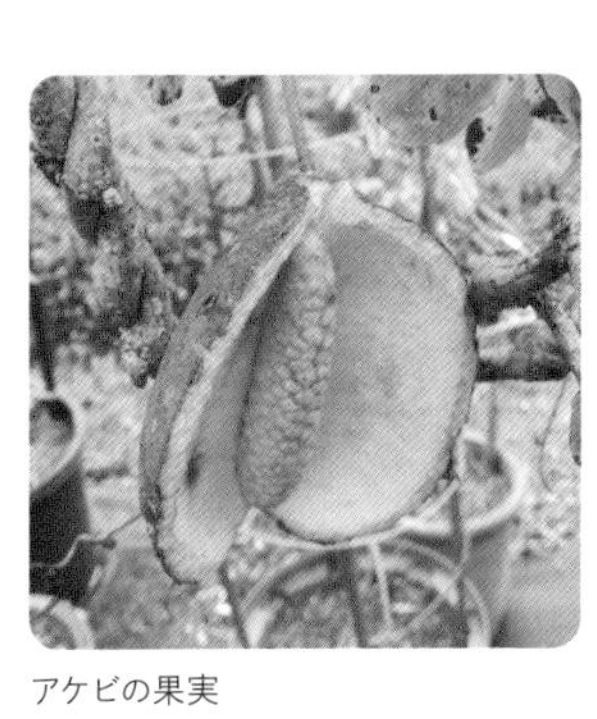

アケビの果実

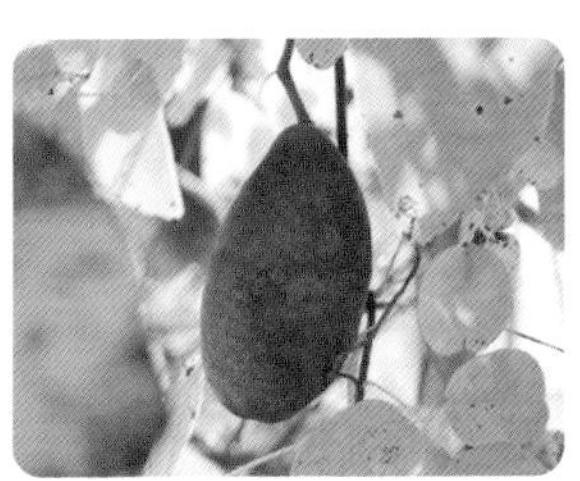

ミツバアケビの果実

昔の子どもの遊び

メハジキ

本州から南西諸島、朝鮮半島、中国、東南アジアなどの河原や荒地に見られる植物です。植物名は「目弾き」の意味で、子どもが茎を短く切り、まぶたに張りつけて目を開かせて遊んでいたことにちなんでつけられたとも、目によい作用が期待できるためともいわれています。

夏になると、シソ科の典型である左右相称の唇形花を各葉腋、つまり葉の付け根に多数つけます。薬学では、この時期の地上部を生薬ヤクモソウといい、利尿や止血を目的として婦人薬に用います。漢字で「益母草」と書き、母親に益するという、婦人薬を代表するような名前がついています。西洋では、近縁種の *Leonurus cardiaca* を英名mother（母）＋wort（草）、マザーワートと呼んで、同じく婦人薬として、また動悸に使用します。

なお、生薬ヤクモソウは使用部位が全草のため、茎や葉、花が混ざっています。異物混入ではありませんのでご心配なく。

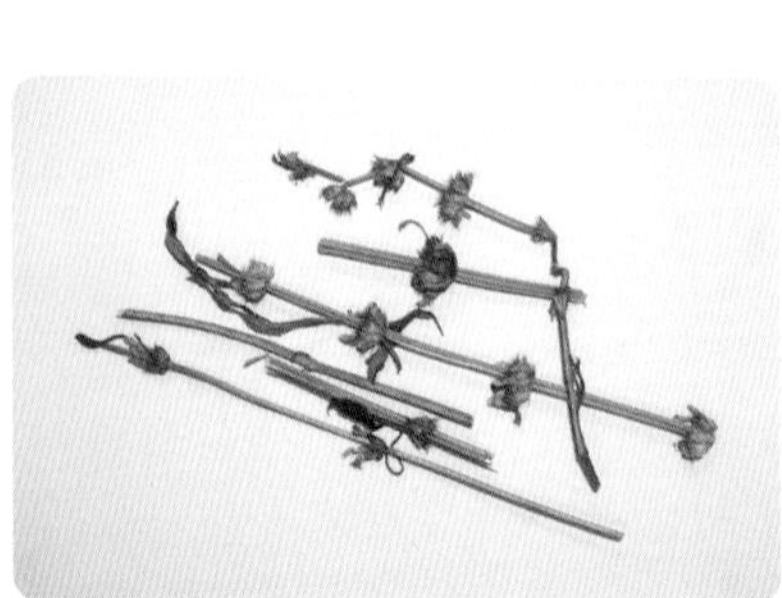
生薬ヤクモソウ

科名
シソ科

生薬名
ヤクモソウ

利用する部位
地上部

薬効
利尿、止血

成分名
レオヌリン（アルカロイド）

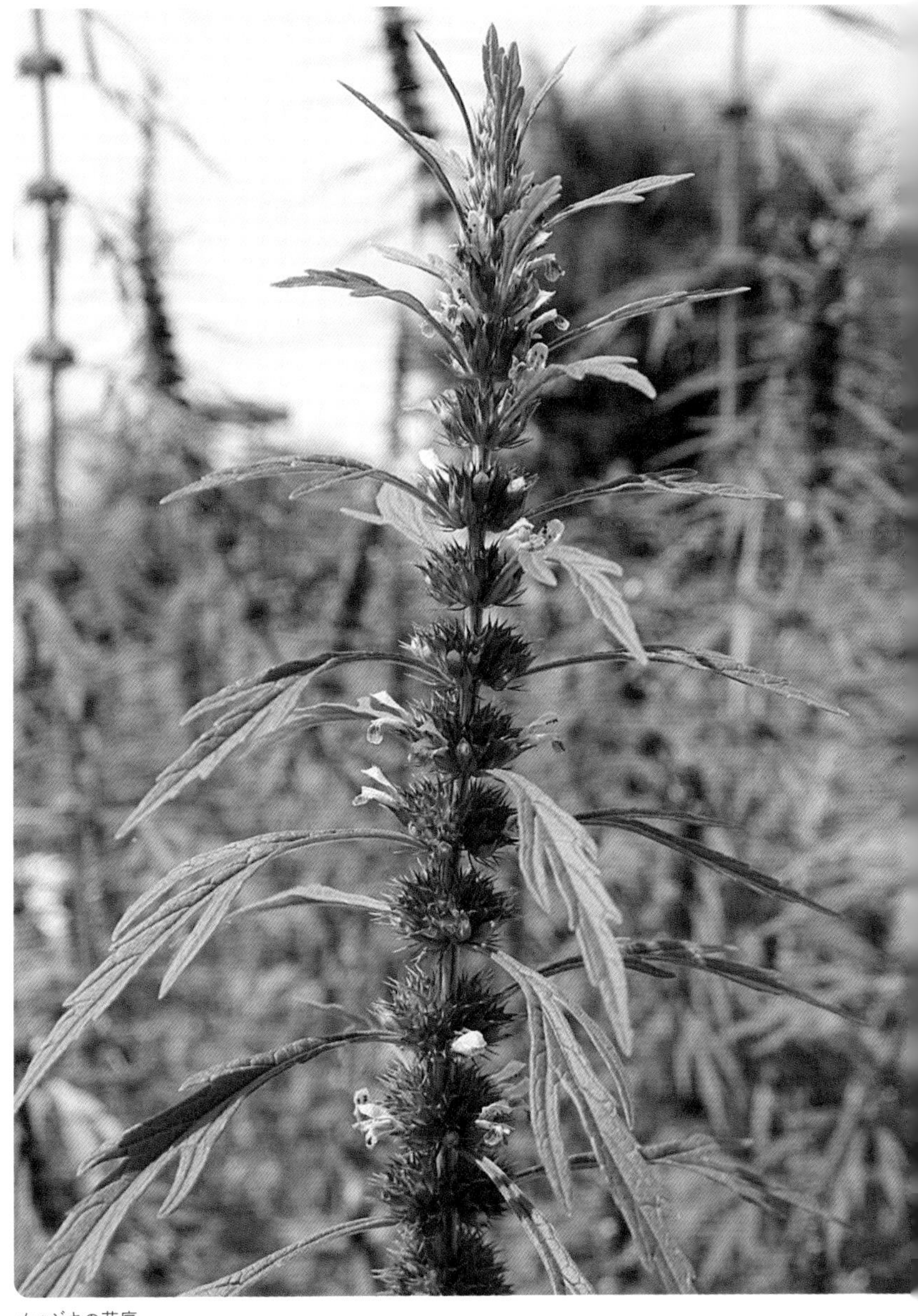

メハジキの花序

葉はカイコに、果実と根はヒトに

ヤマグワ

小学生時代、カイコに餌をあげた経験のある方は多いのではないでしょうか。そのカイコの餌がクワの葉です。正確には、中国原産のマグワの葉で、養蚕業が下火になった現在では、むしろクワの葉茶のほうが知名度は上かもしれません。初夏に熟す果実は生食でき、最近ではマルベリーの名でジュースやスイーツなどに利用されています。先日は、オーストラリアでマルベリーのフルーツワインも見かけました。

日本には、在来種のヤマグワが自生しており、マグワと同様にクワの葉茶などに利用されています。外見はよく似ていますが、マグワは葉に切れ込みがなく先端が丸い一方、ヤマグワは葉が切れ込んでいて先端が尖っています。また、花や果実を見て、雌しべがV字型、つまり雌しべの根元から2つに分枝していればマグワで、Y字型、つまり先端部分のみ分枝していればヤマグワであるという見分け方もあります。さらに、ヤマグワよりマグワのほうが、細長

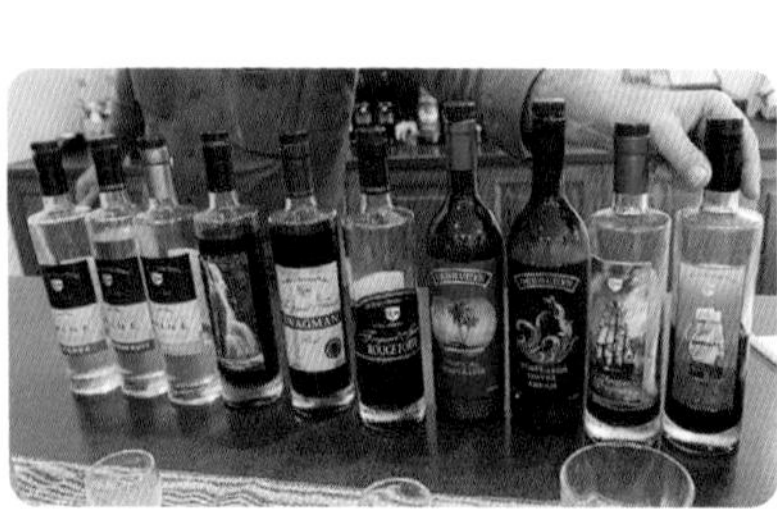

マルベリーワイン（左から4番目）

科名
クワ科

生薬名
ソウハクヒ

利用する部位
根皮

薬効
血圧降下

成分名
モルシン

い果実をつけます。

一般に、マグワよりもヤマグワのほうが果実はおいしいとされています。同感です。じつは、筆者が勤務している摂南大学の構内には、勝手に生えているヤマグワがたくさんの果実をつけます。一方、薬用植物園で栽培しているマグワも果実をつけるのですが、たしかにヤマグワのほうがおいしいと感じます。

薬学では、マグワの根皮を生薬ソウハクヒといい、血圧降下に用います。根の白っぽい皮を用いるので、漢字で「桑白皮」です。

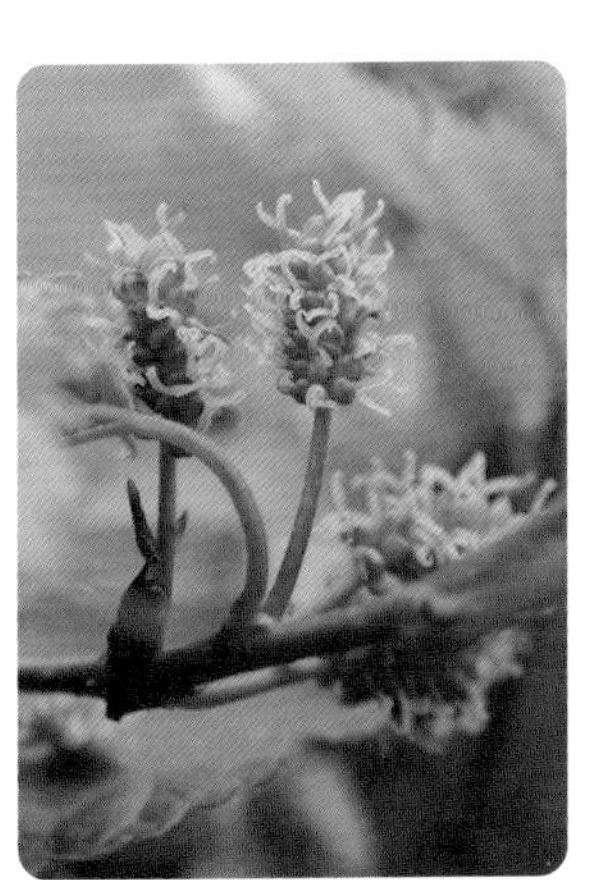
ヤマグワの花序

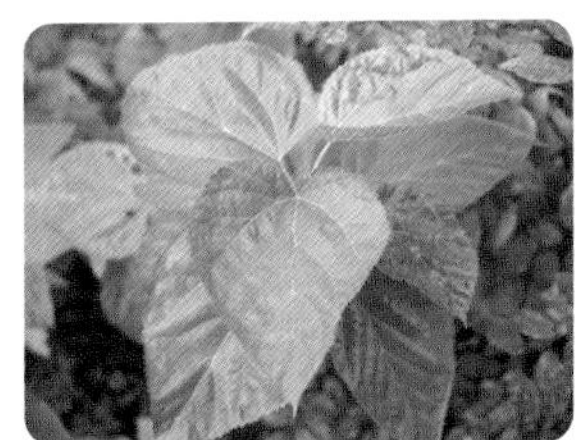
マグワの葉

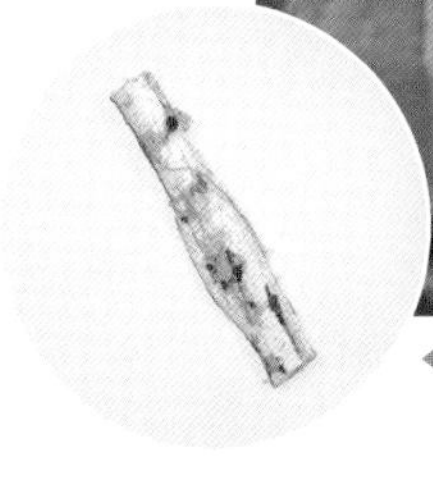

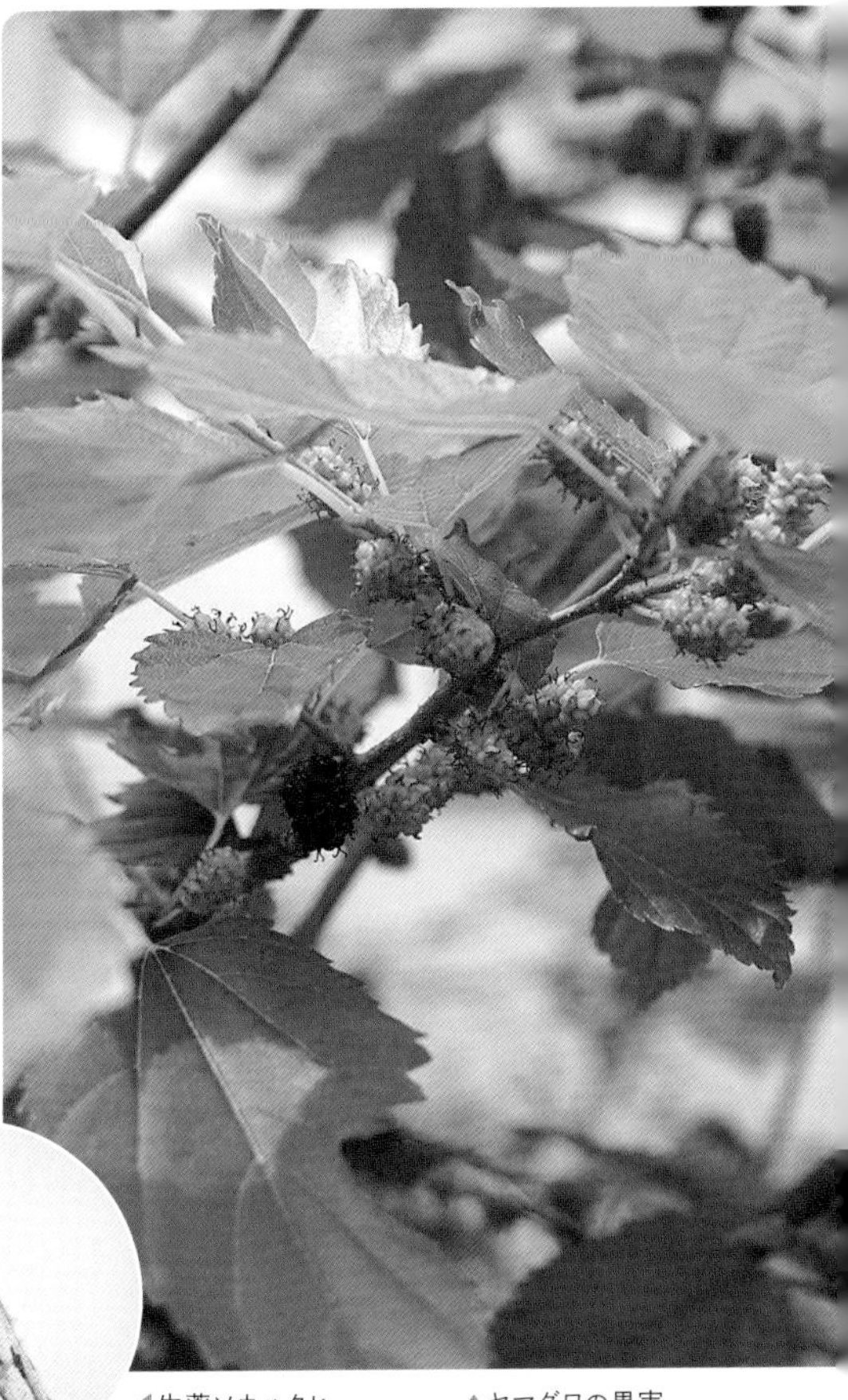

◀生薬ソウハクヒ

▲ヤマグワの果実

日本のシンボル的花木も薬？

ヤマザクラ

科名
バラ科

生薬名
オウヒ

利用する部位
樹皮

薬効
鎮咳去痰

成分名
サクラネチン（フラボノイド）

桜といえばソメイヨシノ。葉を桜餅に使うことで知られるオオシマザクラと、長寿で巨木になるものが多いエドヒガンという、日本に自生するサクラ属2種から人為的に作出された品種です。一方で、ソメイヨシノの作出に使われたオオシマザクラやエドヒガンなど、日本には十数種のサクラ属植物が自生しています。その代表格といえるのがヤマザクラで、本州から四国、九州まで分布しています。ソメイヨシノなどと異なり、開花と同時に新芽が展開します。この新芽が赤みを帯びているのが、本種の特徴です。

花以外の観察ポイントは、アカメガシワのところ（10ページ）でも紹介した、葉の基部にある花外蜜腺です。ヤマザクラの場合は葉柄の上部、葉身のすぐ下にあるのですが、近縁種には葉身の下部にある種もあるので、種の同定に使います。

ヤマザクラは、古くから花木として栽培されてきた歴史があります。筆者が勤務する摂南大学の枚方キャンパスでも、「ヤマザクラ」とラベルされた植栽樹が数本植え

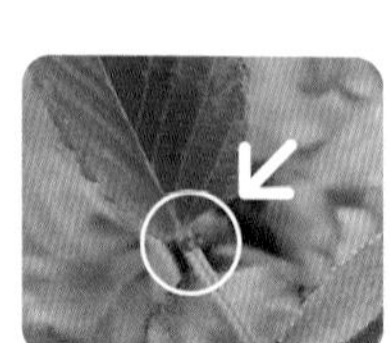
ヤマザクラの花外密腺

桜餅

られています。あるとき、新芽が緑色で、他よりやや大きい花をつける個体が一本混じっていることに気がつきました。図鑑を見るとオオシマザクラに該当するように思いましたが、念のため学生にDNA分析を依頼。すると、どうやらヤマザクラとオオシマザクラの雑種らしいことがわかりました。このような種間雑種を総称してサトザクラと呼ぶそうで、園芸店にも出回っていることから、一本混じってしまったのでしょう。

薬学では、ヤマザクラや近縁種のカスミザクラの樹皮を生薬オウヒといい、鎮咳去痰として咳止めシロップなどに用いられます。含有成分は、サクラネチン。和名がもとになって名づけられた成分名です。

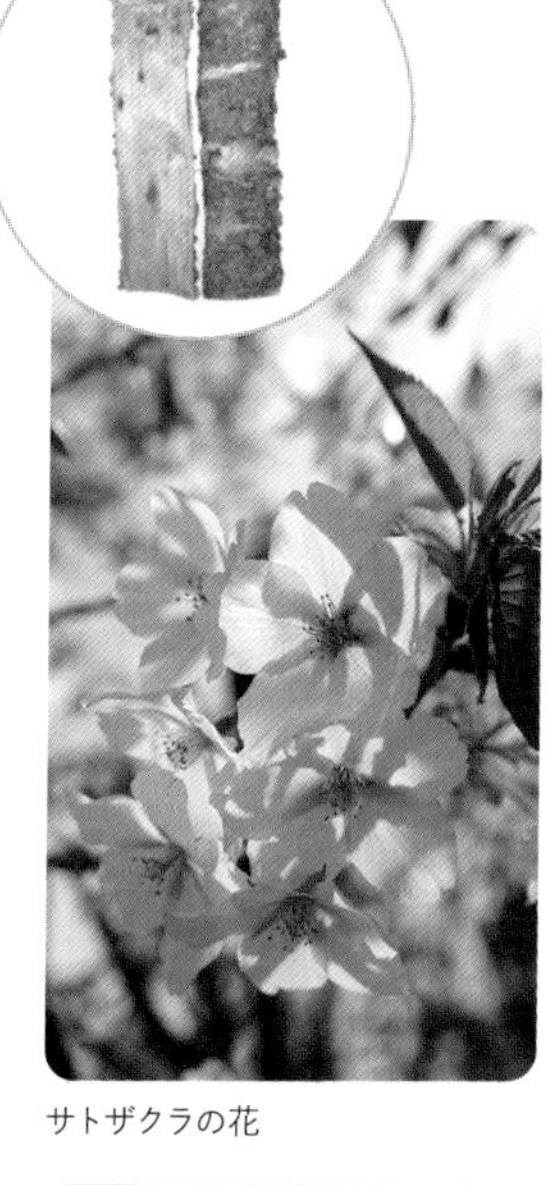
◀生薬オウヒ

サトザクラの花

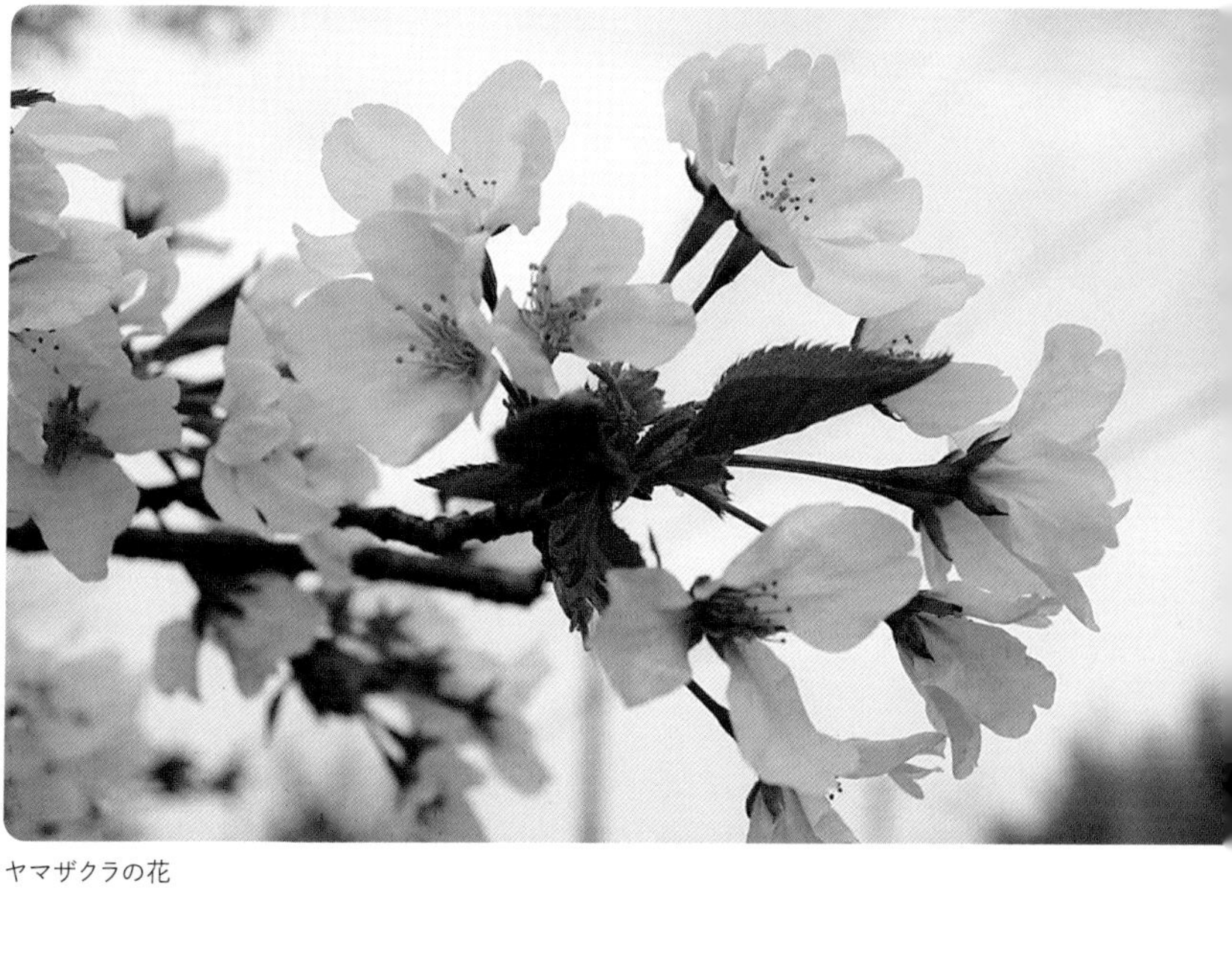

ヤマザクラの花

ヤマモジュースに湿布薬に？

ヤマモモ

筆者が勤務する摂南大学牧方キャンパスの最寄り駅である樟葉（くずは）駅。そこから伸びる大通り、その名も「くずはアベニュー」の両脇には、ヤマモモの大木が植えられています。街路樹に使われる理由は、ずばり、公害に強いから。とても育てやすく、害虫にもかかりにくいことから人気の常緑樹です。自生地は関東以西とのことで、関東出身の筆者は関西に来てからよく見かけるようになりました。

このヤマモモは、果樹としても人気です。放置すると10mを超える巨木になるので植えられる場所は限られますが、初夏に実る鮮やかな赤色の果実は、そのまま食べてもたいへん美味しいです。もし、庭先で食べきれないほど収穫できた場合は、ぜひ砂糖で煮てジュースやジャムとしてお楽しみください。

ところで、ヤマモモには雌花を咲かせる雌株と、雄花を咲かせる雄株があります。このような植物を雌雄異株といい、果実を収穫したければ、雌株と雄株をセットで植えないといけません。しかし、ヤマモモの場合は雌株だけ植えればたいていはＯＫ！　なぜか。ヒントは、先の街路樹です。大量に果実がつく雌株は、家庭菜園にはうれしくても、街路樹には不向き。そこで、雄株が街路樹に使われます。ヤマモモの花粉は、10ｍも100ｍも先から風に乗って運ばれるので、そのおかげで皆さんの

科名
ヤマモモ科

生薬名
ヨウバイヒ

利用する部位
樹皮

薬効
健胃整腸、捻挫・打撲

成分名
ミリシトシン

生薬ヨウバイヒ▶

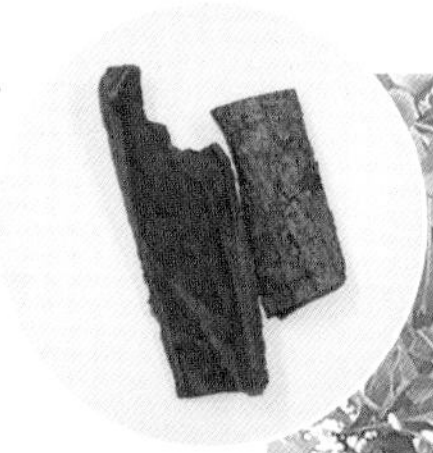

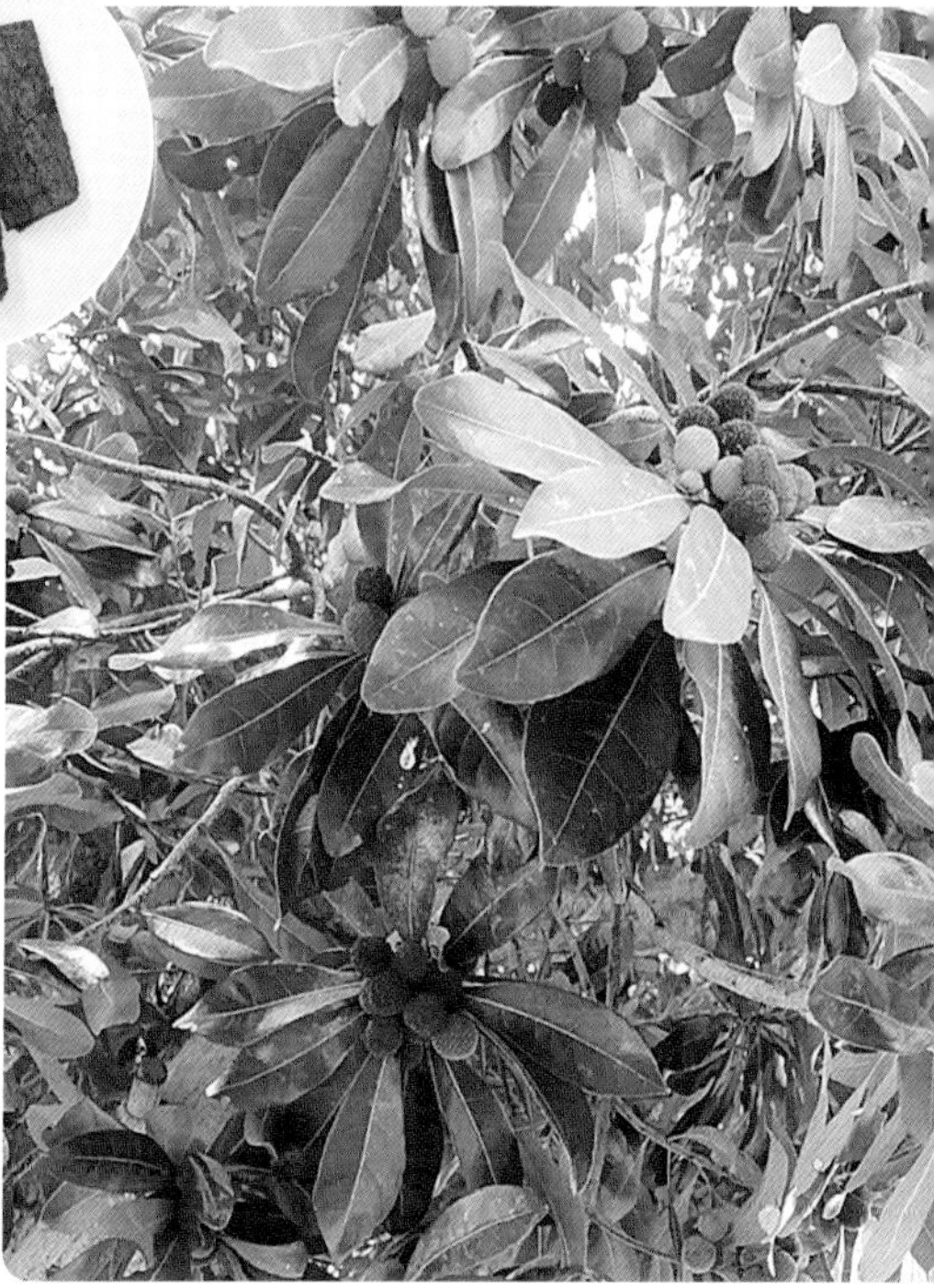

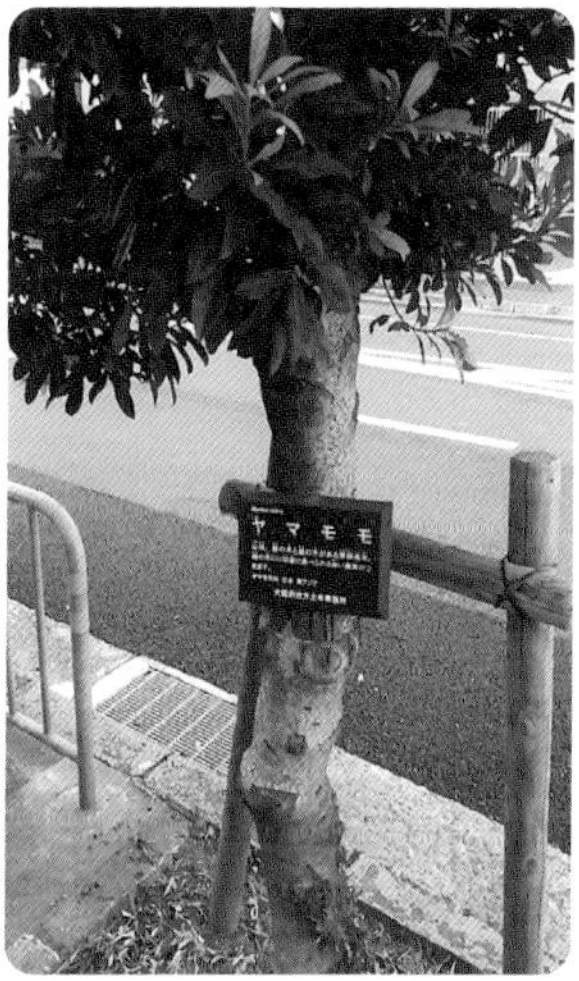

街路樹として植えられているヤマモモ

ヤマモモの果実

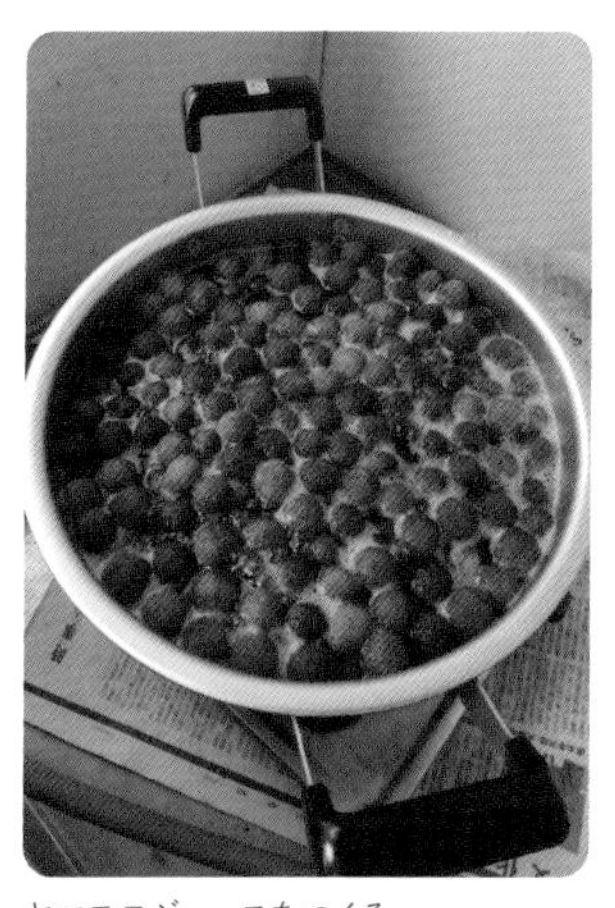
ヤマモモジュースをつくる

お庭で果実が楽しめるという仕掛け。Win-Win の関係ですね。ぜひ、街なかで見かけたらちょっと見上げて、雄株か雌株か、花を観察してみてください。雄株のほうが大きい花をつけます。

薬学では、本種の樹皮を生薬ヨウバイヒといい、民間で打撲や捻挫（ねんざ）、下痢に用いられます。先日、ドラッグストアでヨウバイヒの入った湿布薬を発見しました！　いずれも、ヨウバイヒに含まれるタンニンの収れん作用を期待して使われているそうです。

よもぎ団子に、よもぎ茶に

ヨモギ

科名
キク科

生薬名
ガイヨウ

利用する部位
葉及び枝

薬効
滋養強壮

成分名
シネオール（精油）

よもぎ団子やよもぎ茶でお馴染みのヨモギ。どこにでも生えている、いわゆる雑草のひとつでもあります。

薬学では、この葉を生薬ガイヨウとして止血・抗菌に用います。また中国では、鍼灸の世界で、もぐさとして本種を用います。

ところで、世界に200〜300種あるとされるヨモギ属には、他にも薬用に利用される種類が多く存在します。河原に生えるカワラヨモギは、頭花を生薬インチンコウといい、利胆に用います。京都の山科にある日本新薬は、ミブヨモギという品種の栽培に成功し、駆虫薬としてかつては用いていました。中国人初のノーベル賞を受賞したことで一躍有名になったトウ・ヨウヨウ博士は、ユーラシア大陸原産のヨモギの仲間クソニンジンから、マラリアの特効薬を発見しました。欧州原産のニガヨモギは、西洋で有名なアブサンという薬酒の原料として重宝されていました。また、葉は特異な香りをもち、西洋では古くからハーブとして使われているタラゴンもヨモギの仲間で、消化を促したり、入眠を助けたりします。

よもぎ餅

生薬ガイヨウ▶

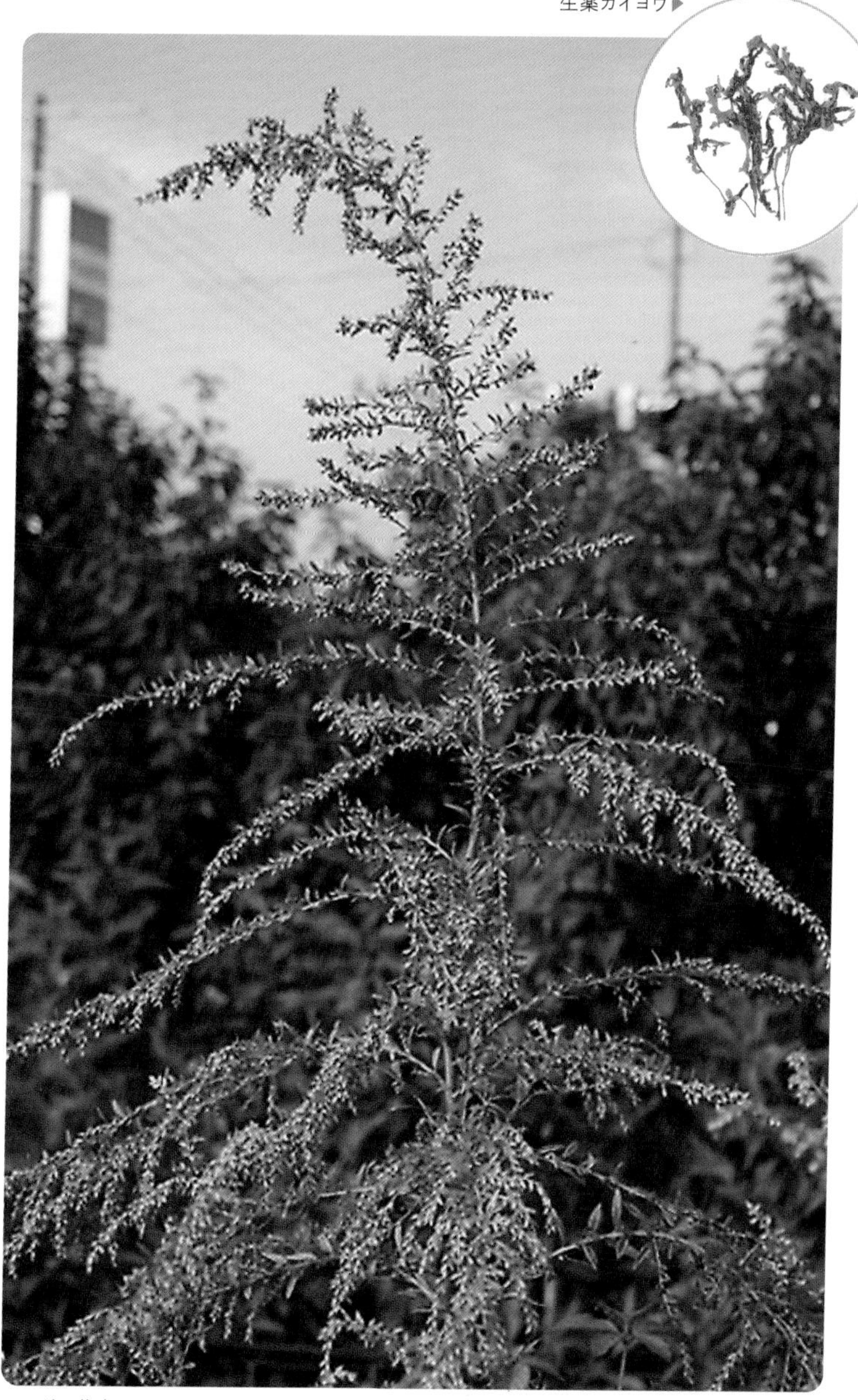

ヨモギの花序

我が故郷・鎌倉市のシンボルの花
リンドウ

科名
リンドウ科

生薬名
リュウタン

利用する部位
根及び根茎

薬効
健胃

成分名
ゲンチオピクロシド（苦味配糖体）

観光地としても有名な、筆者の生まれ故郷・神奈川県鎌倉市では、リンドウ号と名のついたバスが市民の足として走っています。足元を見れば、歩行路のパネルの模様もリンドウの花。何の因果か、この植物も重要な薬用植物です。

鎌倉市で見かけた歩行路のパネル

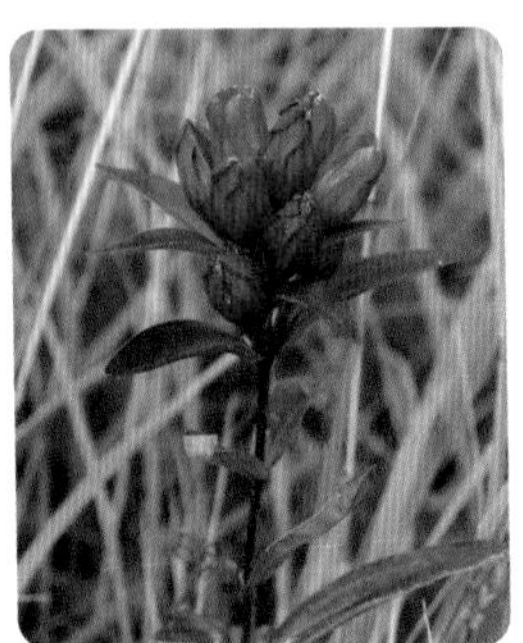
オヤマリンドウ（長野）

リンドウは、本州から九州にかけての山道沿いに自生しています。葉や花に変異が認められるため、植物学的には対馬や中国大陸、朝鮮半島のものを基準変種トウリンドウといい、日本のリンドウはその変種にあたります。近縁種には、牧野富太郎博士が記載したオヤマリンドウや、切り花で使われるエゾリンドウ、同じリンドウ科の薬草センブリ（114ページ）の生薬名から名前がつけられた、花が黄色のトウヤクリンドウなどが知られています。

薬学では、トウリンドウやリンドウの根や根茎を生薬リュウタンといい、苦味健胃薬として用います。西洋で

生薬リュウタン

リンドウ（阿蘇）

トウヤクリンドウ（白根山）

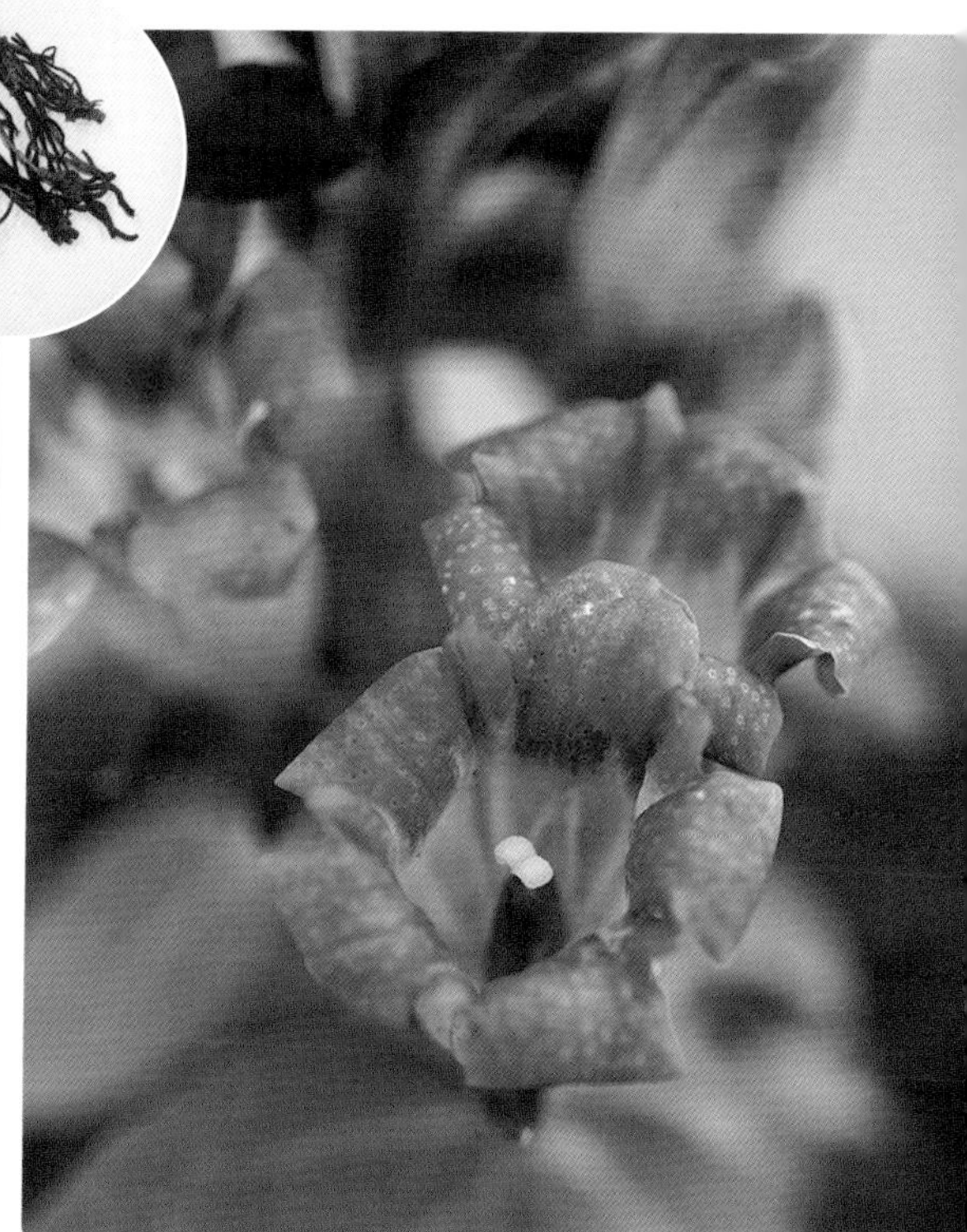

リンドウの花

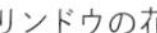

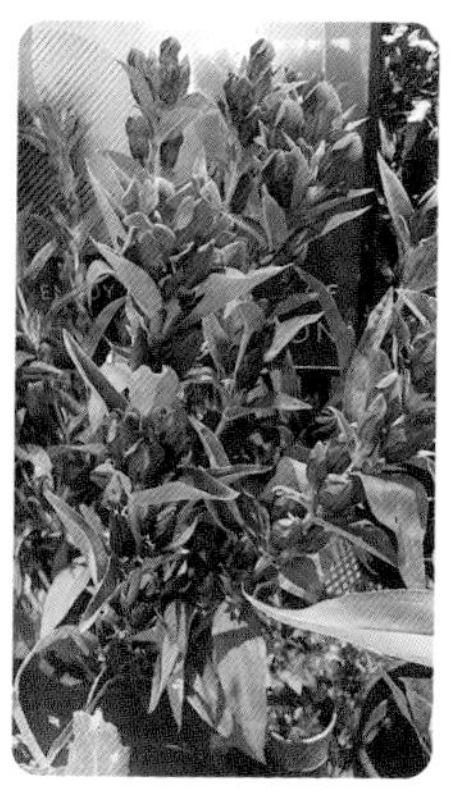

エゾリンドウの切り花

は古来、欧州原産で黄色い花を咲かせる近縁種 *Gentiana lutea* の根を用いた生薬ゲンチアナが苦味健胃薬として用いられています。どちらの生薬も、主要成分は苦味配糖体のゲンチオピクロシド。リンドウ属の学名に由来する名前です。

ちなみに、薬剤師国家試験の過去問では、よく似た名前の生薬ユウタンとひっかけ問題で出題されたこともあります。こちらはまったくの別物で、ヒグマの胆汁を用いた動物由来生薬で、利胆作用が知られています。

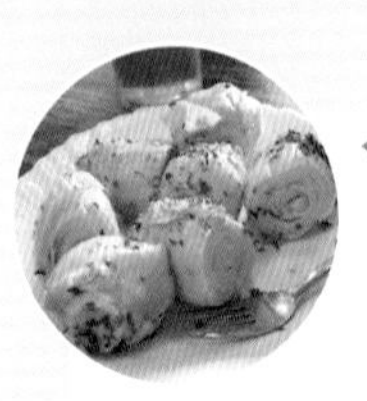
◀アーティチョーク（スペイン）

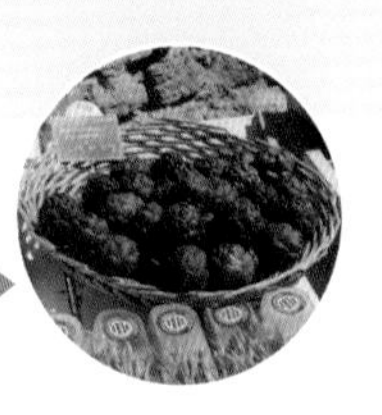
アーティチョーク（フランス）▶

コラム

世界のお茶文化①

アーティチョーク茶

ベトナムで有名な健康茶です。筆者はベトナム南部の大都市ホーチミンで見かけました。お茶にしているのは、欧米ではわりと有名な食材である、アーティチョークです。これは、キク科アザミのような大きな頭花をつける、同じくキク科の大型多年草チョウセンアザミの蕾で、フランスやスペインなどでよく見かけます。筆者はスペインのバールや、中国滞在中にイタリア人経営のピザ専門店で食べたことがありますが、タケノコやマコモダケに近い食感です。

ホーチミンで見かけたときは、なぜこれがベトナムでお茶になっているのか不思議だったのですが、観光ガイドブックに「フランス統治時代の置き土産、アーティチョーク」と書かれているのを見て納得しました。一大産地はベトナム南部の高原地帯ダラットで、先のガイドブックには「アーティチョークの茶はダラットの定番土産」と書かれています。ちなみに、その後ベトナム北部の大都市ハノイにも行きましたが、人々はいわゆるお茶を飲んでおり、アーティチョーク茶を見かけることはありませんでした。筆者は飲んだことがないので、次にベトナム南部へ行ったら試してみたいと思います。

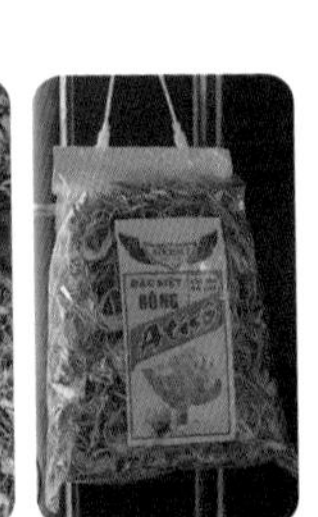
アーティチョーク茶（ベトナム）

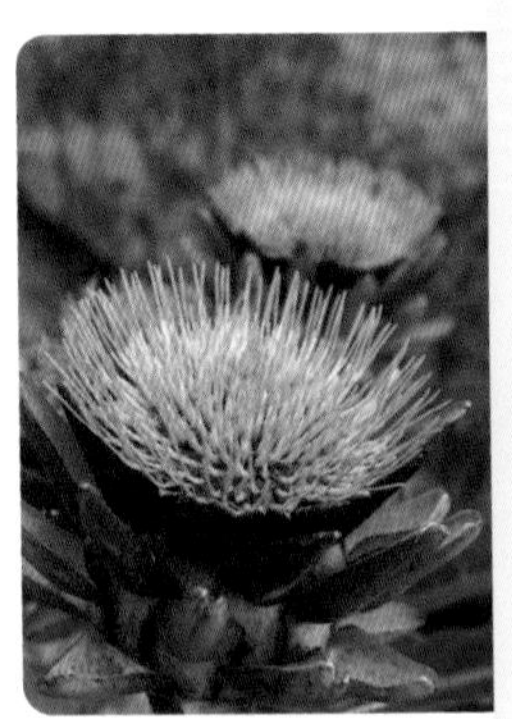
アーティチョークの花序

世界のお茶文化②

クミスクチン茶

沖縄の三大茶のひとつ、クミスクチン茶。一風変わった名前ですが、どうやらインドネシア語の植物名kumis kucingをカタカナ読みしているようです。筆者は、インドネシアを旅行したときにクミスクチン茶を購入したことがあります。その後、勤務する薬用植物園で栽培しているクミスクチンの葉を使ってお茶をつくってみましたが、味の印象はあまり残っていません。ただし効能は広く知られており、高い利尿作用があるほか、欧米では腎臓病にも効果があるとされています。

クミスクチンはアジアとオーストラリアの熱帯原産のシソ科の多年草で、ネコノヒゲという別名があります。なるほど、クミスクチンの花をよく見ると、たしかに猫のヒゲのようなものがぴょんぴょん飛び出しています。シソ科の特徴である筒状の唇弁花冠から、雄しべと雌しべが外に大きく飛び出ているさまを、猫のヒゲに例えたようです。

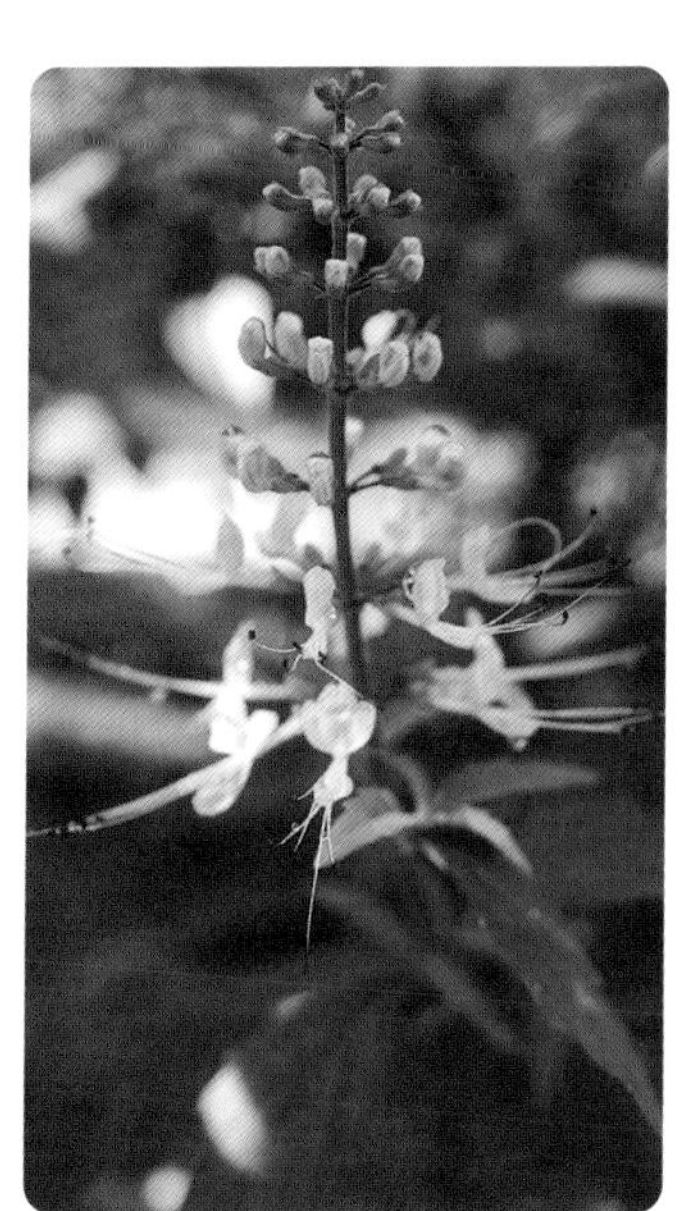

クミスクチンの花

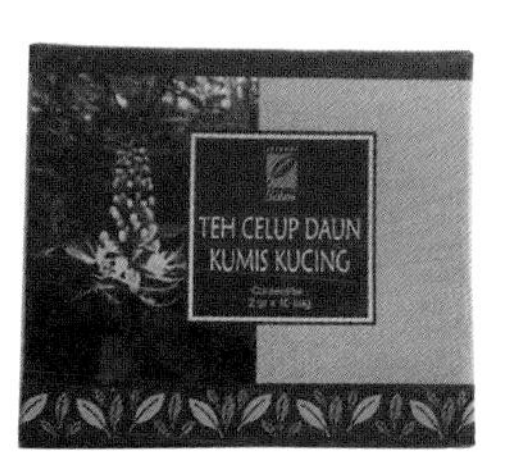

インドネシアで買ったクミスクチン茶

コラム

世界のお茶文化③

ゲットウ茶

ショウガ科のゲットウの葉を使ったハーブティーで、主に沖縄地方で飲まれています。沖縄ではどこにでも生えている植物で、聞いた話では、「授業で使うから明日ゲットウの葉を持ってきなさい」と言われるほど、身近な存在なのだとか。ハーブティーとしての利用以外に、沖縄の伝統的な餅菓子であるムーチーをつくる際にも使われます。使用部位の葉には抗菌作用が知られているので、お餅に香りを移すと同時に、保存の意味もあるのかもしれません。現在では前述したハーブティーとしてだけでなく、葉から抽出した精油も流通しています。

ゲットウは人の背丈よりも大きくなりますが、明確な幹や茎をもっていません。ゲットウは、地下にショウガと同じような根茎があり、ここから葉鞘と葉身からなる大きな葉を次々と生やします。その結果、葉の根元の葉鞘が幾重にも重なりあった、地上茎のような構造になります。これを偽茎といい、ショウガやバナナなどにも共通して見られる特徴です。

観賞用として、葉に黄色い斑が入ったキフゲットウという園芸品種もあります。

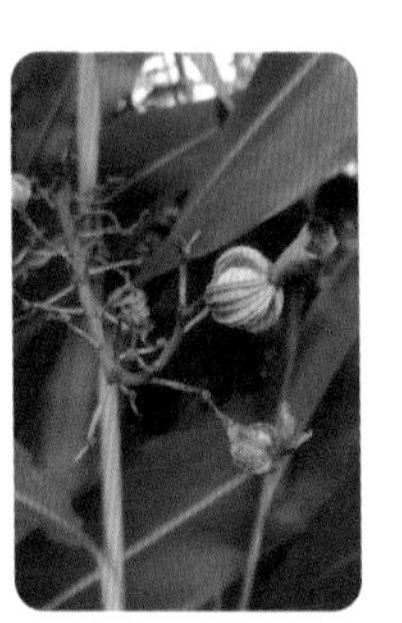

ゲットウの果実

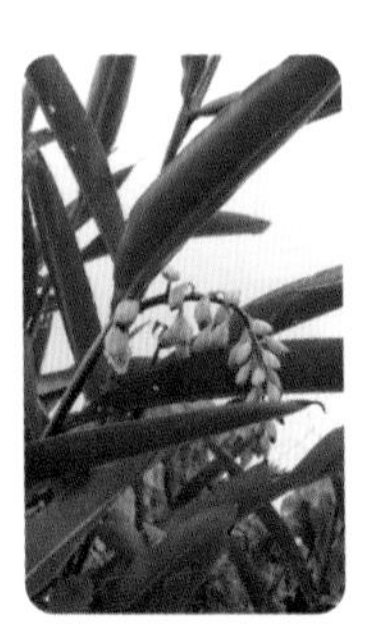

ゲットウ（沖縄）

ゲットウの花序

2

野山で見かける薬用植物

怒ってる草？

イカリソウ

068

「イカリソウ」と聞くと、「怒り草？　何それ？」と思われるかもしれませんね。正解は「錨草」。花を見れば納得。港に停泊するときに船を留め置く、あの錨にそっくりです。錨の先端にあたる部分は、花弁が伸びて蜜をためている部分になります。日本を含む東アジアに多くの種が知られていて、赤紫色から白色で距（きょ）をもつイカリソウや、長い距と鮮やかな黄色が特徴の中国南部固有の *Epimedium davidii*、長い距がない日本原産のバイカイカリソウなどさまざまあります。

イカリソウは葉も特徴的で、ハート形のかわいらしい葉をつけます。薬学では、イカリソウやその近縁種の葉を生薬インヨウカクといい、滋養強壮を目的として、種々の栄養ドリンクに配合します。根や根茎を使うことの多い薬用植物ではちょっと変わった存在です。

なお、本種はメギ科という植物の仲間で、漢字で「目木」と書く近縁種のメギも同じく薬用植物として知られています。名前からわかるように、目の病気に用いられます。

生薬インヨウカク

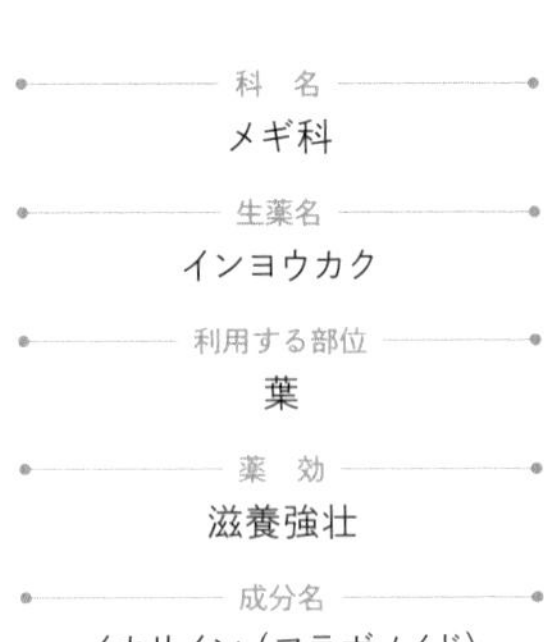

科名
メギ科

生薬名
インヨウカク

利用する部位
葉

薬効
滋養強壮

成分名
イカリイン（フラボノイド）

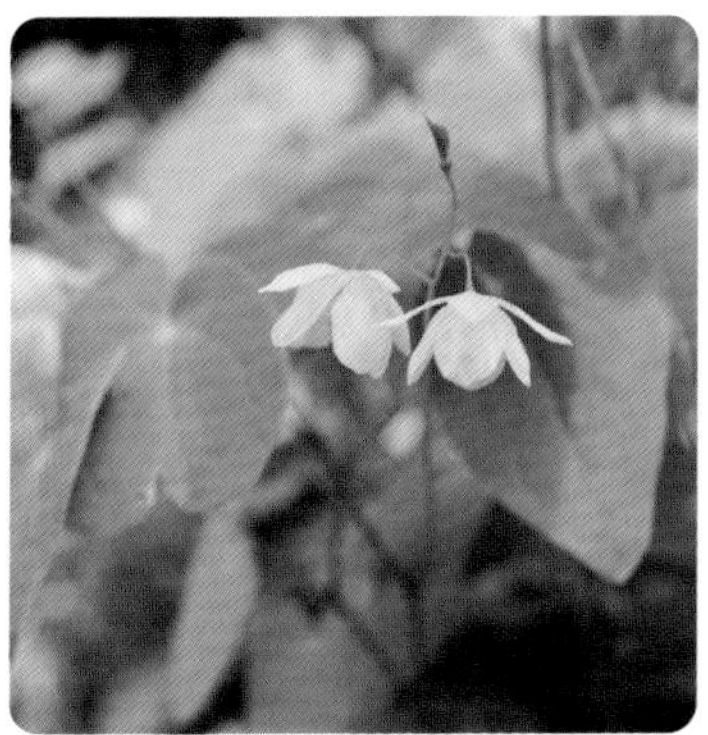
バイカイカリソウ

Epimedium davidii

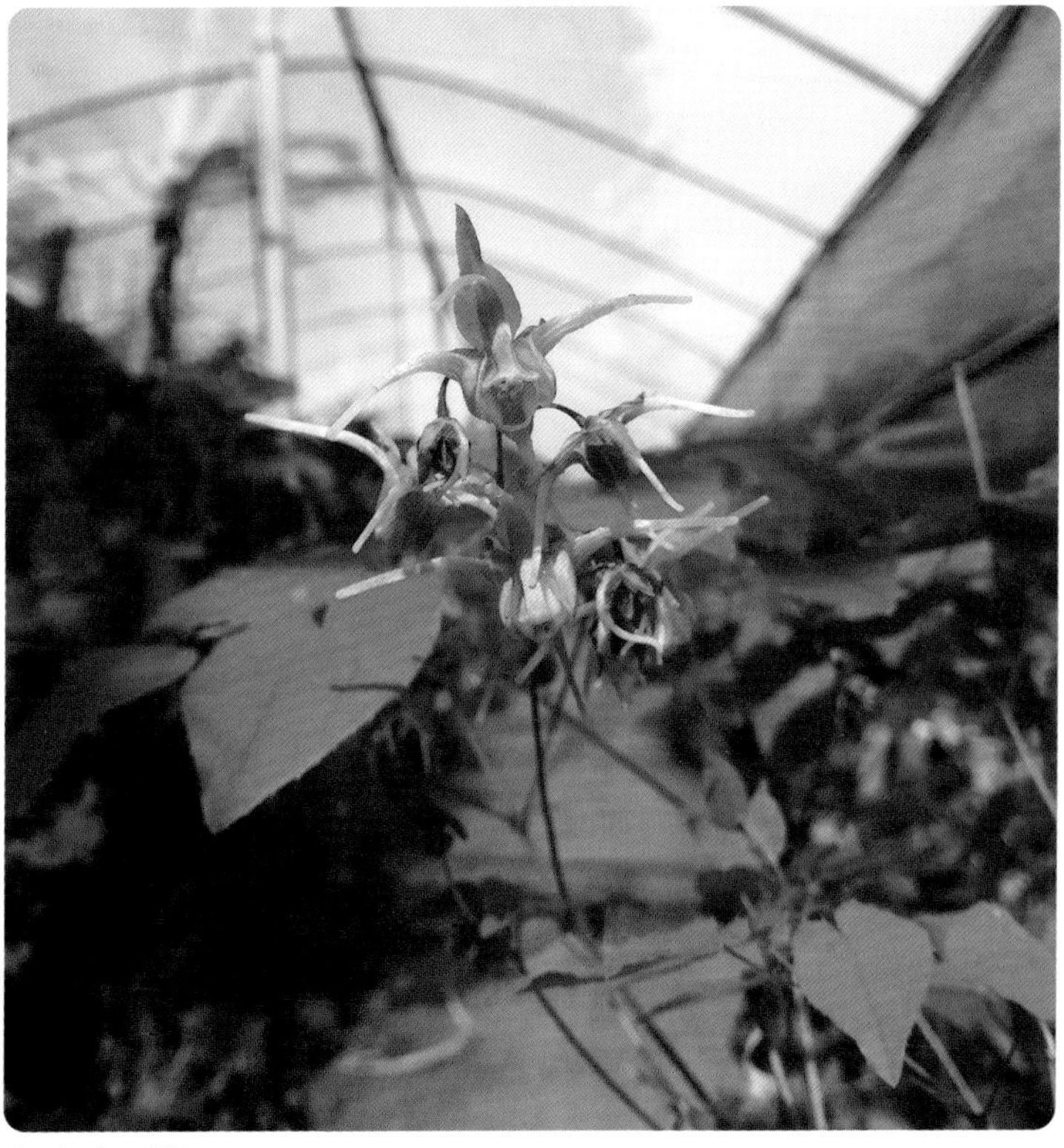

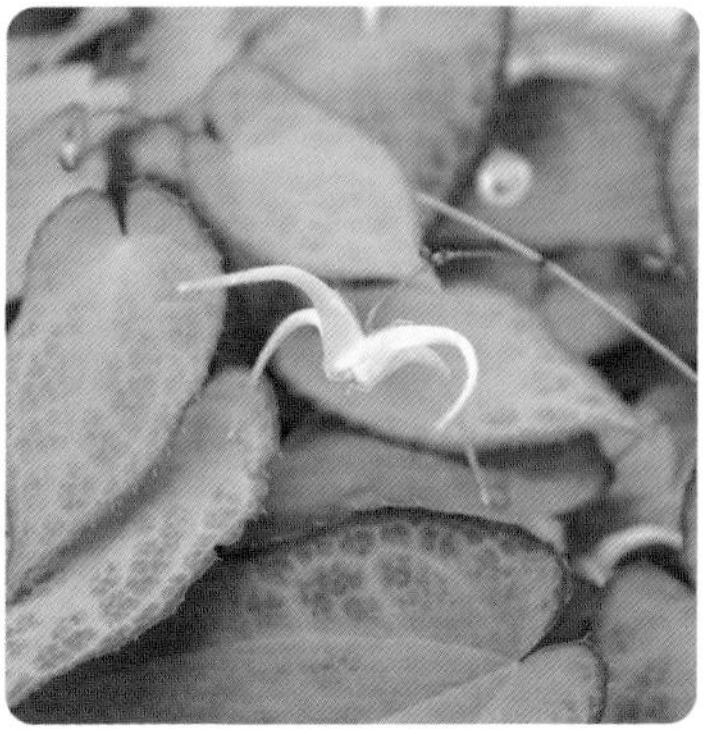

イカリソウの花序

京都三大祭りのひとつ葵祭の神紋の近縁種

ウスバサイシン

ウスバサイシンと聞いて、ピンとくる方は少ないのではないでしょうか。近縁種で、京都三大祭りのひとつ葵祭の神紋として有名なフタバアオイのほうが少し有名かもしれません。

冬でも葉が枯れないことから寒葵（カンアオイ）属として知られていますが、ウスバサイシンなど一部の種は冬に葉が枯れます。日本で多様化した植物のひとつで、カンアオイ属の半数ほどは日本の固有種です。ウスバサイシンの場合は、冬を越えると、その名にたがわぬ薄い葉を展開し、その後、地際に目立たない奇怪な花をつけます。花弁のように見える部分は萼片で、３枚の萼片が合着して壺状の形態になっています。花弁はなく、中には筒状に合着した雄しべと雌しべがあります。種子にはエライオソームと呼ばれる、脂質を含んだ種子の附属構造があり、これに引き寄せられたアリによって種子が散布されていると考えられています。

本種の地下部を生薬サイシンといい、麻黄附子細辛湯（まおうぶしさいしんとう）などとして、鎮痛鎮静に用いられます。この生薬には、「絶対に地上部を含まないこと」という注意書きがあります。ミツバアケビのところ（50ページ）で説明したように、ウスバサイシンを含むウマノスズクサ科植物は、葉や茎などの地上部に有毒なアリストロキア酸を含んでおり、

科名
ウマノスズクサ科

生薬名
サイシン

利用する部位
根及び根茎

薬効
解熱、鎮痛

成分名
メチルオイゲノール

この成分が含まれていために、中国産生薬を服用したため、腎障害になった事例が知られています。

なお、筆者が主催したセミナーで、ラン科ムカゴサイシンの話が出たのですが、後日、学生の感想文に、「ウスバサイシンとの関係が気になります」とのコメントがありました。いい質問です。調べてみると、どうやら地際から出るムカゴサイシンの葉が、ウスバサイシンなどのサイシン類の葉に似ていることにちなんでつけられた名前のようです。

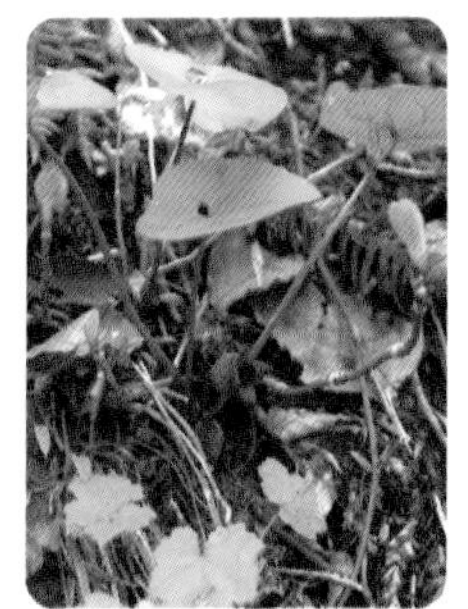
ウスバサイシン（尾瀬）

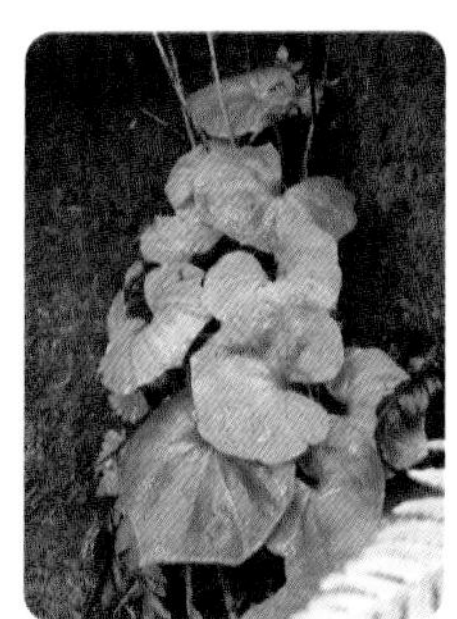
ムカゴサイシン
（撮影　ステファン・W・ゲイル）

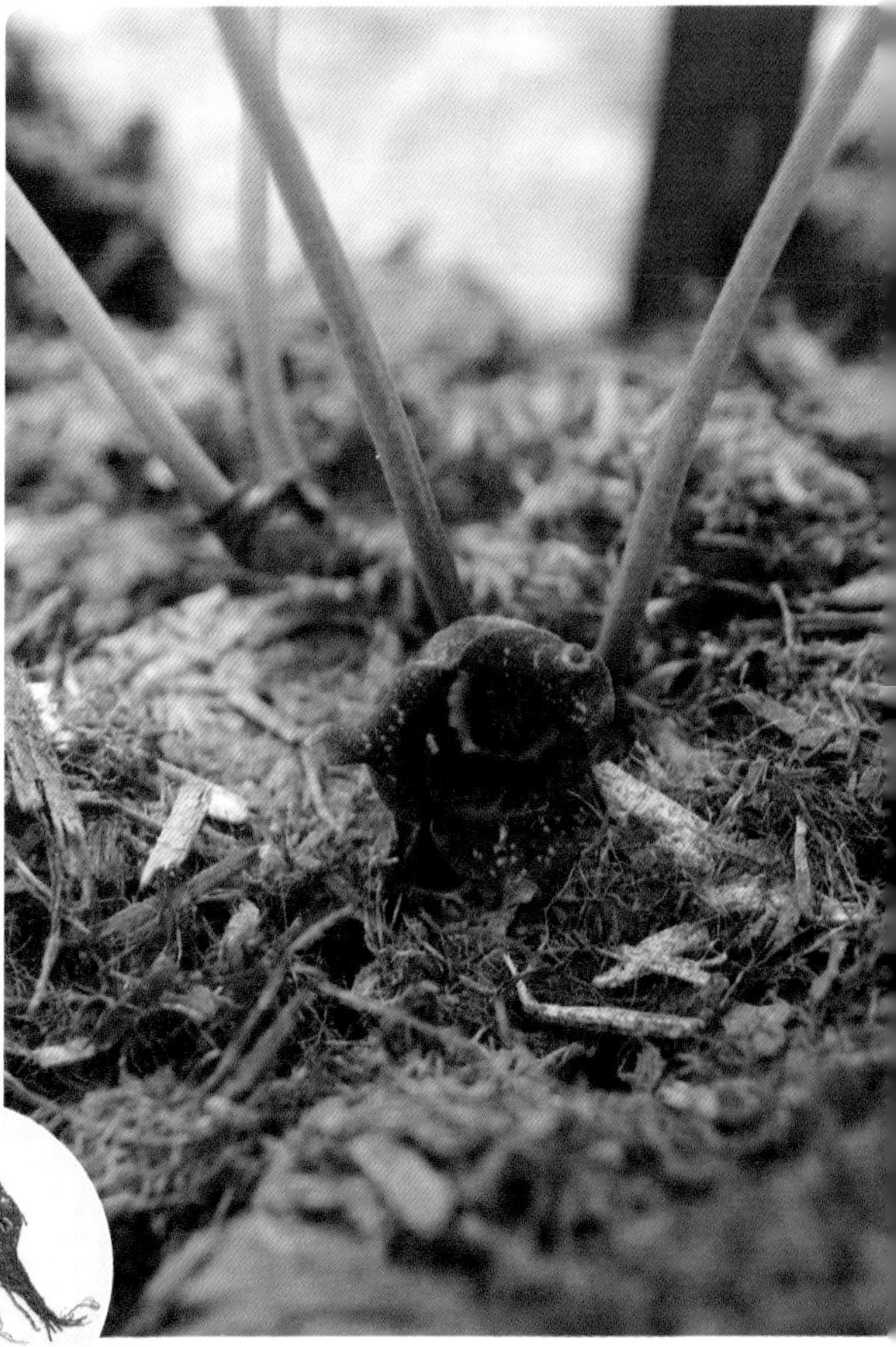

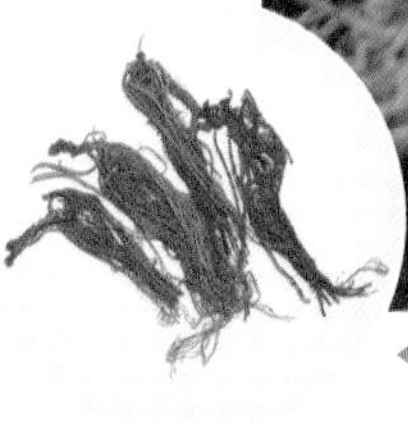

◀生薬サイシン

▲ウスバサイシンの花

魚ではなく武士の道具？

ウツボグサ

科名
シソ科

生薬名
カゴソウ

利用する部位
花穂

薬効
利尿、消炎

成分名
プルネリン

ウツボグサは、「自分で自分を癒す」という意味の英名セルフヒール self-heal で知られる、西洋では古くから使われている薬草のなかの薬草です。西洋にも日本にも、アフリカにもオーストラリアにも自生しています。学名を *Prunella vulgaris* といい、種小名が「どこにでもある」を意味しており、世界各地で普遍的な存在なのだと思われます。

草丈30㎝程度の小さな草本ですが、メハジキ（52ページ）と同様に、四角い茎とそこに対生につく茎葉、そして左右相称の唇形花という、シソ科の特徴をもれなく観察することができます。花は、10～20個ほどが集まって花穂、正確には穂状花序を形成します。

和名は「靭草」で、水族館でよく見かけるウツボではなく、花穂の形が矢を入れる武士の靭（うつぼ）に似ていることに由来するそうです。また、夏に花が枯れたあともそのまま残っていることから、夏枯草ともいいます。

この枯れたあとに残った花穂を、薬学では生薬カゴソウといい、主に民間療法で利尿や消炎に用います。西洋のみならず東洋でも用いられる薬草です。筆者はベトナムの漢方市場で、文字通り「カゴいっぱいのカゴソウ」を見かけたことがあります。

◀生薬カゴソウ

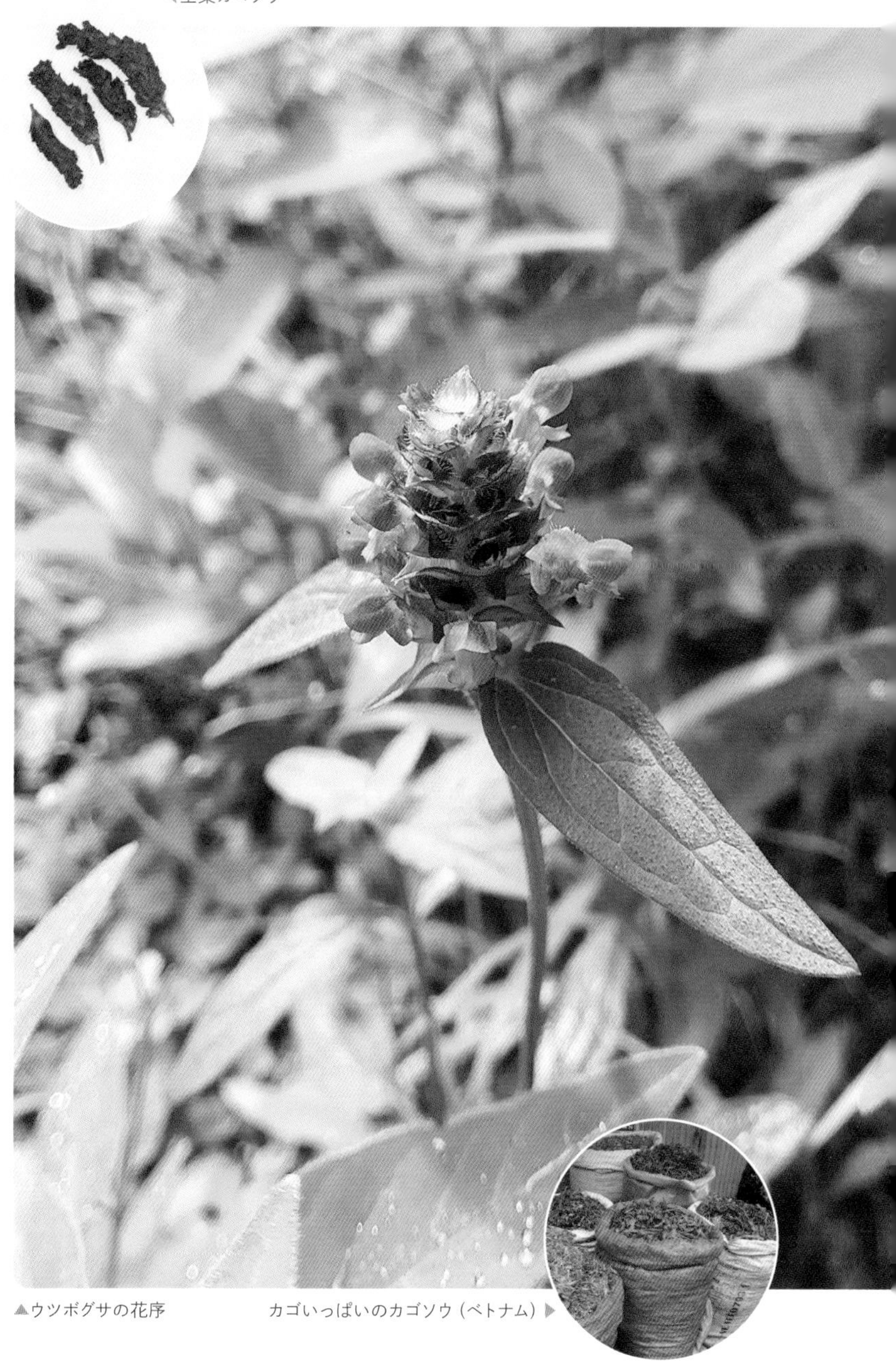

▲ウツボグサの花序

カゴいっぱいのカゴソウ（ベトナム）▶

草なのに大木?

ウド

山菜で有名なウド。同じく山菜として知られるタラの芽が採れるタラノキの近縁種ですが、こちらは草本で、タラノキは木本です。木本のように大きくなるのに、茎は柔らかくて材として使えないことから、「ウドの大木」といいますが、実際にはヒトの背丈を超えるほどにしか成長しないので、少なくとも「大木」は言い過ぎでしょう。

沖縄を除く日本全土と朝鮮半島、中国、極東ロシアに自生しており、日本では春になると山菜が出回るようになります。このとき、栽培品との区別から、天然物は山ウドと呼ばれます。栽培では、室を使った軟白栽培や、根と新芽がついた根株の上に籾殻(もみがら)などを盛土する栽培が

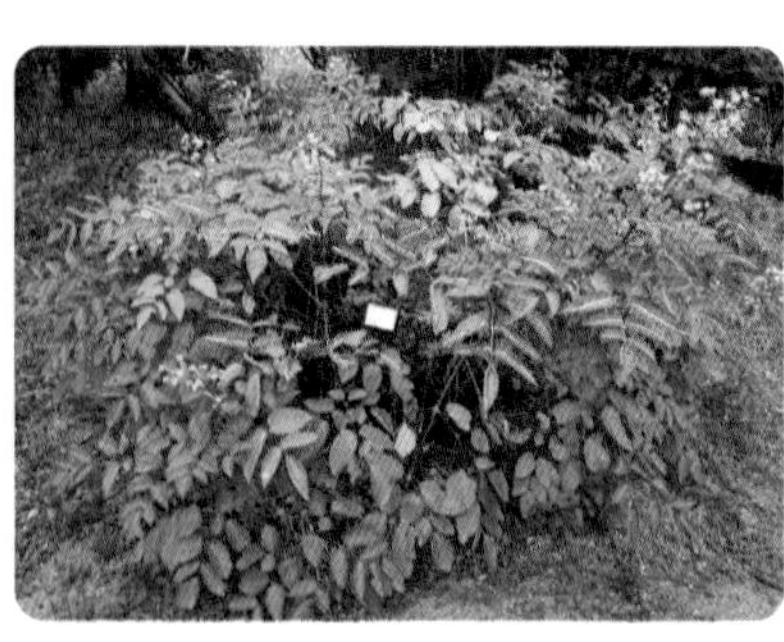

ウドの大木?

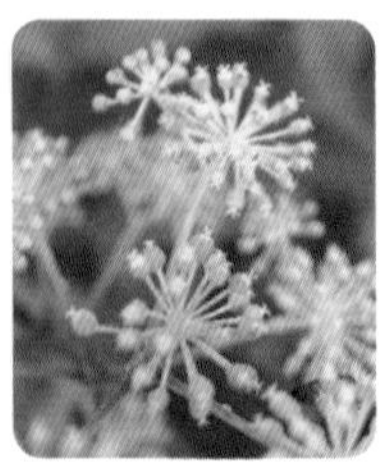

ウドの雌花序

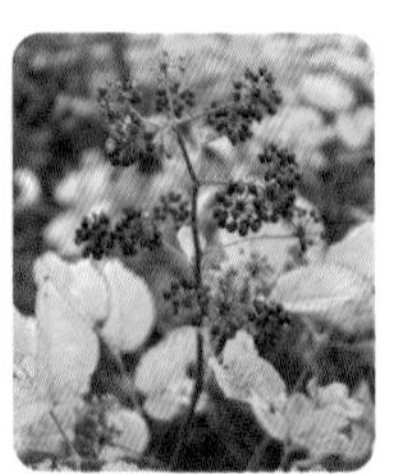

ウドの果実

科名
ウコギ科

生薬名
ドクカツ

利用する部位
根茎

薬効
鎮痛

成分名
オストール

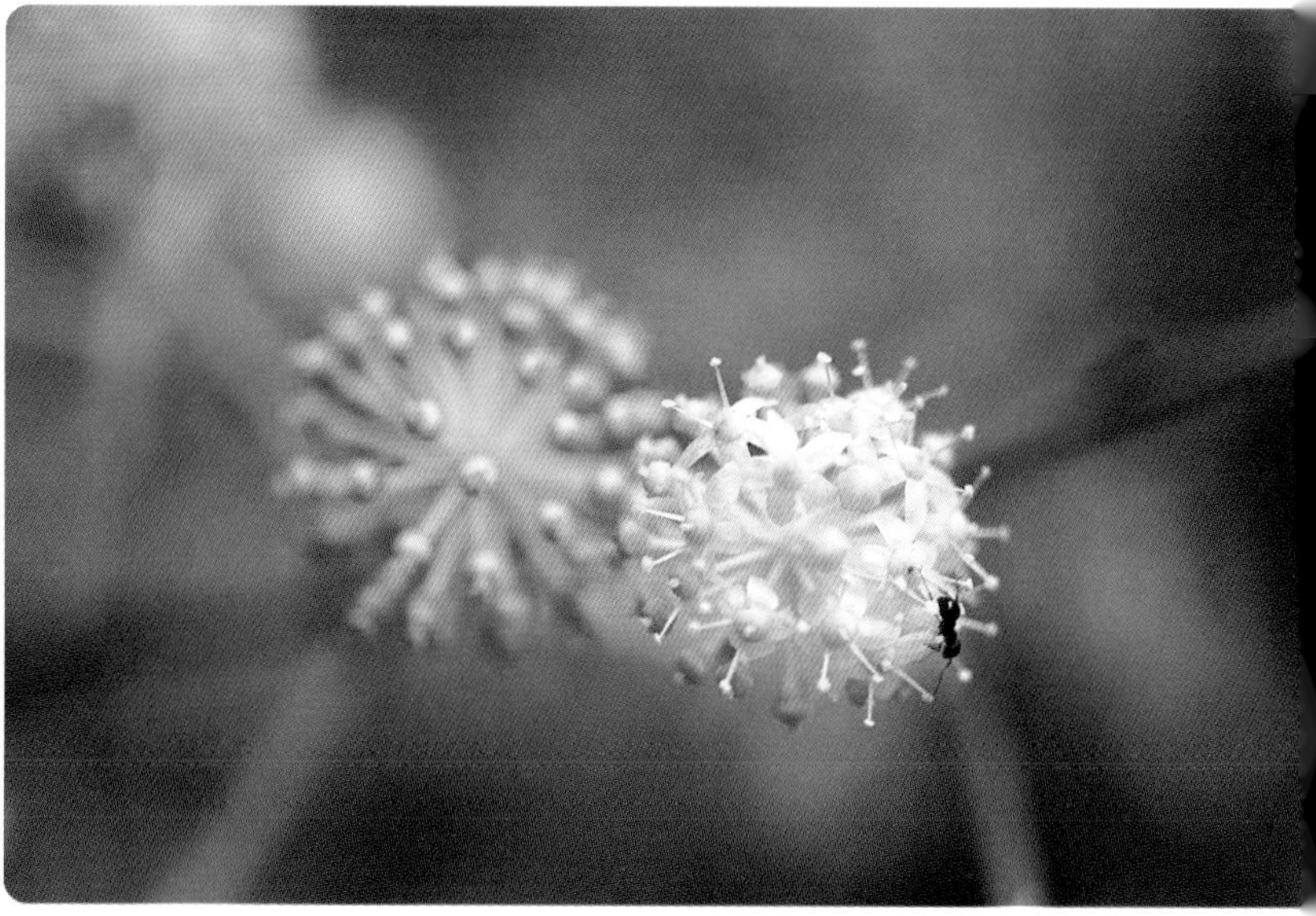

ウドの雄花序

知られています。

夏になると、ヤツデによく似た、小さな花が放射状に集まった球状の花序をつけます。これは、ウコギ科に特徴的な形態で、散形花序といいます。よく見ると、5本の雄しべをもつ雄花からなる雄花序と、5本の雌しべ（柱頭）をもつ雌花序があります。花の蜜を求めて、さまざまな虫が訪花します。

薬学では、このウドの根茎を生薬ドクカツといい、鎮痛などに用います。なお、かつては同じセリ科の多年草シシウドの根茎も、生薬ドクカツとされていたことがあるそうです。現在は流通していないそうですが、異なる科の植物を同じ生薬として代用するのは珍しいことです。

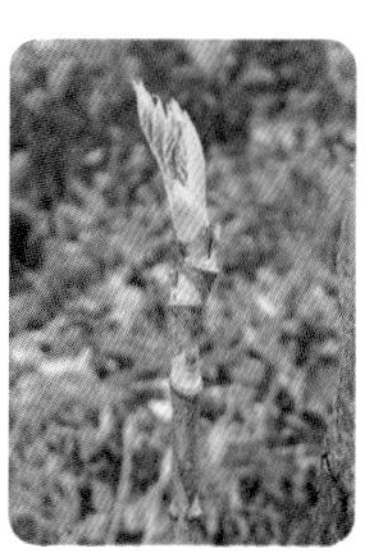

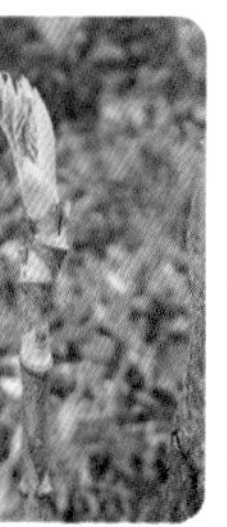

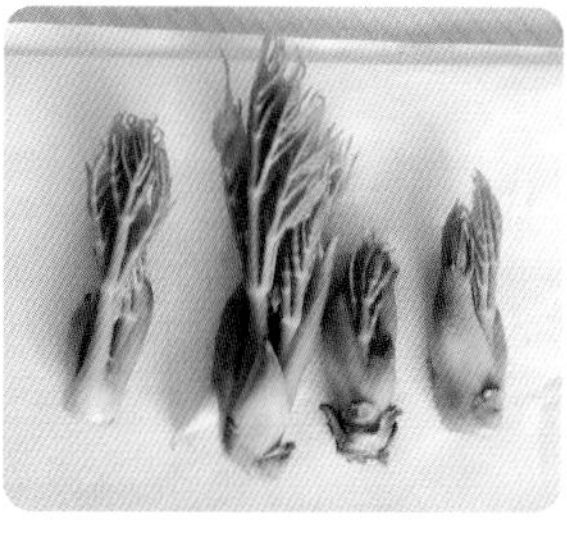

タラの芽

薬用ウコギ3兄弟

エゾウコギ

科名
ウコギ科

生薬名
シゴカ／ゴカヒ

利用する部位
根茎／根皮

薬効
滋養強壮

成分名
エレウテロシド

薬用ウコギのひとつ、エゾウコギ。古くから朝鮮半島で使われてきた薬草チョウセンニンジン（別名オタネニンジン）に対し、その近縁種として旧ソ連が着目し薬効を見出した植物であることから、シベリアニンジンともいいます。エゾ（蝦夷）と名前がつくとおり、国内では北海道にのみ自生しています。

葉や茎に無数のトゲがあるため、屯田兵などの開拓者に嫌われていたそうです。いずれもウコギ科ですが、チョウセンニンジンとは属が異なり、こちらは山菜で知られるコシアブラと同じウコギ属です。

生薬ゴカヒ

薬用には、エゾウコギの根茎を用いる場合と、根皮を用いる場合があり、前者を生薬シゴカ、後者を生薬ゴカヒといいます。どちらも種々の栄養ドリンクに配合されていますが、場合によっては、ウコギ属の学名*Eleutherococcus*をカタカナ読みしたエレウテロコックと書かれていることもあります。

中国では古くから薬酒などとして利用されてきた生薬で、筆者も以前、京都の中国料理屋さんで五加皮（ゴカヒ）酒を飲んだことがありますが、あまり特徴的な味や香りはしませんでした。

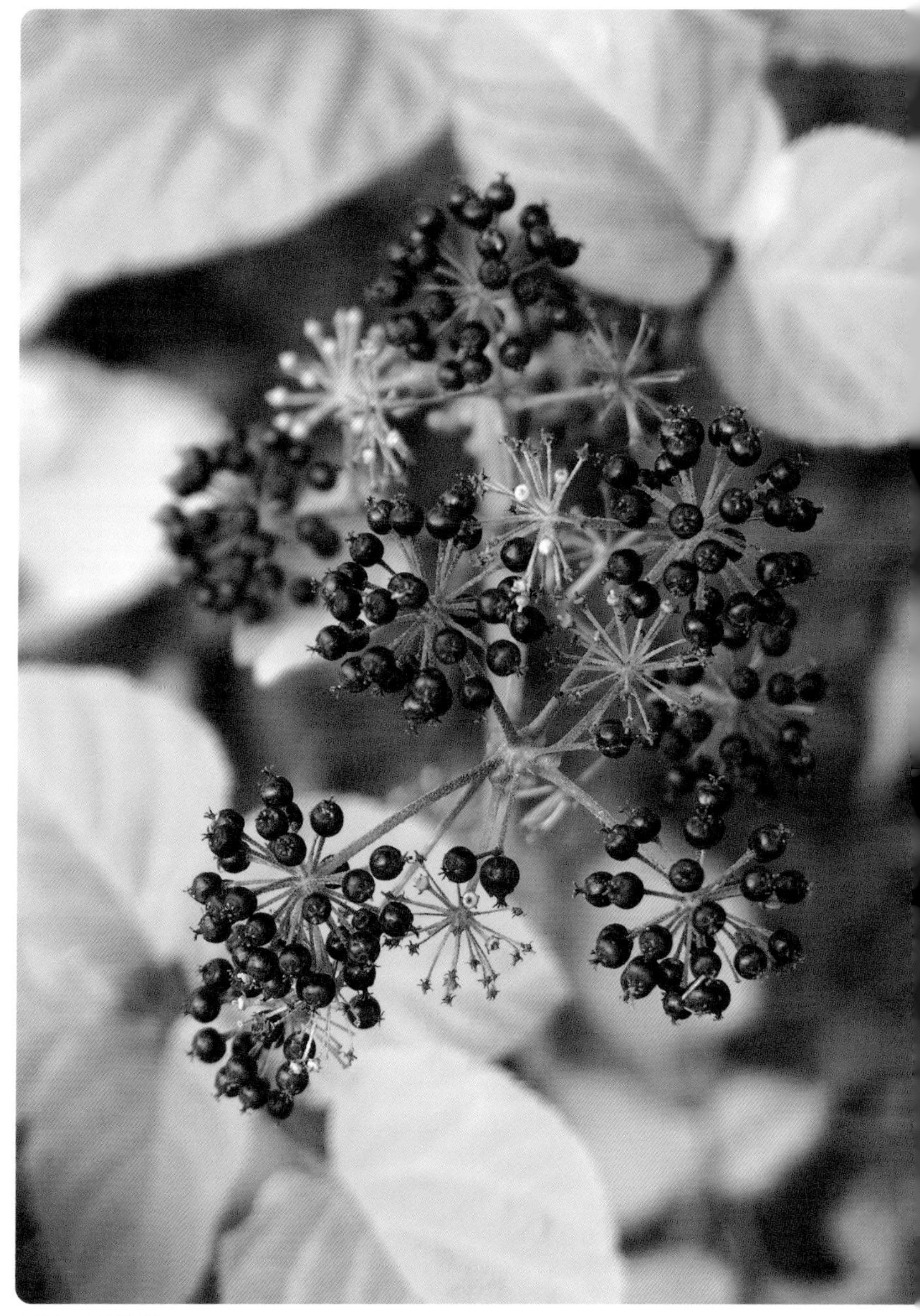

エゾウコギの果実

セリバオウレンの花▶

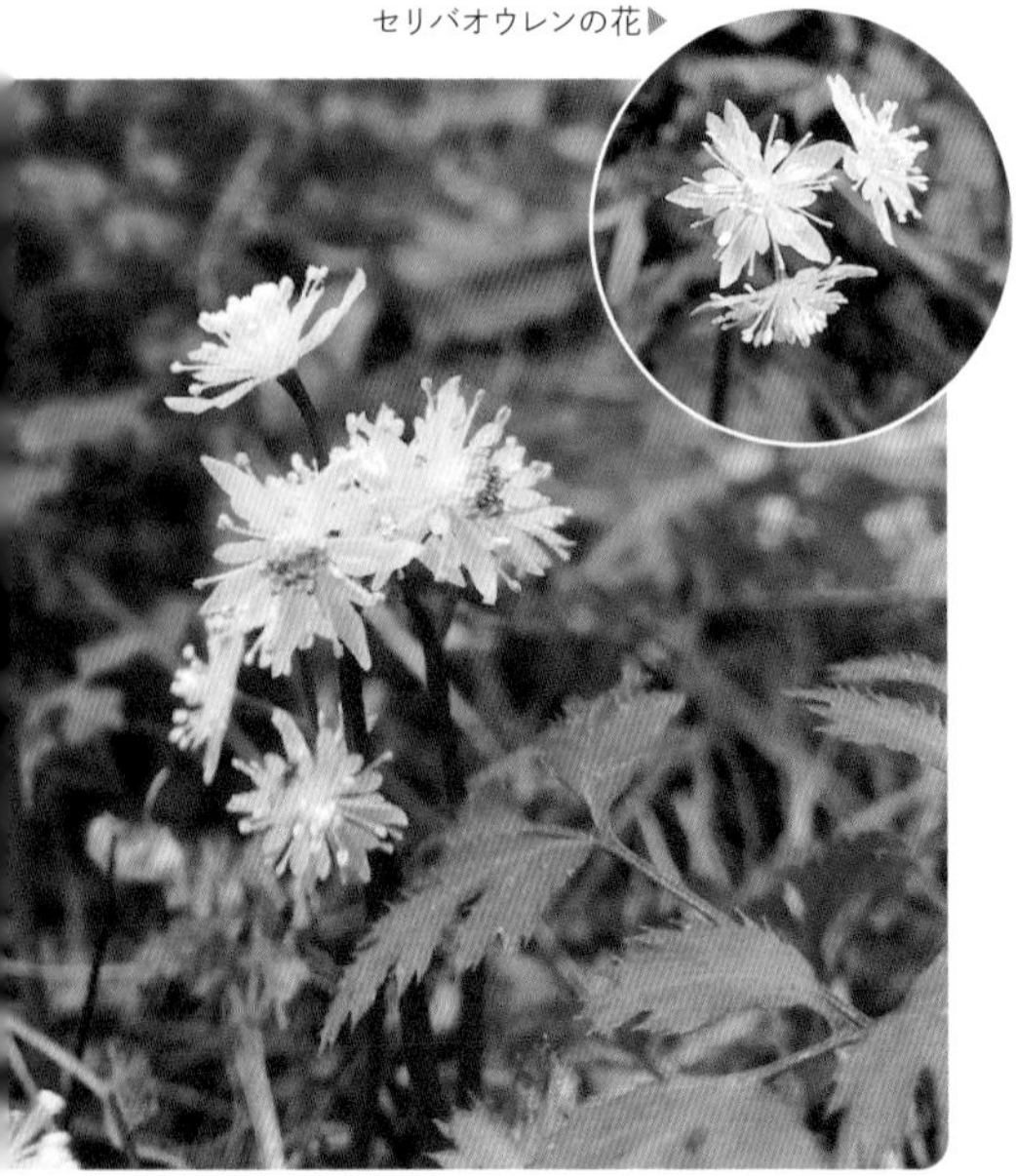

オウレンの花

春の訪れを告げる薬草 オウレン

「春の訪れを告げる薬草」といえば、このオウレンを置いて他にはないでしょう。まだ雪が残る早春に、白い小さな花が地面から顔を出します。

葉の形態でさらに細かく分けることが多く、日本海側に多く見られキクのような葉をつけるキクバオウレンや、太平洋側に多く見られセリのような葉をつけるセリバオウレンなどが知られています。

外側に大きな5枚の花弁様の萼片があり、その内側に10枚ほどの小さな花弁をつけます。雄花と両性花があり、それぞれ多数の雄しべがあるほか、両性花にはさらに10個ほどの雌しべ（心皮ともいいます）が花の中心にあり

科名
キンポウゲ科

生薬名
オウレン

利用する部位
根茎

薬効
健胃

成分名
ベルベリン（アルカロイド）

ます。このような、多数の心皮がそれぞれ独立して雌しべ群を構成していることを離生心皮といい、コブシ（30ページ）が属すモクレン科やキンポウゲ科などの原始的な被子植物に見られる特徴です。花が終わった後のオウレンの果実、つまり心皮が成長したものを観察すると、それぞれの心皮が独立していることがよくわかります。

次に、地面の下にご注目。根茎という根のような茎が地下を這っています。薬学ではこれを生薬オウレンといい、漢方では黄蓮解毒湯（おうれんげどくとう）、民間薬では陀羅尼助（だらにすけ）などに健胃整腸を目的として配合されます。

ここで着目すべきは、根茎を折ったときの断面です。黄色い色素のベルベリンを含有しているため、鮮やかな黄色が現れます。このベルベリンは、アルカロイドの一種で、最近では植物由来成分含有を謳った目薬にも含まれています。いずれも抗菌作用を期待して使われているようです。なお、この成分名は、イカリソウ（68ページ）で登場したメギ科メギ属の学名 *Berberis* に由来します。

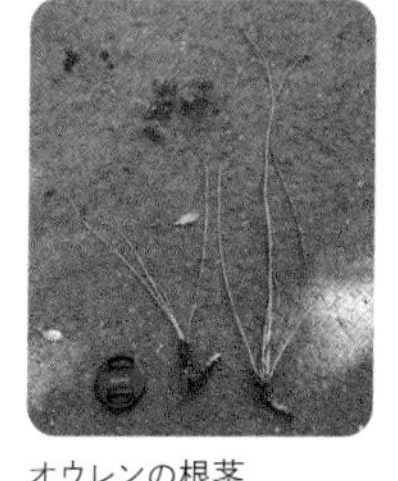
オウレンの根茎

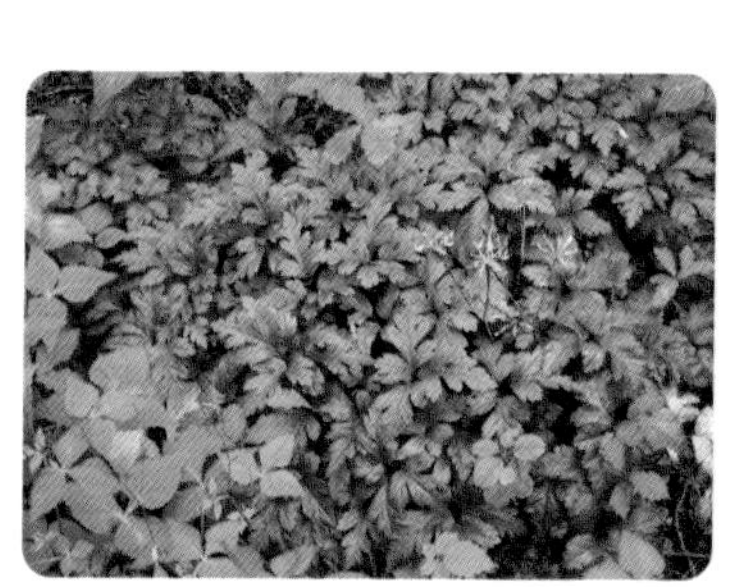
キクバオウレンの葉

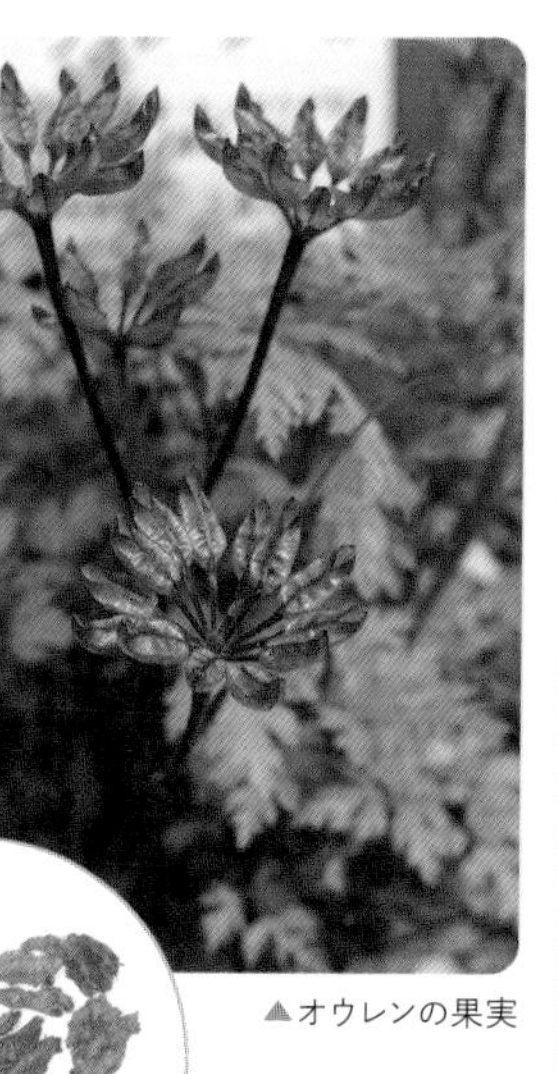
▲オウレンの果実

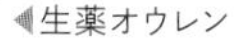
◀生薬オウレン

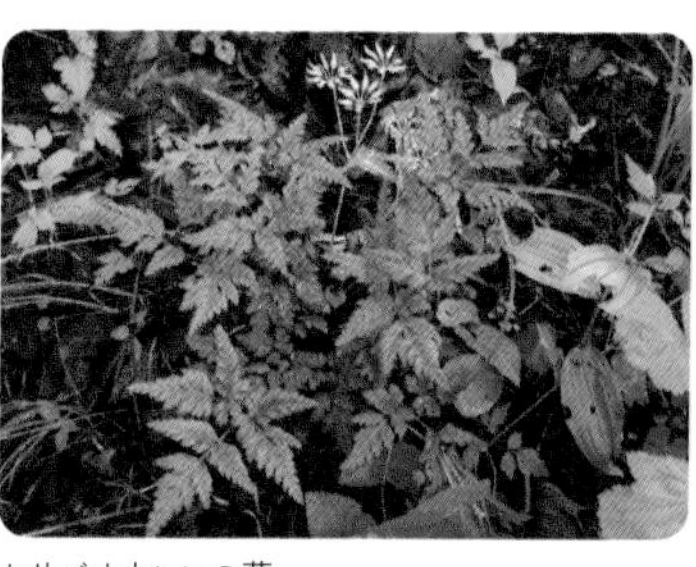
セリバオウレンの葉

葛籠の材料は漢方薬の原料

オオツヅラフジ

科名
ツヅラフジ科

生薬名
ボウイ

利用する部位
茎

薬効
鎮痛

成分名
シノメニン

オオツヅラフジは、日本の本州以南と台湾、中国に自生するつる植物です。山地の林内に自生していてあまり身近ではないかもしれませんが、同属異種のアオツヅラフジは都市部でも見かけます。和名は、後述するように葛籠（つづら）を編んだことと、マメ科のつる植物フジに似ていること、そしてアオツヅラフジよりも大きく頑丈であることからついたとされています。

これらツヅラフジ類の丈夫なつるを使って編んだ蓋つきの籠を葛籠といいます。漢字はマメ科のつる植物クズ（葛）と同じですが、こちらのつるも編んで籠にできます。ちなみに、葛籠を九十九と書くことがありますが、これは、オオツヅラフジのつるがくねくねと幾重にも曲がっていることに由来します。

薬学では、本種の茎および根茎を生薬ボウイといい、防已黄耆湯（ぼういおうぎとう）などの漢方処方に、鎮痛を目的として配合されます。

ミツバアケビのところ（50ページ）でも紹介しましたが、生薬ボウイも注意が必要な生薬です。たいへん厄介なことに、このボウイ（漢字で「防已」）という名前が、中国では「広防已」の名で、別のつる植物であるウマノスズクサ科植物につけられています。ウスバサイシンのところ（70ページ）で紹介したとおり、ウマノスズクサ科の植物は、葉や根などにアリストロキア酸という有毒物質を含んでいます。これが重大な腎機能障害（アリストロキア腎症）を引き起こしたとして、一時期、日本で問題になったことがあります。一般でも山菜と有毒植物を間違えた誤食があとを絶ちません。似て非なる植物を正しく見定める重要性がわかります。

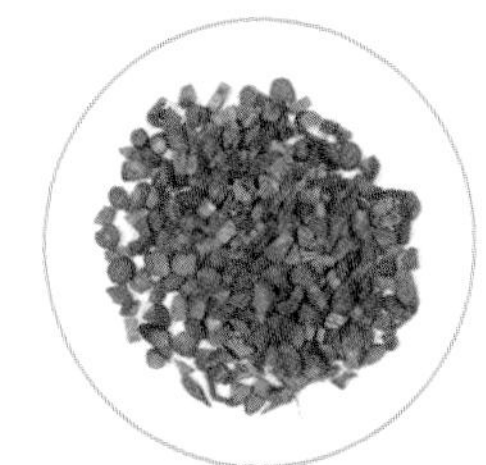

生薬ボウイ

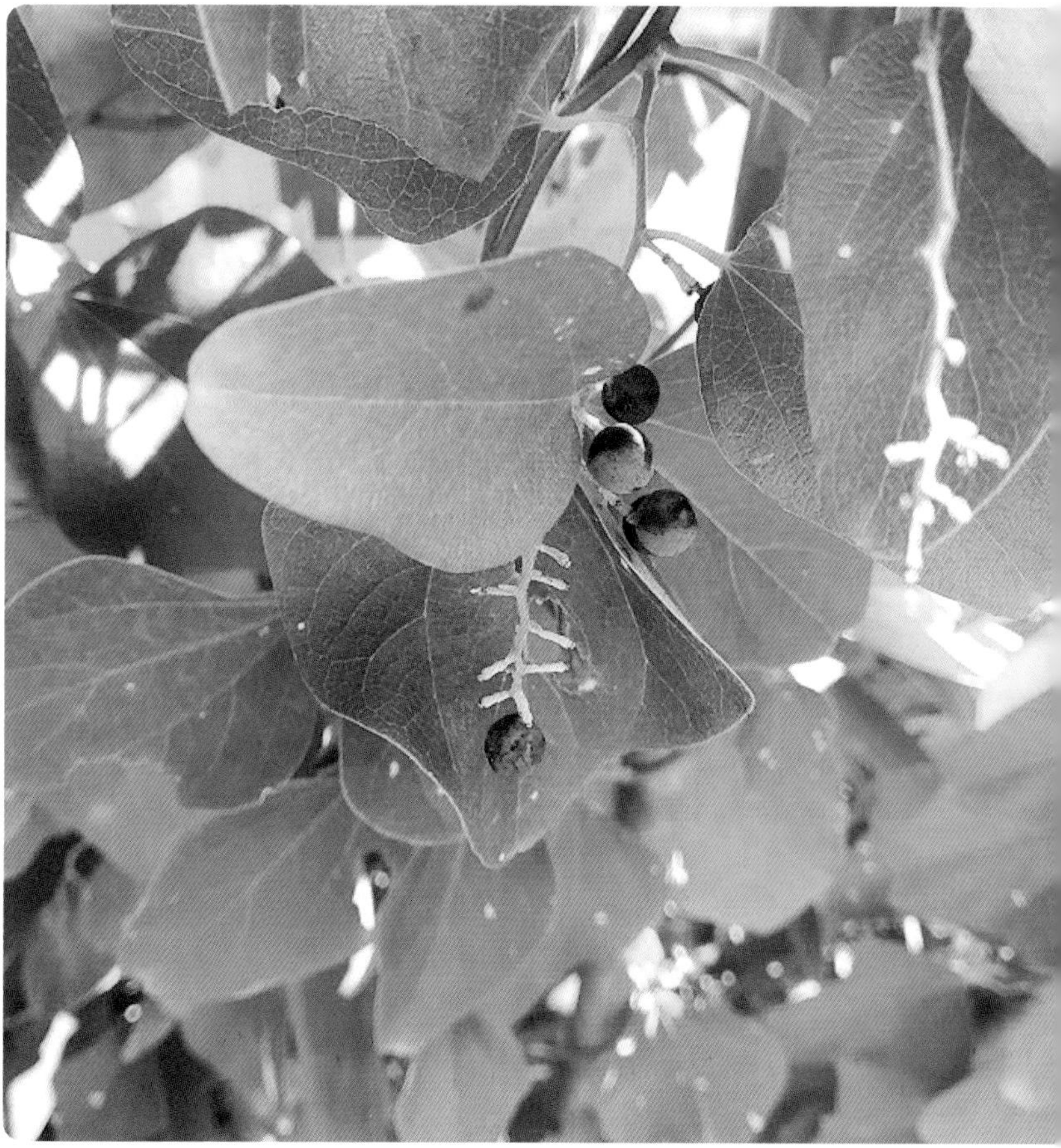

アオツヅラフジの果実

毒と薬は表裏一体

オクトリカブト

科名
キンポウゲ科

生薬名
ブシ・ウズ

利用する部位
塊根

薬効
強心

成分名
アコニチン（アルカロイド）

ドクウツギ科ドクウツギ、セリ科ドクゼリとともに、日本の三大毒草に数えられる、有名な野草がトリカブトです。花はたいへん特徴的で、その形態が、舞楽で奏者がかぶる冠「鳥兜」に似ていることからついた和名です。

一方で、花のない状態では他の野草とよく間違われます。特に山菜の王様ともいわれるキク科モミジガサとの採り間違いによる食中毒が毎年のように報道されています。

ひと口にトリカブトといっても、実際にはさまざまな種が知られています。特に毒性が強いとされているエゾトリカブトや、切花として栽培されているハナトリカブト、花の形が舞楽の奏者である伶人がかぶる冠に似ているレイジンソウなどがあります。

では、花を観察してみましょう。まず兜に見える部分は花弁ではなく萼片で、花粉を運ぶマルハナバチのために、下側の2枚の萼で着陸場所をつくり、その上の2枚の萼で左右に壁をつくって、一番上の兜型の萼の中にある蜜へと誘導します。そして、トリカブトの花にマルハナバチが頭を突っ込むと、ちょうどお腹の位置に雄しべや雌しべが配置されていて、別の花へと花粉が運ばれていきます。

さて、花にも葉にも茎にも毒のあるトリカブトですが、特に毒性が強いのが塊根です。北海道のアイヌ民族は、

◀生薬ブシ

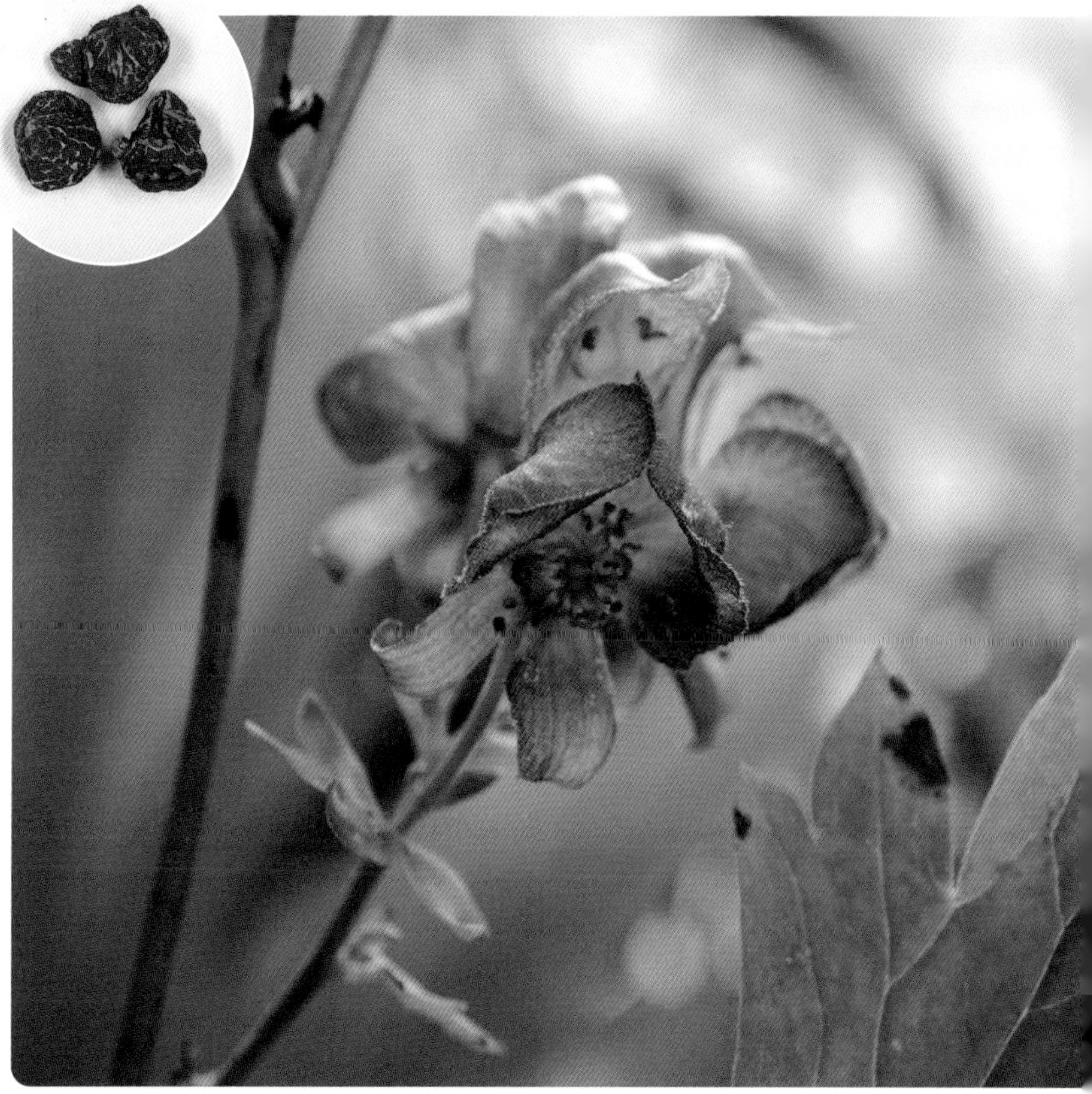

オクトリカブトの花

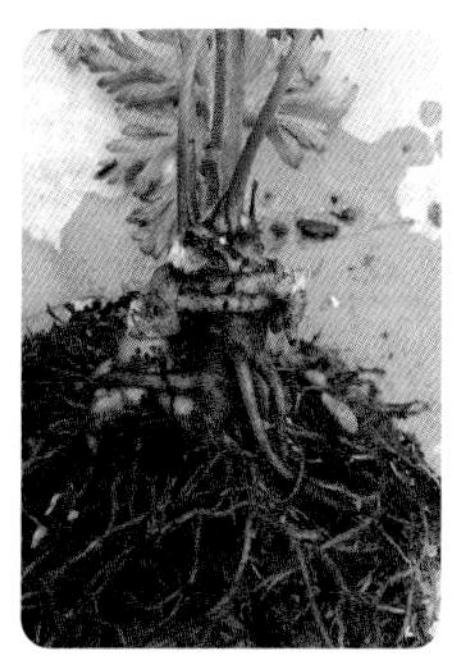

トリカブトの塊根

これを矢毒として、ヒグマを倒すのに使っていたそうで、その毒性は推して知るべしです。

薬学では、高圧下で蒸すなどの修治により毒性を弱めたオクトリカブトやハナトリカブトの塊根を生薬ブシといい、強心薬として用います。なお、トリカブトは、元になる株の塊根から、新たに小芋のような塊根をつけるので、前者（母根）を生薬ウズ、後者（子根）を生薬ブシとして区別することもあります。

オケラ

おけら参りとお屠蘇

京都八坂神社の神事である「おけら参り」で使われることで有名な薬草オケラ。邪気を払い健康を願って正月に飲む縁起物のお酒である屠蘇（とそ）の原料としても用いられるなど、古くから日本人の生活に密接にかかわってきた植物です。「山でうまいはオケラにトトキ（キキョウ科ツリガネニンジンのこと）」と謳われるなど、山菜としても知られています。和名の語源は不明ですが、少なくとも昆虫のオケラとは関係なさそうです。

◀生薬ソウジュツ

ホソバオケラ

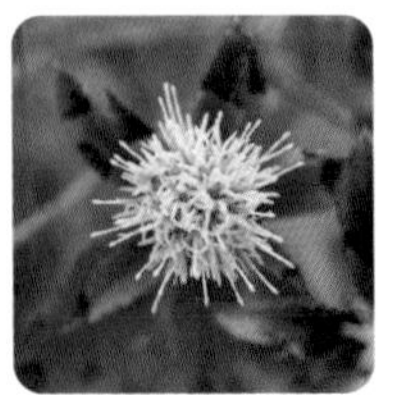

オケラの雄花

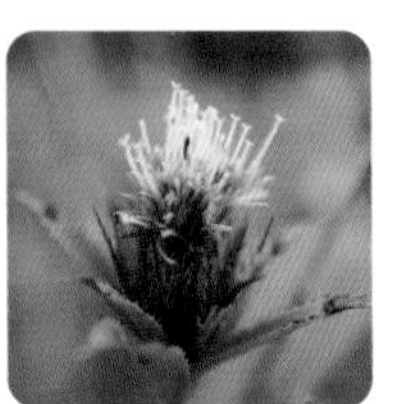

オケラの雌花。魚の骨みたいな苞葉が見える

科名
キク科

生薬名
ビャクジュツ

利用する部位
根茎

薬効
健胃、整腸

成分名
アトラクチロン

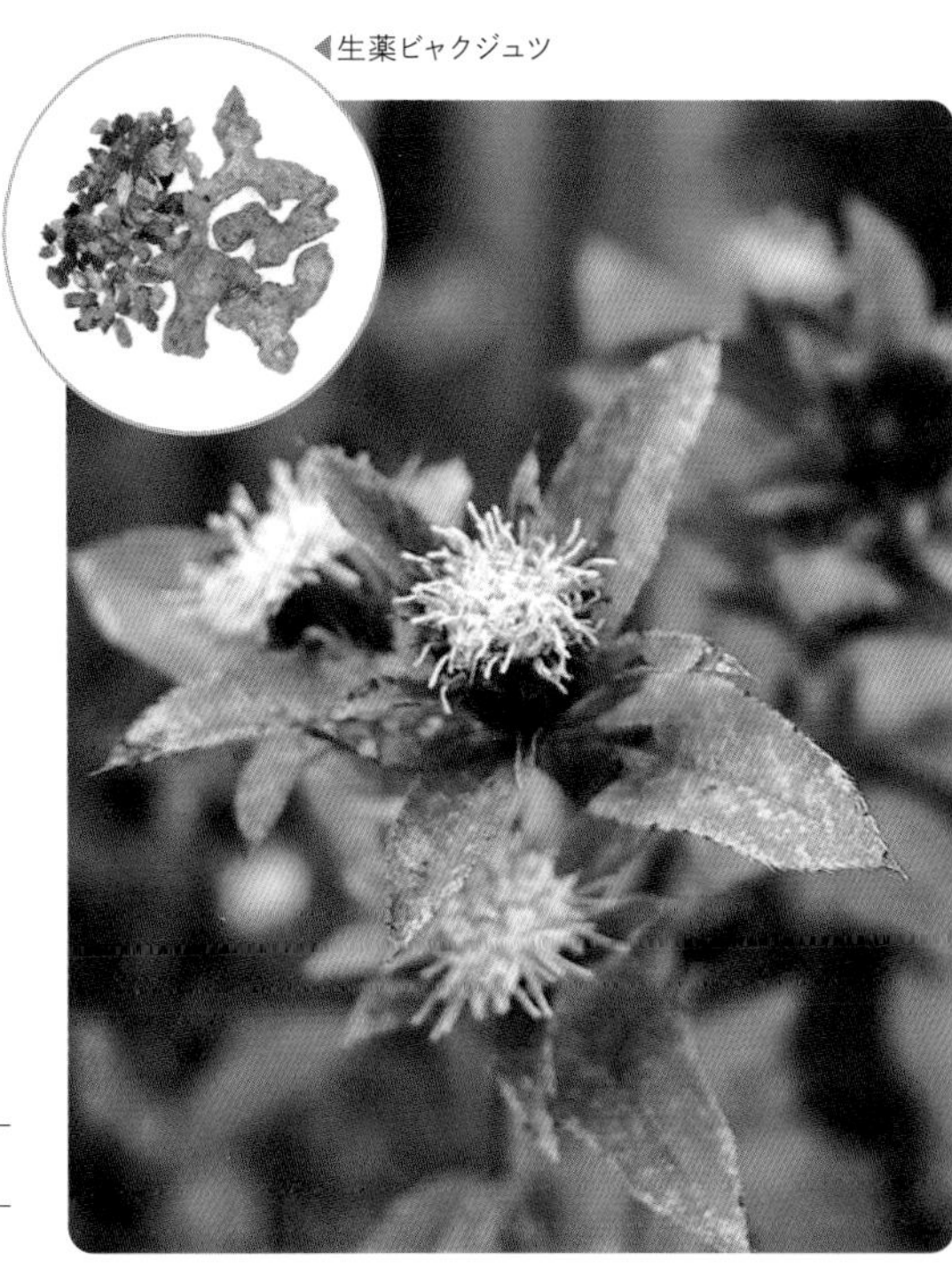
◀生薬ビャクジュツ
オケラ

このオケラの根茎を生薬ビャクジュツといい、健胃整腸薬として用います。また、中国原産の近縁種であるホソバオケラの根茎を生薬ソウジュツといい、こちらも健胃整腸薬で用います。名前が似ているために薬学生も混乱しがちなので、「オケラの花は白いので生薬ビャクジュツ」と教えるようにしています。もっとも、ホソバオケラの花も白いのですが……。

この生薬ビャクジュツと生薬ソウジュツは、生薬としての形状もそっくりで、含有成分も共通点が多いのですが、後者のほうがやや精油成分の含有量が多いため、表面にカビのようなものがよく見られます。日本薬局方でも、この成分を指標として両生薬の確認試験が定められています。

さて、オケラの花部分に着目してみましょう。秋になると、茎の先端に多数の白い花からなる花序をつけます。ひとつひとつの花をよく見ると、白い花弁の中に、先端が二つに分かれた柱頭、つまり雌しべの先端が伸びているのが見つかるかと思います。では、雄しべは？　じつは、雌しべの周りにある青紫色の筒状の部分が雄しべ（葯筒）です。

観察ポイントはもうひとつ。花序の周りをご覧ください。風変わりな葉っぱに囲まれていますね。これらを苞葉といいます。魚の骨みたいで、なんか面白いですね。

オニユリ

百合根は野菜か生薬か

「ユリ」と聞けば、「……歩く姿は百合の花」でおなじみの、ヤマユリのような花をイメージされるでしょうか。では「オニユリ」と聞いたら、どんな花をイメージしますか？　じつは植物の世界では、大きい花をつけるものに「オニ」とつけます。オニユリはその一例です。

オニユリは1〜2ｍにもなる大型草本で、赤から橙の花色に、褐色の斑点が目立つ大きな花をつけます。花は下向きに咲き、大きく反り返った花弁と、四方に飛び出た雄しべと雌しべが合わさって、たいへん存在感があります。

このオニユリの地下部には、葉に栄養がたまった繁殖

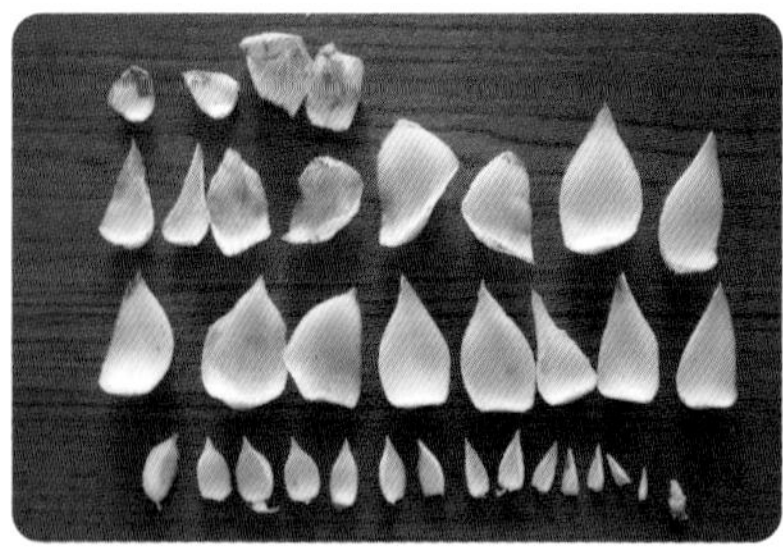
鱗片葉である百合根を分解したもの

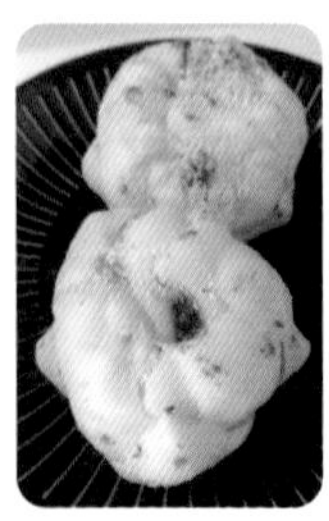
百合根

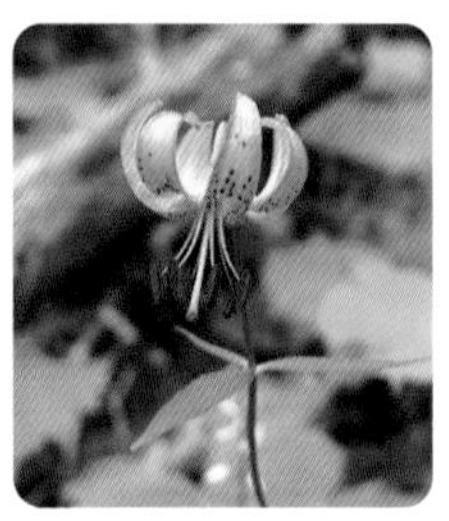
コオニユリの花

科名
ユリ科

生薬名
ビャクゴウ

利用する部位
鱗片葉

薬効
滋養強壮、鎮静、鎮咳

成分名
でんぷん

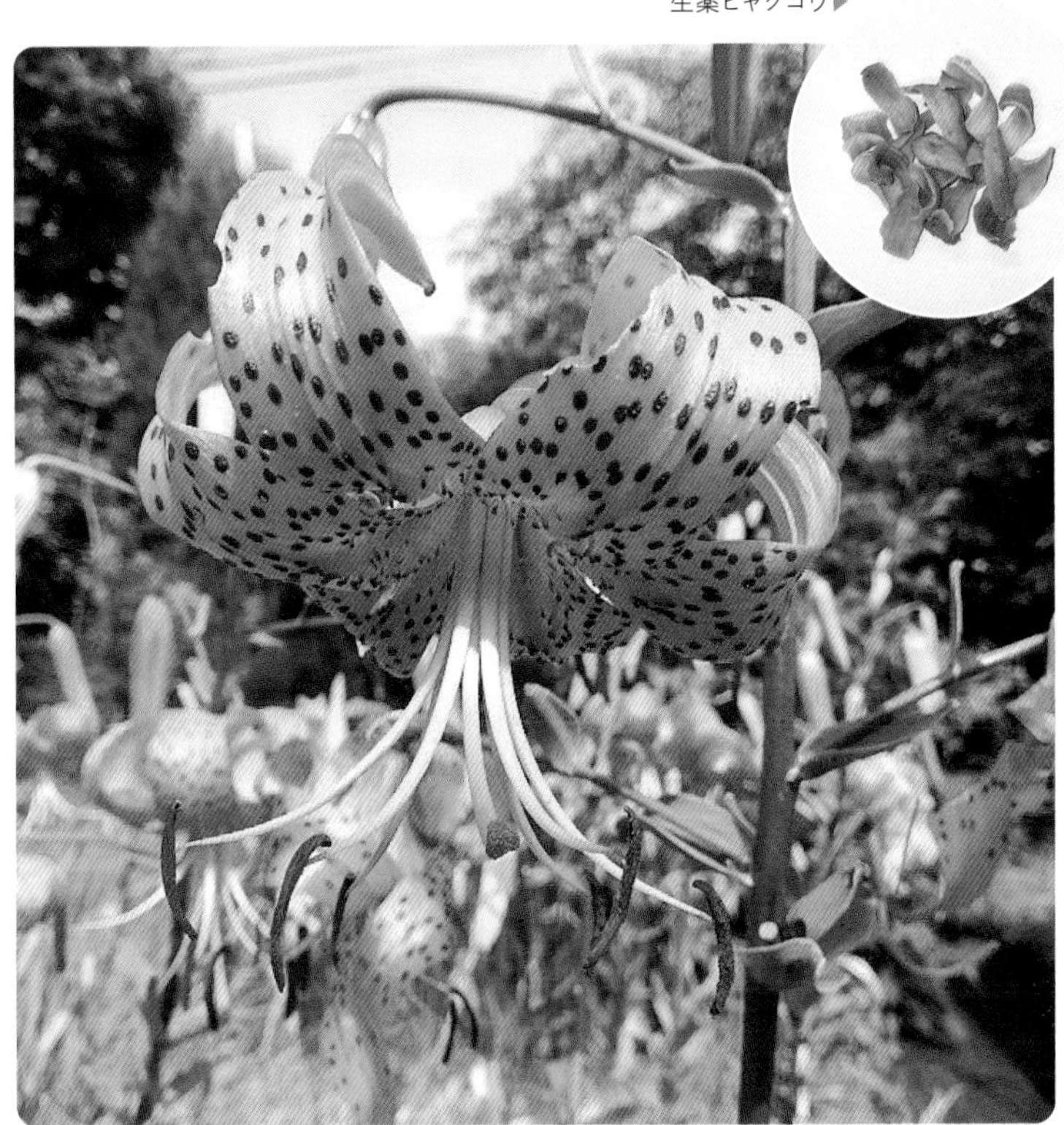

オニユリの花

器官である鱗片葉ができます。これを百合根といい、料亭などで食材として使われます。薬学では、これと同じ部位を生薬ビャクゴウといい、鎮静・鎮咳を目的として、漢方処方の辛夷清肺湯に配合されるほか、滋養強壮でも用います。同じ部位を食用でも薬用でも用いるのは、ヤマノイモ（144ページ）も同じです。

　なお、百合根はチューリップの球根と同様に、そのまま埋めておくと芽が出て花が咲きます。流通している百合根は、オニユリよりも植物体が少し小さい、コオニユリが多いそうです。また、オニユリは成長すると葉と茎の間の葉腋に黒いムカゴをつけますが、コオニユリはこれをつくりません。筆者が勤務する薬用植物園にはオニユリが植えてあるので、毎年ムカゴがこぼれて、翌年たくさんの子株が現れます。

木に絡みついてよじ登るつる植物

カギカズラ

水族館でウニを見るたびに、あのトゲトゲをもろともせず、初めて中身を食べた人はすごいなとよく思います。それと同じくらいすごいなと思うのが、植物のトゲのみを薬として使い始めた人です。正確にはかぎ状のトゲを伴った短い茎が薬用部位で、漢方の抑肝散(よくかんさん)で知られる生薬チョウトウコウがそれになります。基原植物カギカズラの和名も、このかぎ状のトゲ(=カギ)をもっているつる植物(=カズラ)という意味でしょう。

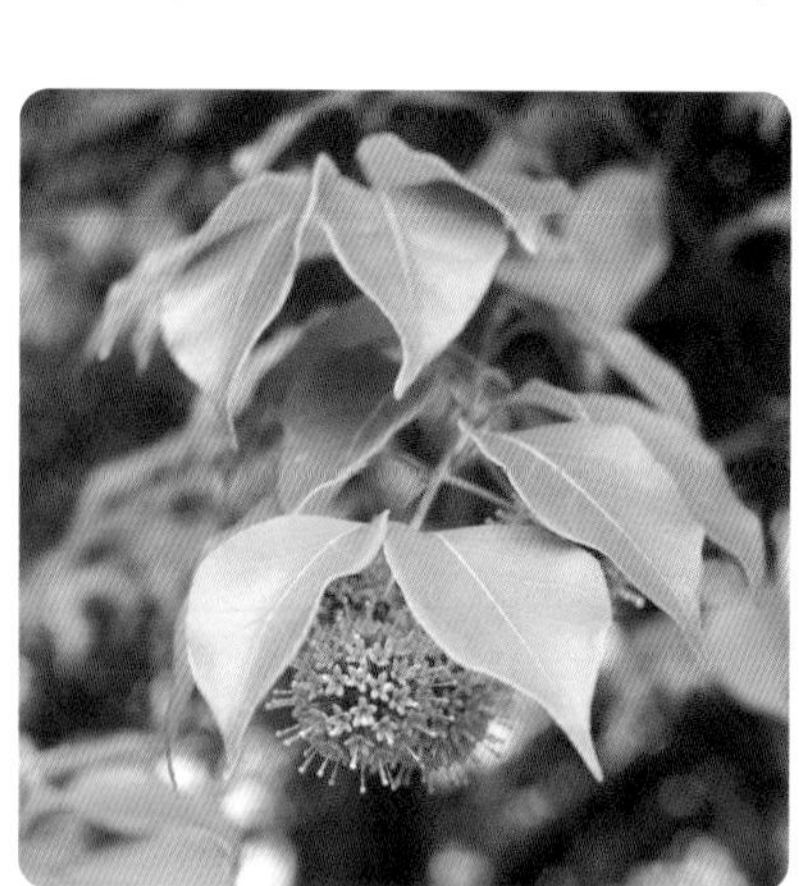

カギカズラの花序

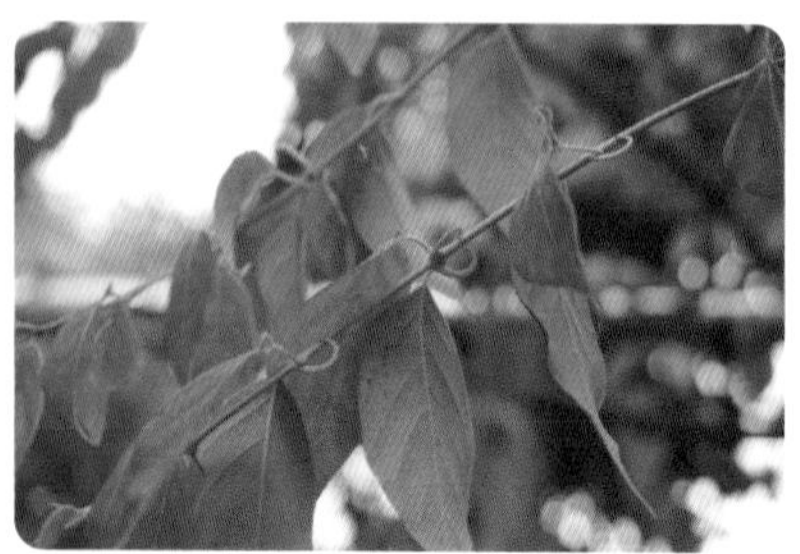

カギカズラのかぎ状のトゲ

科名
アカネ科

生薬名
チョウトウコウ

利用する部位
トゲ

薬効
鎮静

成分名
リンコフィリン(アルカロイド)

カギカズラ

◀生薬チョウトウコウ

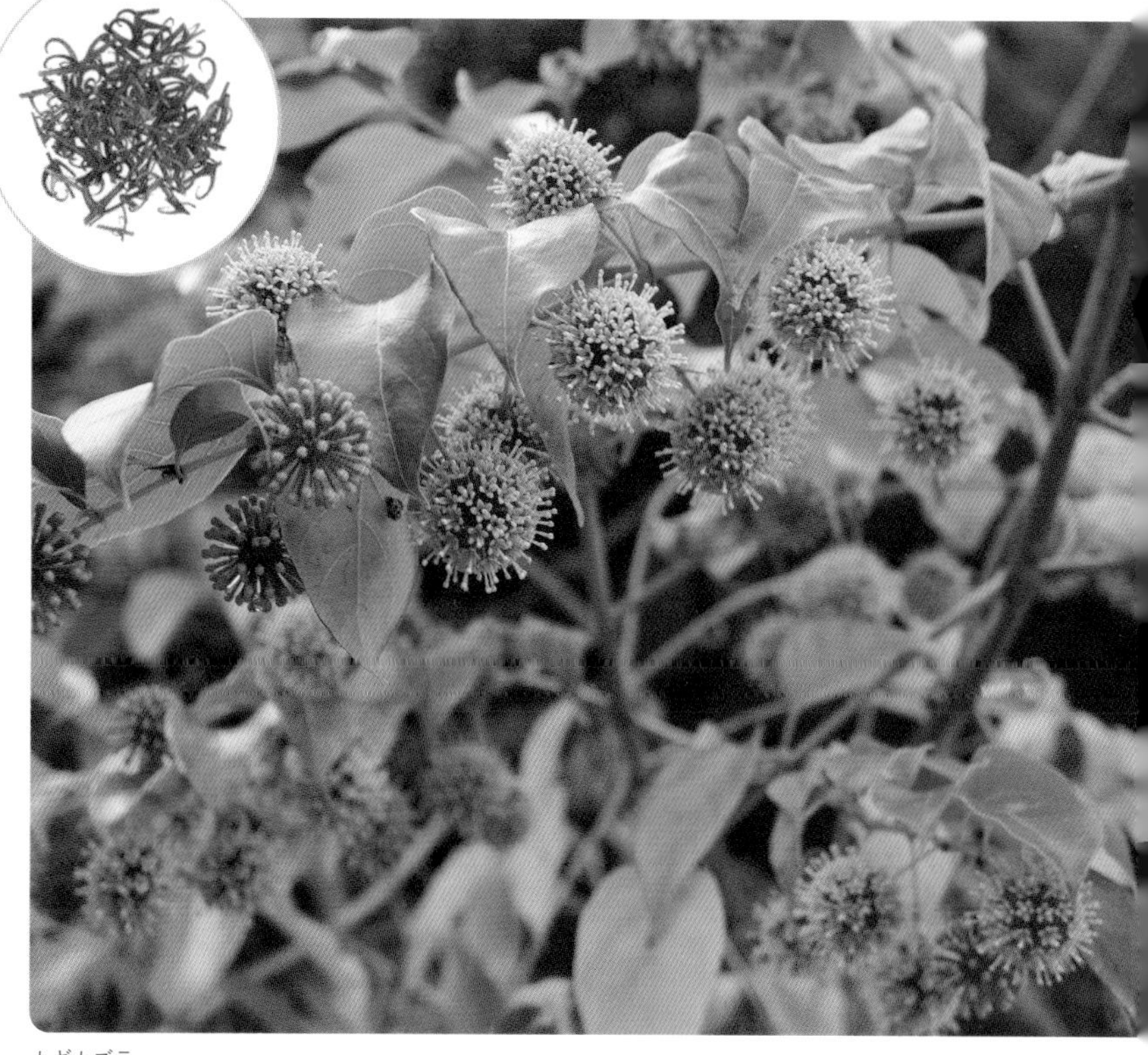

カギカズラ

このかぎ状のトゲは、植物学的には枝が変形したものとされており、似たような器官に、サルトリイバラ科サルトリイバラ（32ページ）のトゲがあります。このかぎ状のトゲは、よく見ると面白い構造をしていて、かぎ状のトゲが節ごとに1つの箇所と2つの箇所が交互に配置されています。カギカズラのようなつる植物は、木に絡みついて樹冠まで登っていき、葉に太陽を当てて光合成をする生存戦略をとっています。この一風変わったかぎ状のトゲの配置も、進化の賜物として獲得した、相手に絡みつきやすくする構造なのでしょう。

初夏に咲く、丸っとした花も見どころです。正確には多数の花が集まった花序で、ひとつひとつの花から雌しべがぴょんぴょん飛び出ているさまは、なかなか愛らしいです。

足の裏のにおいでリラックス?

カノコソウ

カノコソウは、オミナエシ科の多年草です。秋に咲くオミナエシに対して、春に花を咲かせるため、ハルオミナエシの別名もあります。和名は、白い花が多数集まってできた花序が、染めの技法「鹿の子絞」に似ていることにちなんでつけられました。学名*Valeriana fauriei*の種小名は、フランス人宣教師で日本の植物標本採集家でもあったフォーリー神父が、カノコソウの発見に貢献したとして献名されました。

薬学では、カノコソウの根および根茎を生薬カノコソウといい、鎮静薬として用います。吉草根とも呼ばれ、精油を多く含み、「足の裏のにおい」や「トイレのにおい」と称される特異なにおいがあります。なお、西洋では近縁種のセイヨウカノコソウが、学名のカタカナ読みでバレリアンとして不眠症などに用いられます。

セイヨウカノコソウの花序

科名
オミナエシ科

生薬名
カノコソウ

利用する部位
根及び根茎

薬効
鎮静

成分名
ボルニルイソバレレート

◀生薬カノコソウ

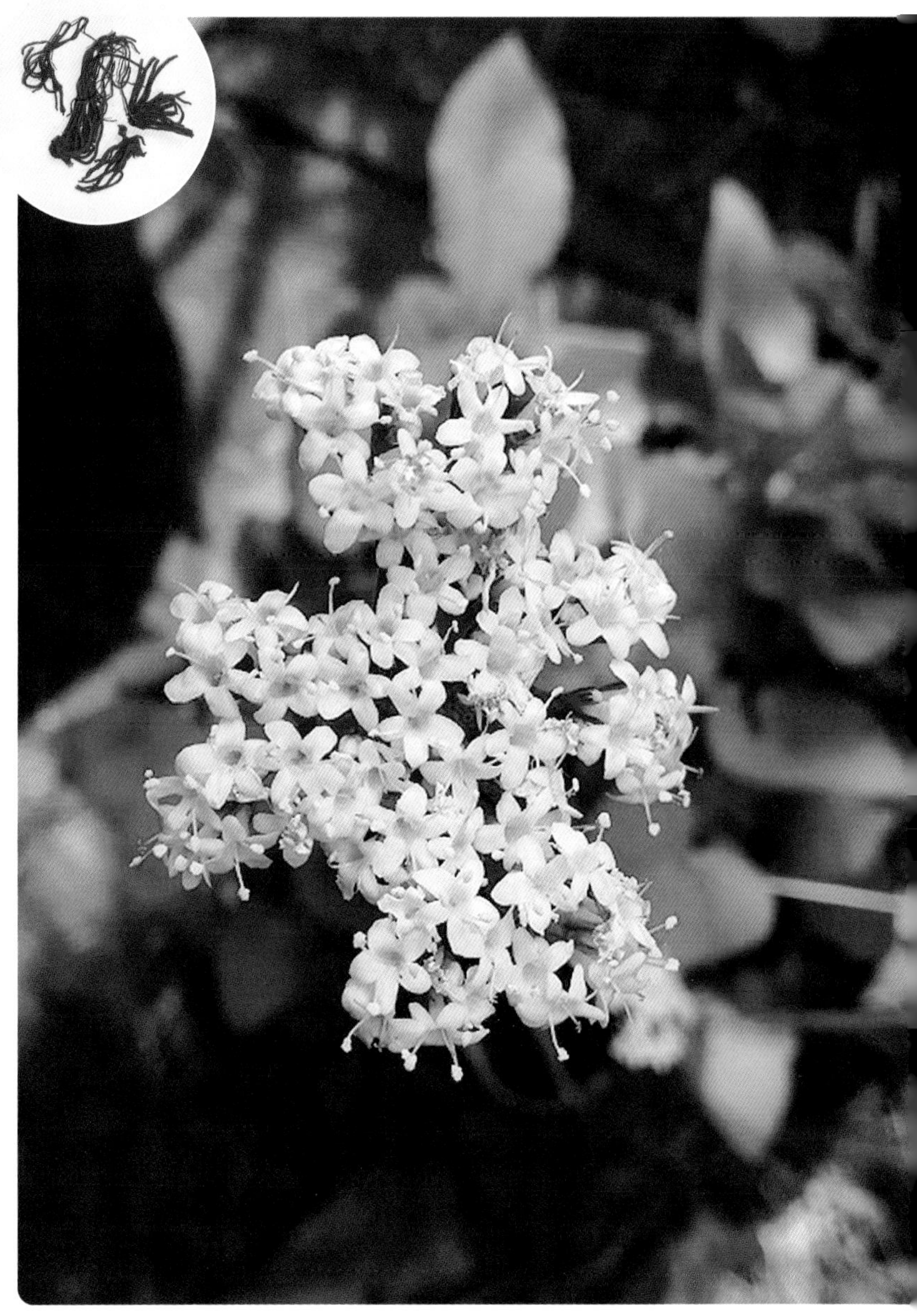

セイヨウカノコソウの花序

地味な植物の学名は、じつは身近なラテン語だった!?

カワラヨモギ

科名
キク科

生薬名
インチンコウ

利用する部位
頭花

薬効
利胆

成分名
カピラリシン

本州以南の河川中流域の河原や砂浜、海岸に自生している多年草で、草本ですが、茎の下部は木質化します。和名は文字通り、河原に見られるヨモギが由来です。自生地ではときに、ハマウツボ科の草本ハマウツボが本種の根に寄生しています。

観察ポイントは、ひとつの個体につける2種類の葉です。花をつけない短茎には、ロゼット状で葉柄がある葉をつけます。一方、花（花序）をつける長茎には、葉柄のない糸状の葉をつけます。葉をちぎると独特の香りがありますが、近縁種のヨモギと比べると劣ります。

カワラヨモギの学名*Artemisia capillaris*の種小名は、ラテン語で髪のように細いことを意味し、春に出る若芽にある細毛を指しています。また、これに関連する英単語のcapillaryは、化学実験や分子遺伝学実験で使うキャピラリーという細い管の器具や、毛細血管、毛細管現象（capillary action）など、さまざまな場面で耳にします。

薬学では、カワラヨモギの頭花を生薬インチンコウといい、利胆薬として用います。地味な見た目で薬学生からはあまり人気がありませんが、薬剤師国家試験にも出題される重要な生薬です。近年は、消炎効果や抗菌効果が期待できるとして、カワラヨモギ花エキスの名でシャンプーや化粧水にも配合されています。

◀生薬インチンコウ

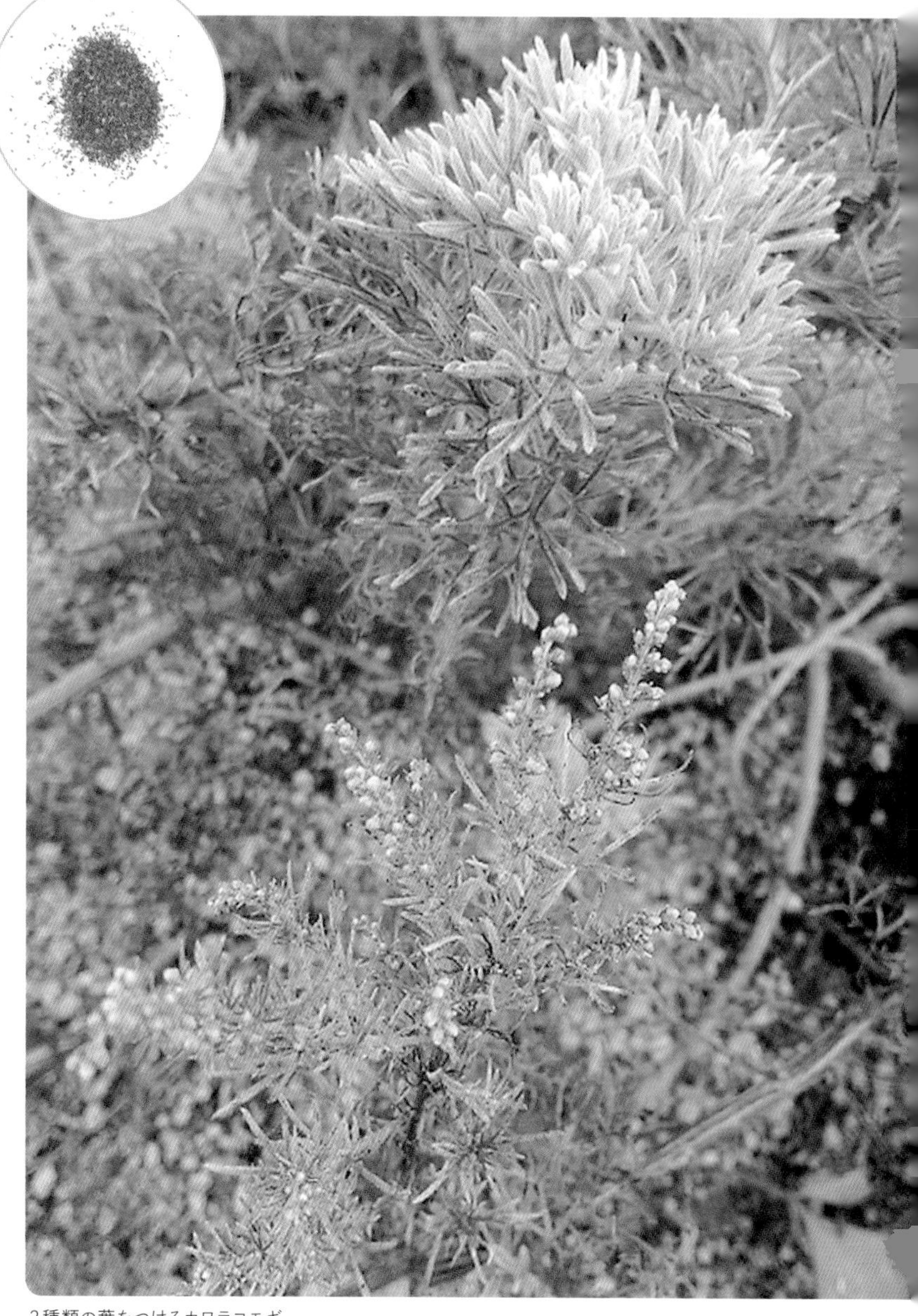

2種類の葉をつけるカワラヨモギ

ベビーパウダーの原料
キカラスウリ

日本に自生するウリ科の植物で、同じく日本に自生するカラスウリの同属異種にあたります。これら2種は、いずれもハート型の葉をつけ、夏の夜によく似た白いレース状の花を咲かせるなど、姿かたちがよく似ていますが、カラスウリのハート型の葉の表面は毛に覆われ、さわるとふわふわしているので区別できます。また、秋に見られるウリ様の果実は、カラスウリが朱色に対してキカラスウリは文字通り黄色なので、この時期に見れば間違えることはないでしょう。

本種の根を、生薬カロコンといい、鎮咳去痰などに用います。昔は、本種の根から天花粉（天爪粉）をとって

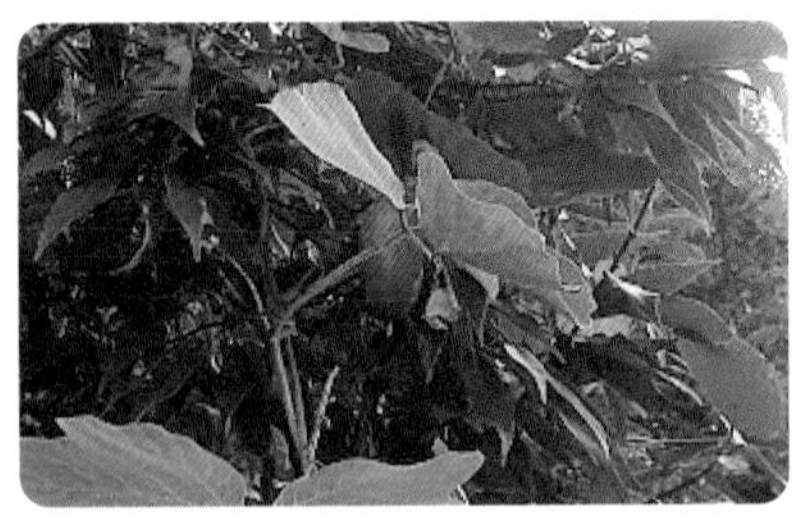

カラスウリの朱色の果実（滋賀）

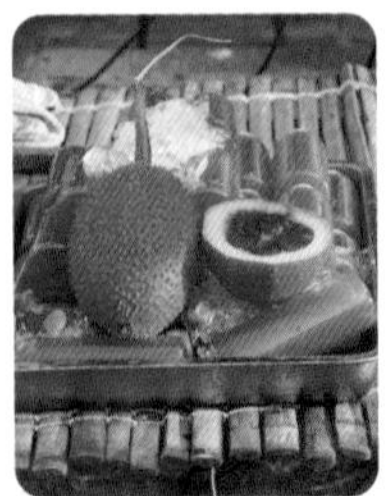

タイで売られていた
ナンバンカラスウリ

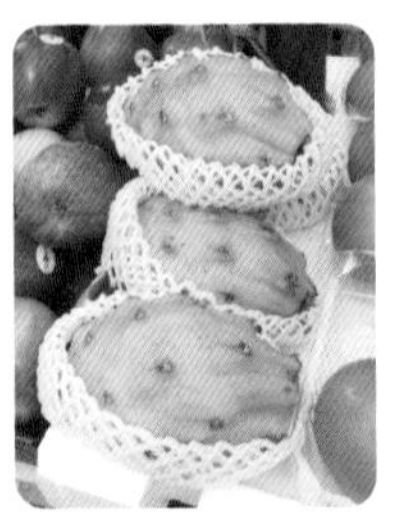

香港で売られていた
キワノ

科名
ウリ科

生薬名
カロコン

利用する部位
根

薬効
鎮咳、去痰

成分名
ククルビタシン

いたようです。残念ながら現在では、コーンスターチを用いた、より安価な商品が主流です。

最近では、北アメリカ原産のキワノが熱帯フルーツとして流通しています。

中国原産のナンバンカラスウリは、ガックともいい、東南アジアなどではジュースなどに使用されます。

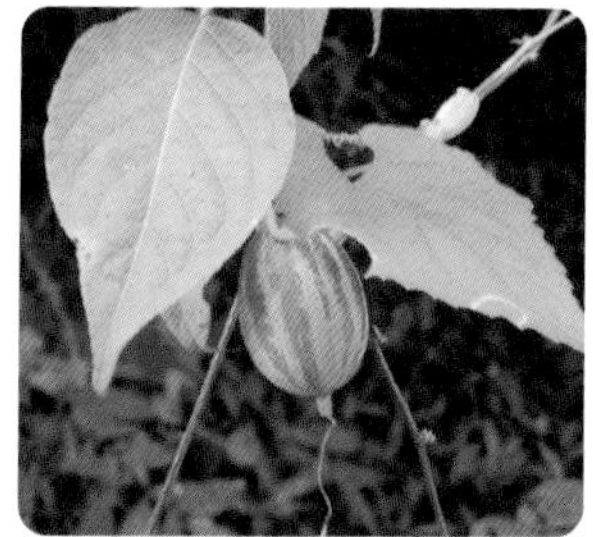
カラスウリの未熟果実（阿蘇）

◀生薬カロコン

▲キカラスウリの果実（滋賀）

キハダの果実（奈良）

キハダ

マグロも薬樹も、肌は黄色い

科名
ミカン科

生薬名
オウバク

利用する部位
樹皮

薬効
健胃整腸

成分名
ベルベリン（アルカロイド）

キハダと聞くと、マグロをイメージする方が多いかもしれませんが、植物の名前です。ミカン科の落葉高木で、幹や枝を剥ぐと、文字通りの鮮やかな黄色の肌（樹皮）が顔を出します。

薬学では、この樹皮を生薬オウバクといい、苦味健胃整腸薬として用います。主要成分は、オウレン（78ページ）でも紹介した、アルカロイドの一種ベルベリンで、抗菌作用が知られています。たいへんに苦い生薬で、味見をすれば誰でも、かの名言、「良薬口に苦し」を思い出すでしょう。また、草木染の材料としても有名です。

樹皮が黄色い生薬は他にないので一目瞭然と思いきや、生薬を粉末状にした粉末生薬では、ウコン（160ページ）やオウレンとの区別に難あり。化学実験が不要の簡単な確認試験を紹介しましょう。

まず、ウコン、オウバク、オウレンを粉末状にして、水を加えてふり混ぜます。しばらくして、ネバッとしてきたものがあれば、それがオウバクです。3つの生薬のうち、オウバクのみ粘液細胞が含まれています。胃薬の陀羅尼助（だらにすけ）などの丸薬に配合されているのも、この性質を応用したのでしょうか。

キハダは雌雄異株で、雌木には果実が実ります。北海道のアイヌ民族は、この果実を採取して、薬用に用いていたそうです。現在では、新しい和スパイスとして注目されています。

キハダコーラ

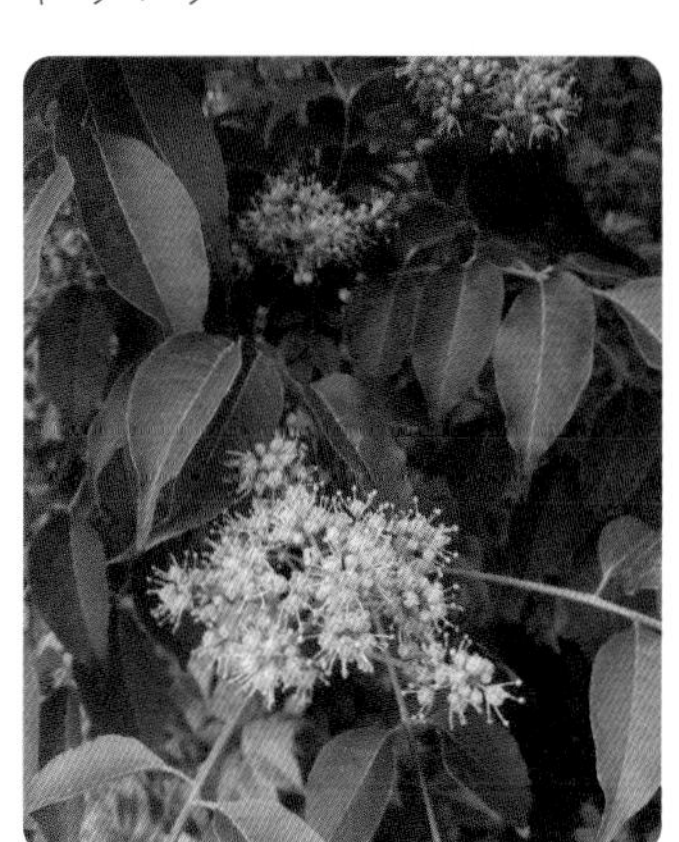
キハダの花

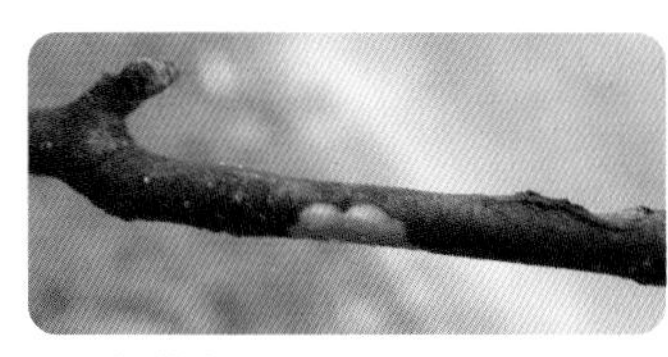
キハダの樹皮

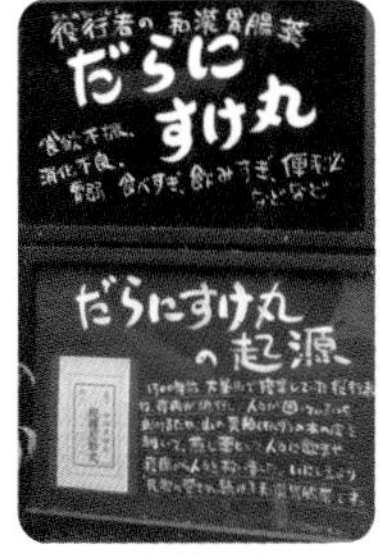

◀奈良で見つけた陀羅尼助の看板

クララが立った!?

クララ

科名
マメ科

生薬名
クジン

利用する部位
根

薬効
健胃

成分名
マトリン（アルカロイド）

「クララが立った！」で有名なクララではなく、クララという植物の話です。同じくマメ科で薬用にも用いられる中国原産の木本エンジュに近縁で、草本であるとして別名クサエンジュともいいますが、DNAを用いた分子系統解析の結果、エンジュとは別属となっています。マメ科に特徴的な蝶形花をつけ、その花色が黄色いことから、黄色を意味するラテン語が学名*Sophora flavescens*の種小名についています。果実も、マメ科に特有の豆果をつけ、くびれごとに種子がひとつ入っています。

　このクララには、まさに名は体を表す特徴があります。なんでも、根をかじるとクラクラするほど苦い、が転じてクララという名前となったそうです。この苦い根を、薬学では生薬クジンといい、健胃に用います。

　全草に毒をもっていることから、古くは蛆（うじ）殺しとして利用されていたそうです。中国大陸と日本に分布し、草原などで生育していますが、草原環境が変わった現在では、絶滅危惧種に指定されるほど、国内の野生の個体数が減少しています。

　と、話がここで終わらないのが自然界の複雑なところ。本州と九州の一部にわずかに生息するオオルリシジミという蝶がいます。長野県では天然記念物にも指定されている絶滅危惧種なのですが、それもそのはず、この幼虫

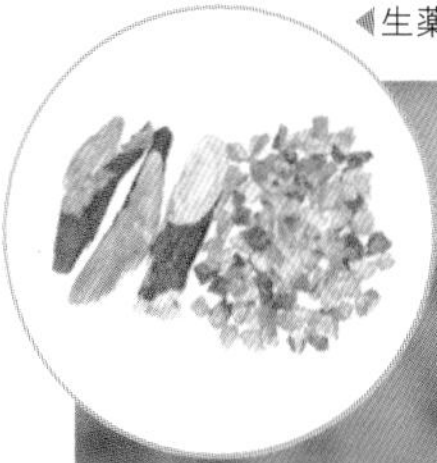

◀生薬クジン

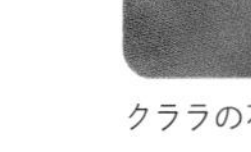
クララの花

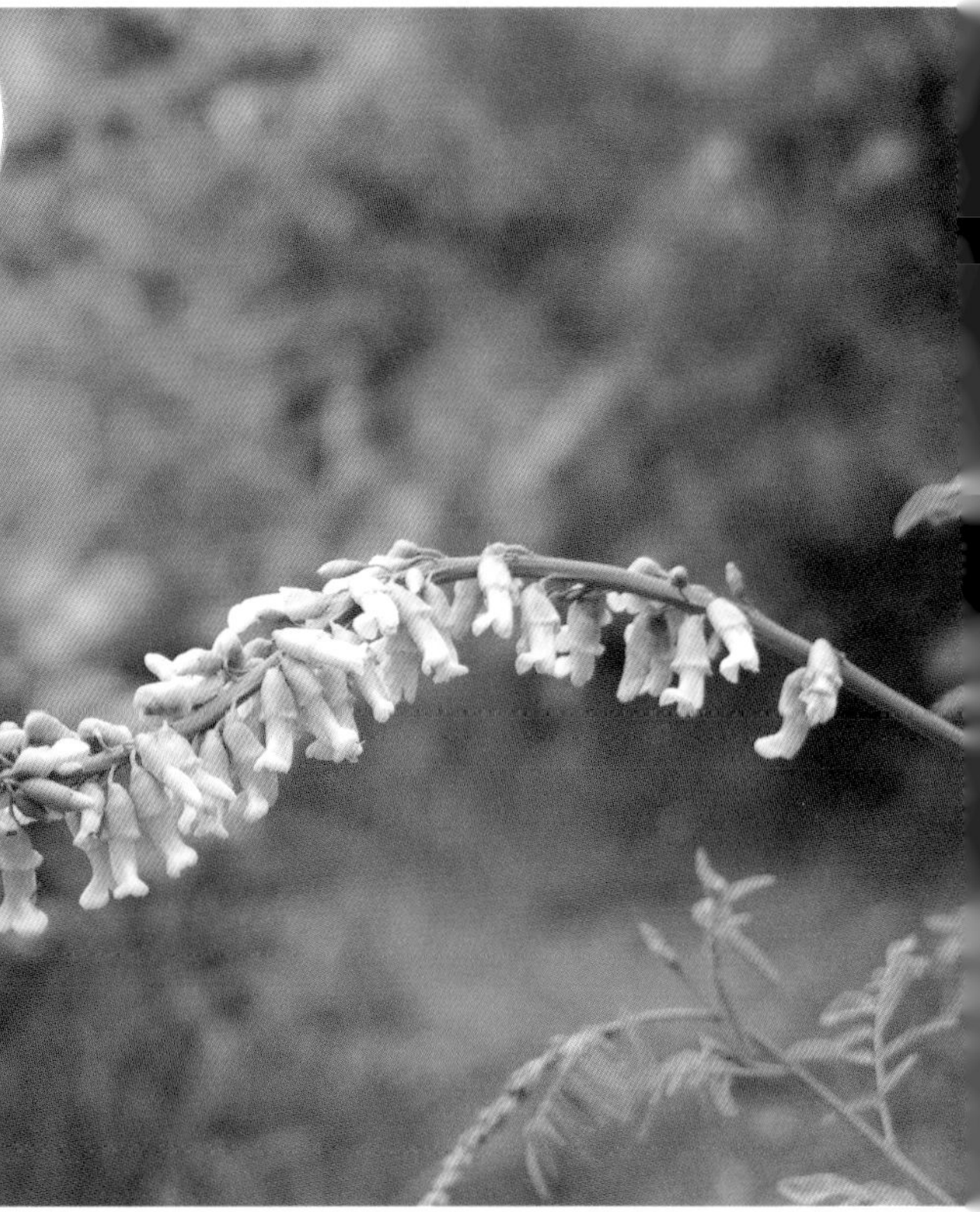

はクララのみを食草としているそうです。植物が減れば昆虫などの動物も減るのは当然のことで、自然の成り行きなのかなと思います。市民レベルのクララ及びオオルリシジミの保護活動が身を結ぶことを願っています。

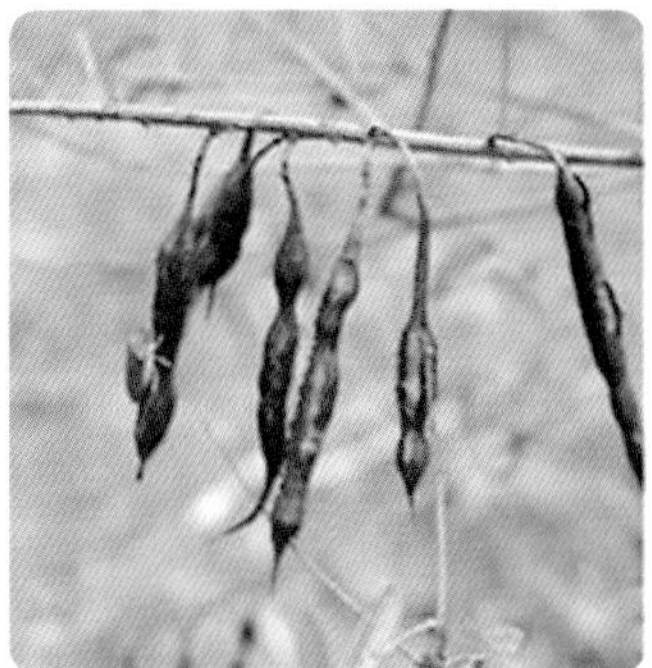
クララの果実

高級爪楊枝の原料

クロモジ

科名
クスノキ科

生薬名
ウショウ

利用する部位
幹と枝

薬効
健胃

成分名
リナロール（精油）

中学生時代、文化祭で茶道部の催しに参加して、お茶を嗜んだことがあります。もちろんお目当ては、凛（りん）とした佇まいの、どこか華やかな女子学生。SDGsでジェンダーレスが叫ばれる現在では、男子部員も増えているかもしれません。

さて、そのときに爪楊枝があったかどうかは定かではないのですが、このようなお茶の席では、クロモジという木の枝からつくられた楊枝が使われます。和名は、樹皮に黒い斑点があるので黒文字だそうです。シナモンファミリーと称されるクスノキ科に属するため、葉や枝を折るとよい香りがします。この香りに加え、折れにくいことが、楊枝の素材に使われるようになった理由と思われます。最近では、日本古来の香木として再評価され、クロモジ油が採られたり、リキュールの香りづけに使われたりしています。

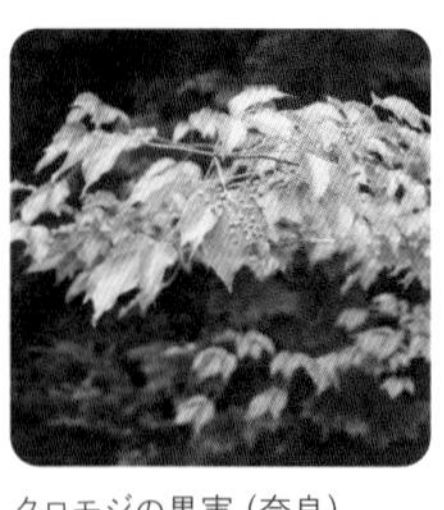

クロモジの果実（奈良）

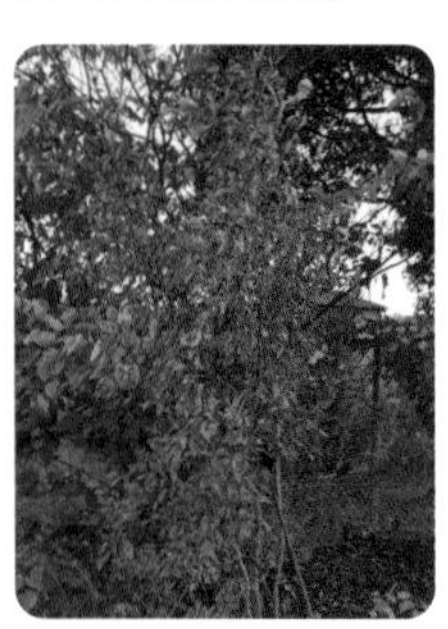

ヤマコウバシ

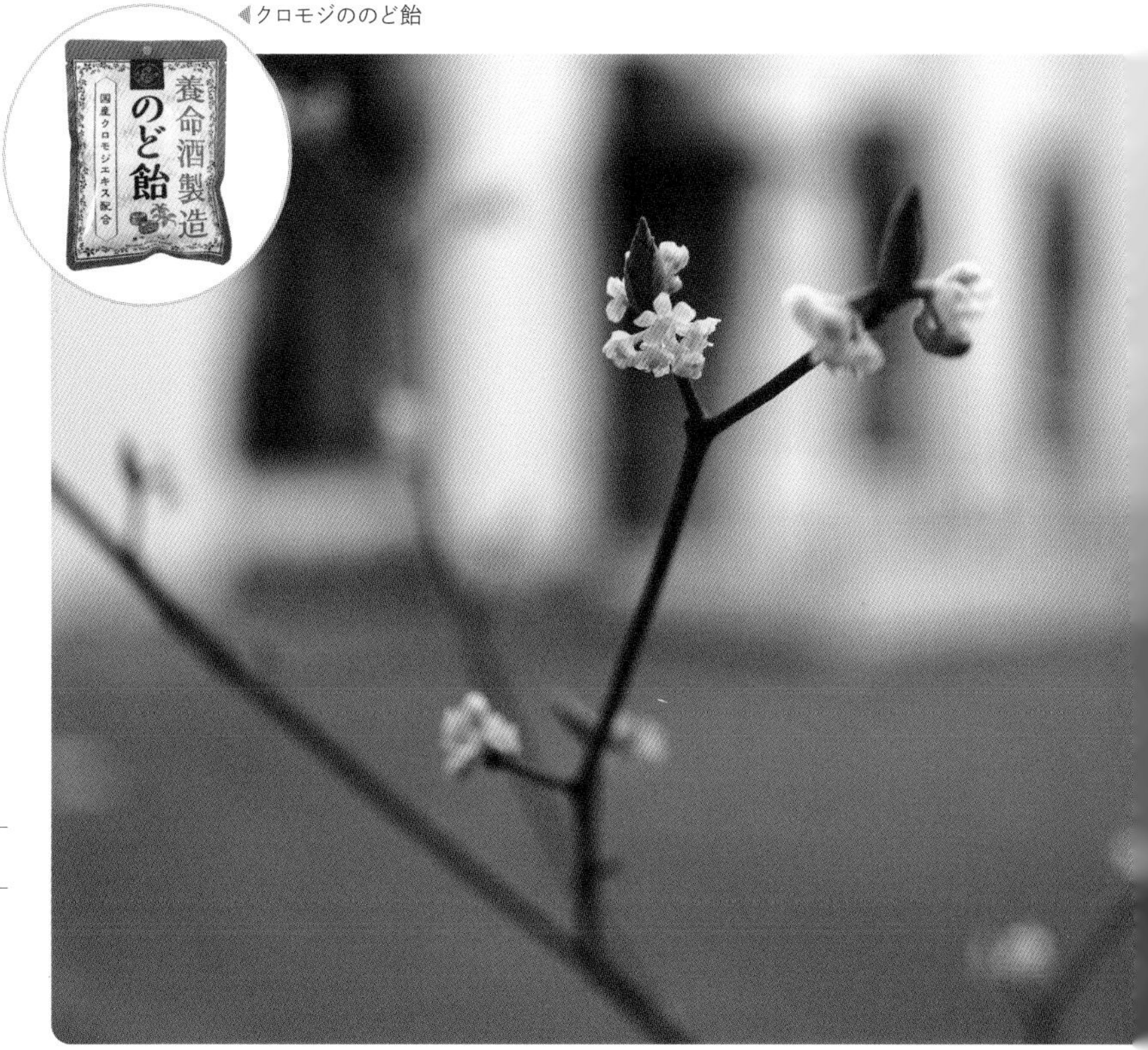

◀クロモジののど飴

クロモジの花序

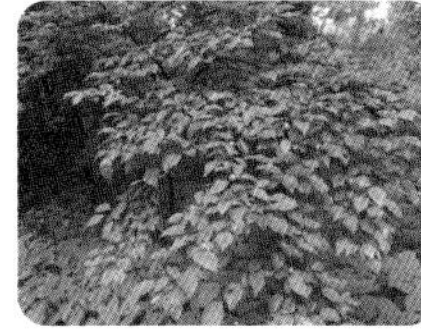
アブラチャン（日光）

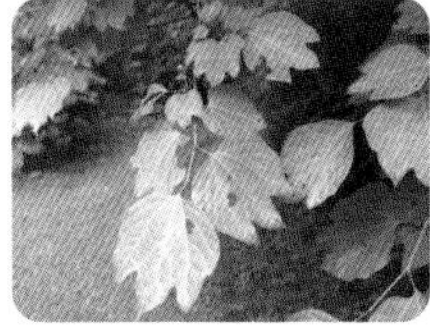
ダンコウバイ（日光）

薬学では、クロモジの幹や枝を生薬ウショウといい、主に民間で、健胃に用います。現在では、和ハーブのひとつとして、クロモジエキス配合の飴なども知られています。

植物学的には、後述するテンダイウヤク（196ページ）や、葉の形が面白いダンコウバイ、名前がユニークなアブラチャン、冬でも葉が落ちないので合格祈願に使われるヤマコウバシなどの近縁種です。地味な花ですが、花の少ない早春に咲くので、庭木としても重宝します。

ケンポナシ

ケンポナシはどんな梨？

独特のシャリシャリ感で人気の果物・梨。正確にはニホンナシといい、似た植物に、タルトなどのお菓子づくりに用いられるセイヨウナシ（ラ・フランス）があります。ではケンポナシは、どんな梨？　いえいえ、これは梨の仲間ではありません。ナシやラ・フランスはバラ科、対してケンポナシはクロウメモドキ科に属し、後述するナツメ（204ページ）に近縁の植物です。自生地では20mにもなる高木落葉樹で、北海道から九州、朝鮮半島や中国大陸にまで分布しています。

では、なぜ梨ではないのにケンポナシ？　じつは、秋になると肥大する果実の根元の果柄部を食べると梨のような味がするのです。ではケンポは？　これは諸説あるそうですが、肥大した果実の根元の果柄部が、ヒトの拳に見えることに由来しています。

この部位を生薬キグシといい、主に民間で利尿や解毒に用います。特に二日酔いに効果があるとされており、韓国では古くから飲まれています。

最近では、国産ケンポナシのハチミツなども知られています。

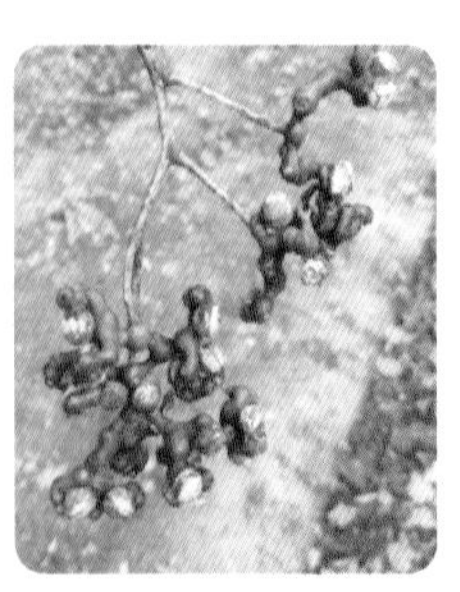

ケンポナシの果実

科名
クロウメモドキ科

生薬名
キグシ

利用する部位
肥大化した果柄を伴う果実

薬効
利尿、解毒

成分名
フラボノイド

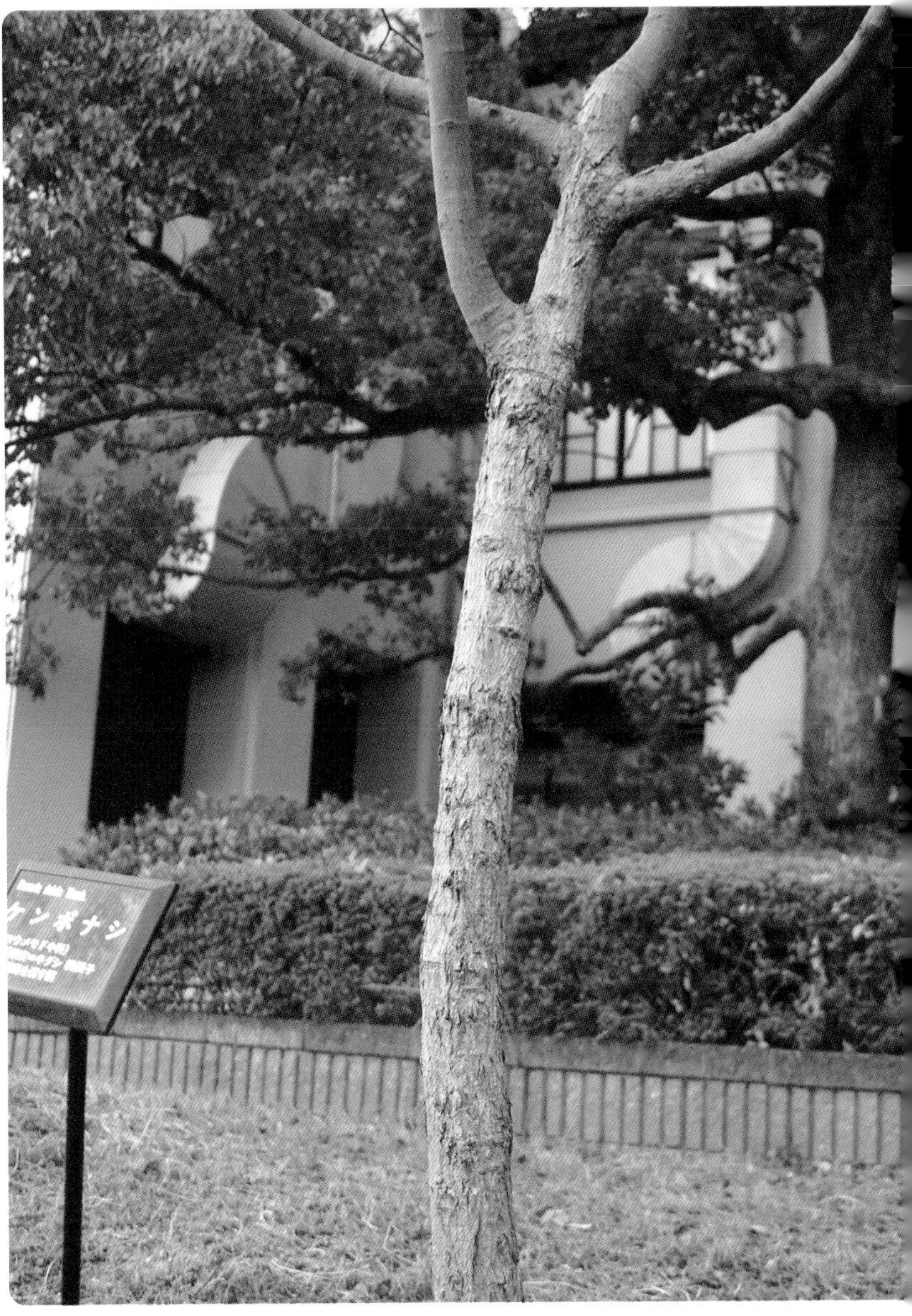

ケンポナシ

コウホネ

コウホネ？　川骨？　河骨？

水草と聞いて、多くの方が最初に思い浮かべるのはスイレンではないでしょうか。スイレンの仲間で、水面にきれいな黄色い花を咲かせる種類をコウホネといいます。この植物の地下部、ハスでいうところのレンコンにあたる部分を縦割りしたものを、薬学では生薬センコツといい、駆瘀血（くおけつ）や利尿に用います。

このコウホネ、漢字では川骨や河骨と書きます。薬用部位にもなっている根茎は太くてしっかりしているため、「川にある（動物の）骨」と名づけたくなるのもわかります。実際、筆者がコウホネを採集していたときは、地下部ごと掘り起こすというか、引き抜くのにとても苦労しました。

コウホネの葉には、沈水葉と水上葉があり、生育地によって姿かたちが異なります。流れのある場所や冬季には沈水葉のみ、水深が深い場所では沈水葉と水面に浮かぶ浮葉、そして水深が浅い場所では沈水葉と水面上の

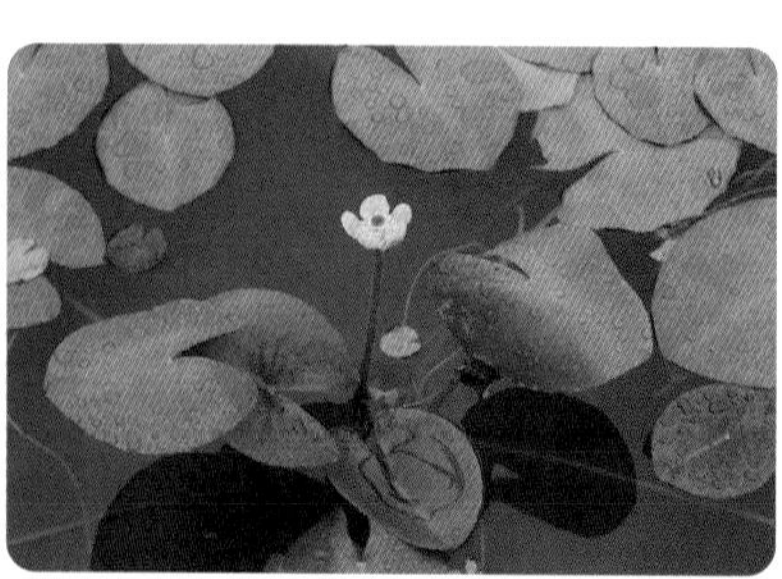

コウホネ属植物の赤花（中国）

科　名
スイレン科

生薬名
センコツ

利用する部位
根茎

薬　効
駆瘀血、利尿

成分名
ヌファリジン（アルカロイド）

抽水葉をつけます。

花は、黄色一色でわかりにくいのですが、よく見ると、外側に5枚の大きな萼片があり、その内側に目立たない花弁が1列、その内側に多数の雄しべがあり、中央に雌しべの先端が広がった柱頭盤があります。コウホネとは同属別種になりますが、北関東の尾瀬などに分布するオゼコウホネや、北海道の根室などに分布するネムロコウホネは、柱頭盤が赤色をしていてよく目立ちます。

生薬センコツ

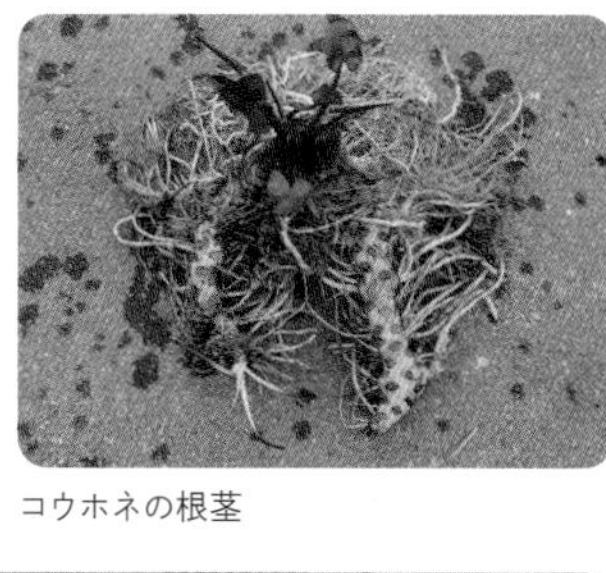
コウホネの根茎

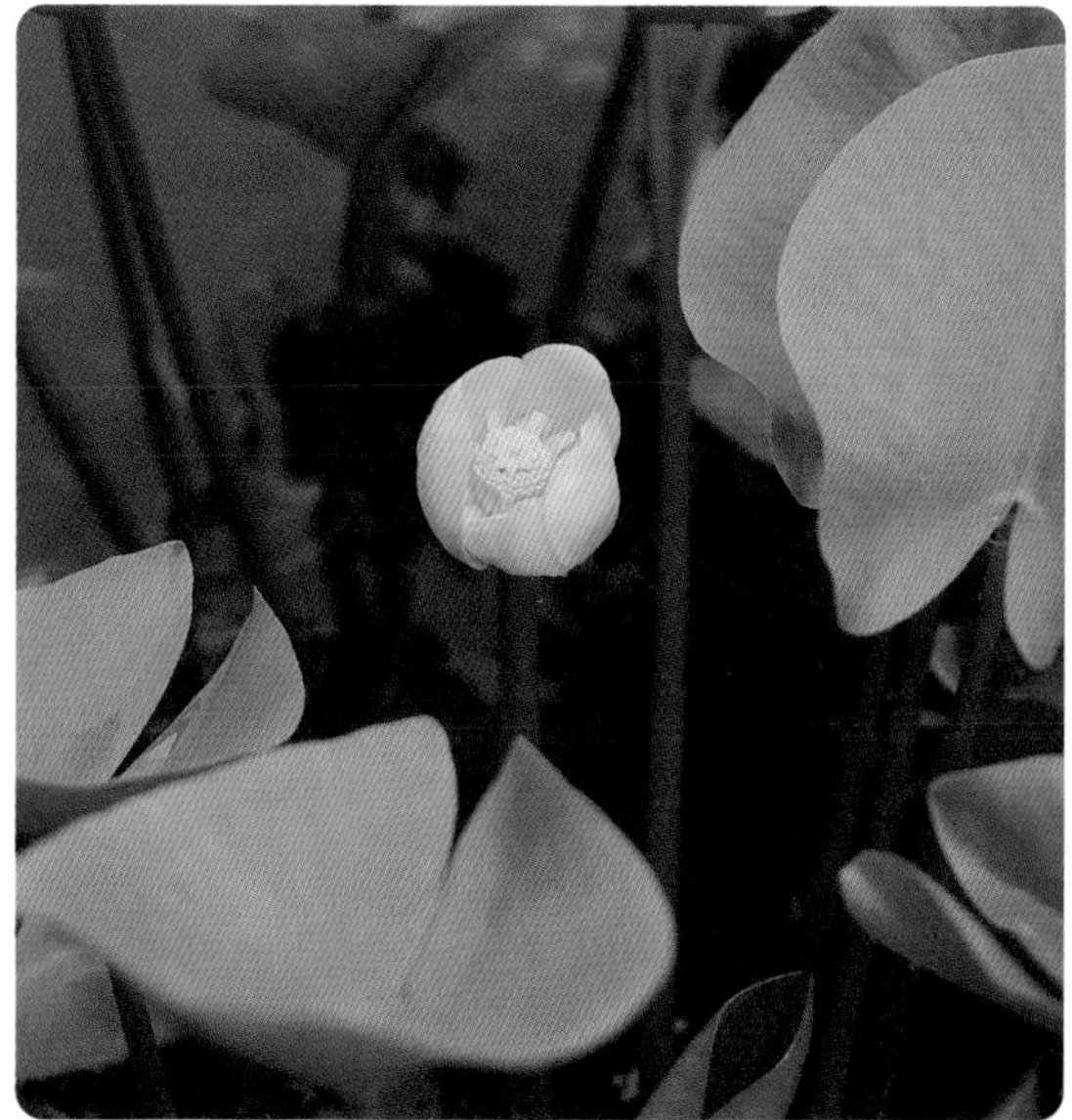
コウホネ

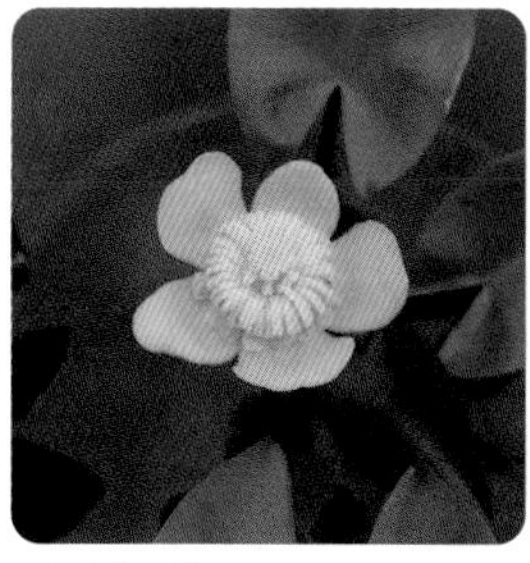
コウホネの花

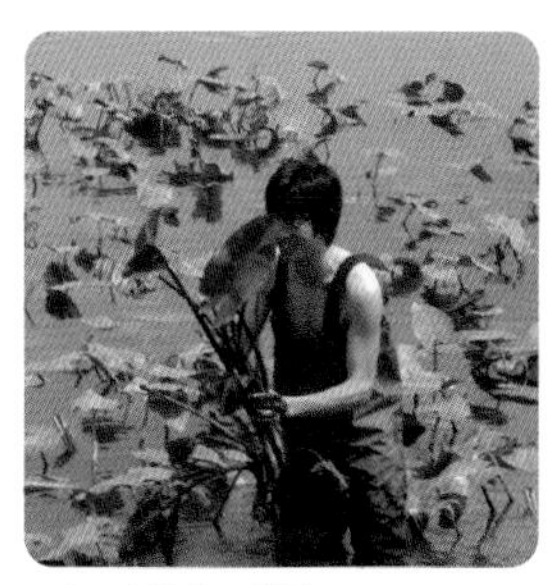
コウホネ採集の様子

コケモモ

ギリシャの聖なる山のブドウ

科名
ツツジ科

生薬名
ウワウルシの代用

利用する部位
葉

薬効
尿路殺菌

成分名
アルブチン

コケモモジャムでおなじみのコケモモは、北半球の高山帯に分布する低木で、日本にも自生しています。ツツジ科スノキ属に属し、ブルーベリーやビルベリー、クランベリーの近縁種で、ドウダンツツジ様の筒状の白花を下向きに咲かせます。英名は、コケモモが豊富な北欧スウェーデンの現地名から、リンゴンベリーといいます。和名は苔桃のことで、カナダで見かけたコケモモは、たしかに苔むした林床に生えていました。

学名はちょっと変わった *Vaccinium vitis-idaea* といいます。vitis はブドウ属の学名です。Idaea は、ギリシャ神話に出てくる聖なる山 Mount Ida を指すそうです。合わせて、ギリシャの Ida 山のブドウ、という意味になります。

欧州や北米に自生する近縁種クマコケモモの葉を生薬ウワウルシといい、尿路殺菌に用いられます。この代用として、以前はコケモモの葉

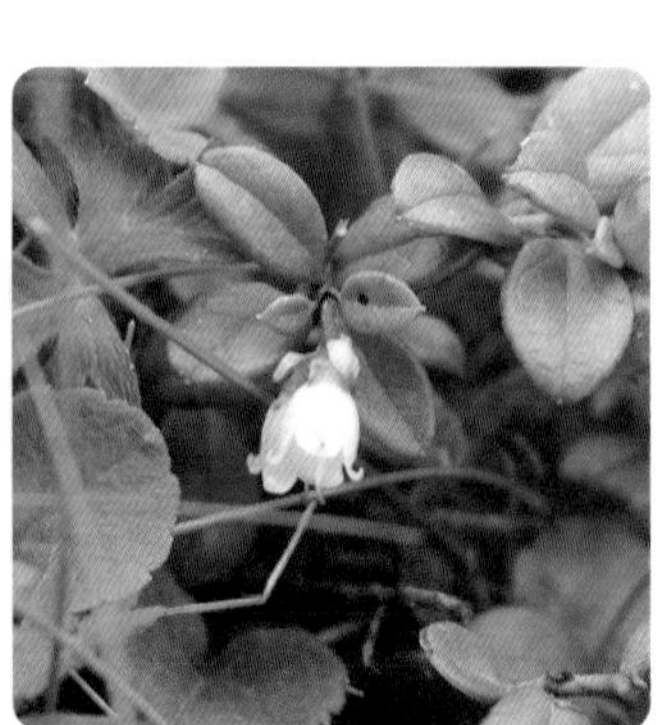

コケモモの花（長野）

が使われていました。近年は美白が期待できるとして、生薬ウワウルシは美容液などにも使われています。

このクマコケモモの学名もちょっと変わっています。*Arctostaphylos uva-ursi* といい、種小名は、ラテン語で熊のブドウを指しており、和名もここからきているのでしょう。ちなみに、漆（うるし）とよく間違われる生薬名は、この学名に由来しています。

なお、最近、育てやすくきれいな赤実がつくチェッカーベリーという苗木を園芸店でよく見かけるようになりました。同じツツジ科でコケモモによく似ていますが、別属の植物で、果実は食用に適していないそうです。あくまでも観賞用としてお楽しみください。

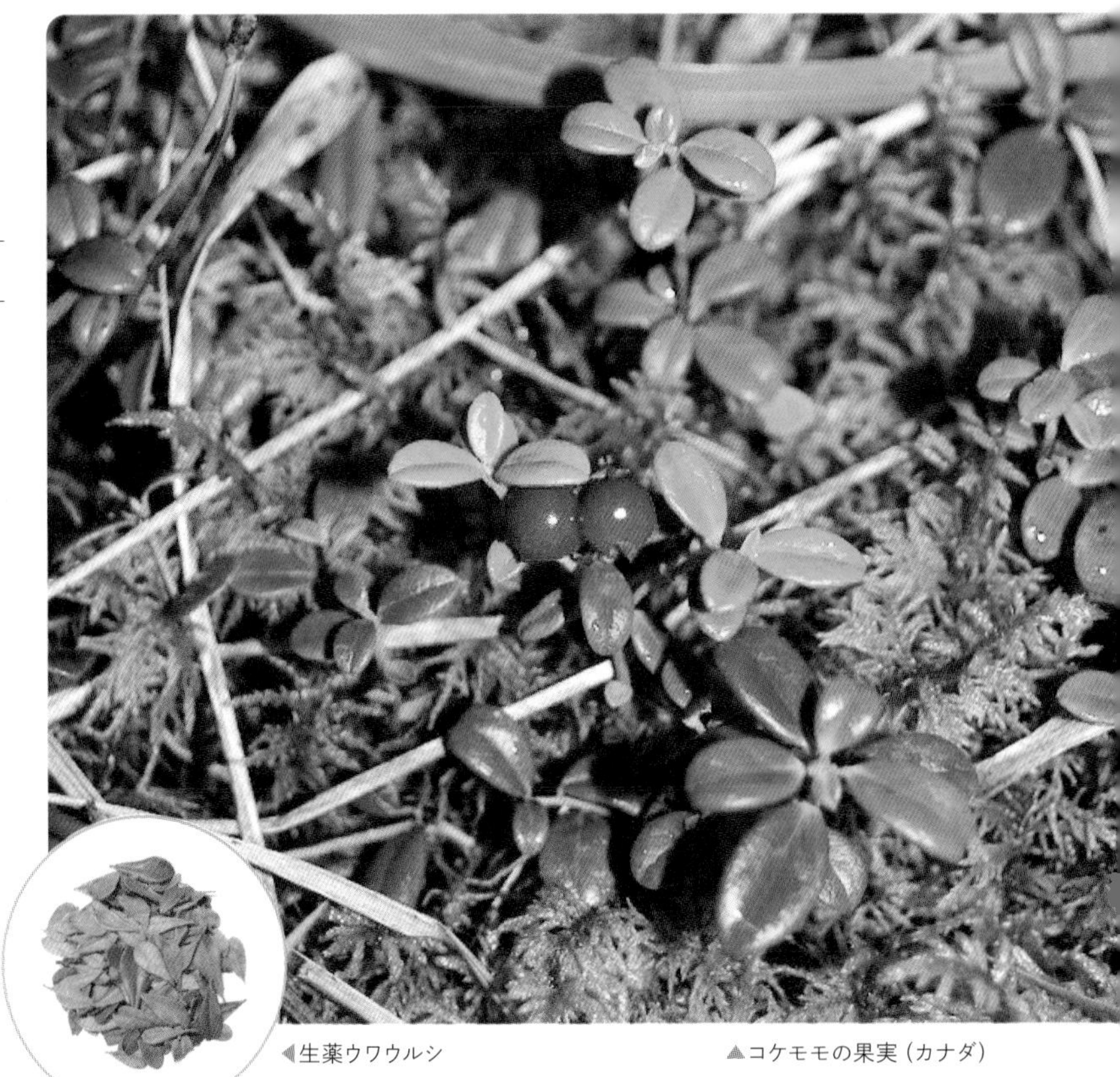

◀生薬ウワウルシ

▲コケモモの果実（カナダ）

更科？　いいえ、晒菜です
サラシナショウマ

科名
キンポウゲ科

生薬名
ショウマ

利用する部位
根茎

薬効
解熱、解毒

成分名
シミゲノール

知る人ぞ知る山菜。和名は、ソバの産地・長野県の更科を指すと思われがちですが、じつは若芽を茹でて、水にさらして食したこと（つまり晒菜）にちなむそうです。日本から中国に分布する、キンポウゲ科の多年草です。似たような名前に、トリアシショウマとヤマブキショウマがあります。いずれもよく似た複葉をつけるので混同されますが、分類学的にはそれぞれユキノシタ科とバラ科に属す、まったく別の植物です。逆に、レンゲショウマやルイヨウショウマは、サラシナショウマに似ていることで名づけられた、同じくキンポウゲ科の植物です。サラシナショウマ属の学名 *Cimicifuga* は、ラテン語で「cimix（ナンキンムシ）＋ fugere（逃げる）」という意味で、南京虫の駆除に使われたそうです。一方、現在では、本種の根茎を生薬ショウマといい、発汗、解熱作用があるとして、辛夷清肺湯（しんいせいはいとう）などに配合されています。用途は違えど、今も昔も有用植物のようです。

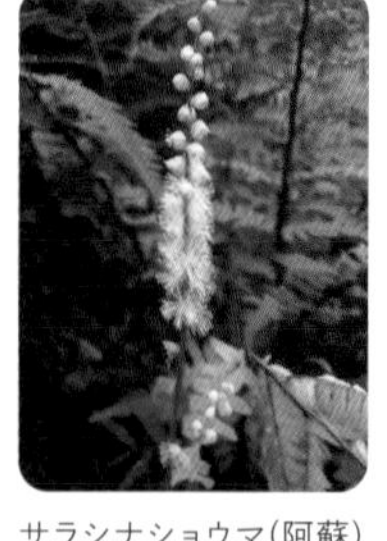
サラシナショウマ（阿蘇）

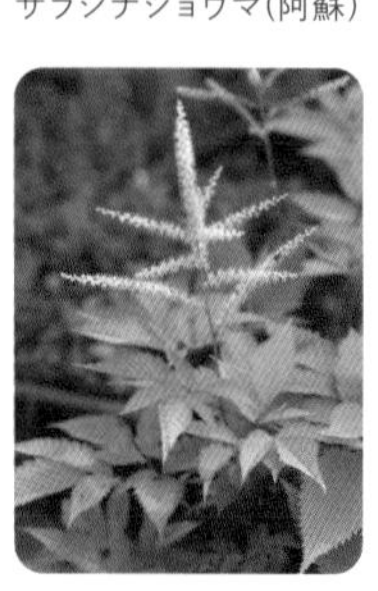
トリアシショウマ（済州島）

◀生薬ショウマ

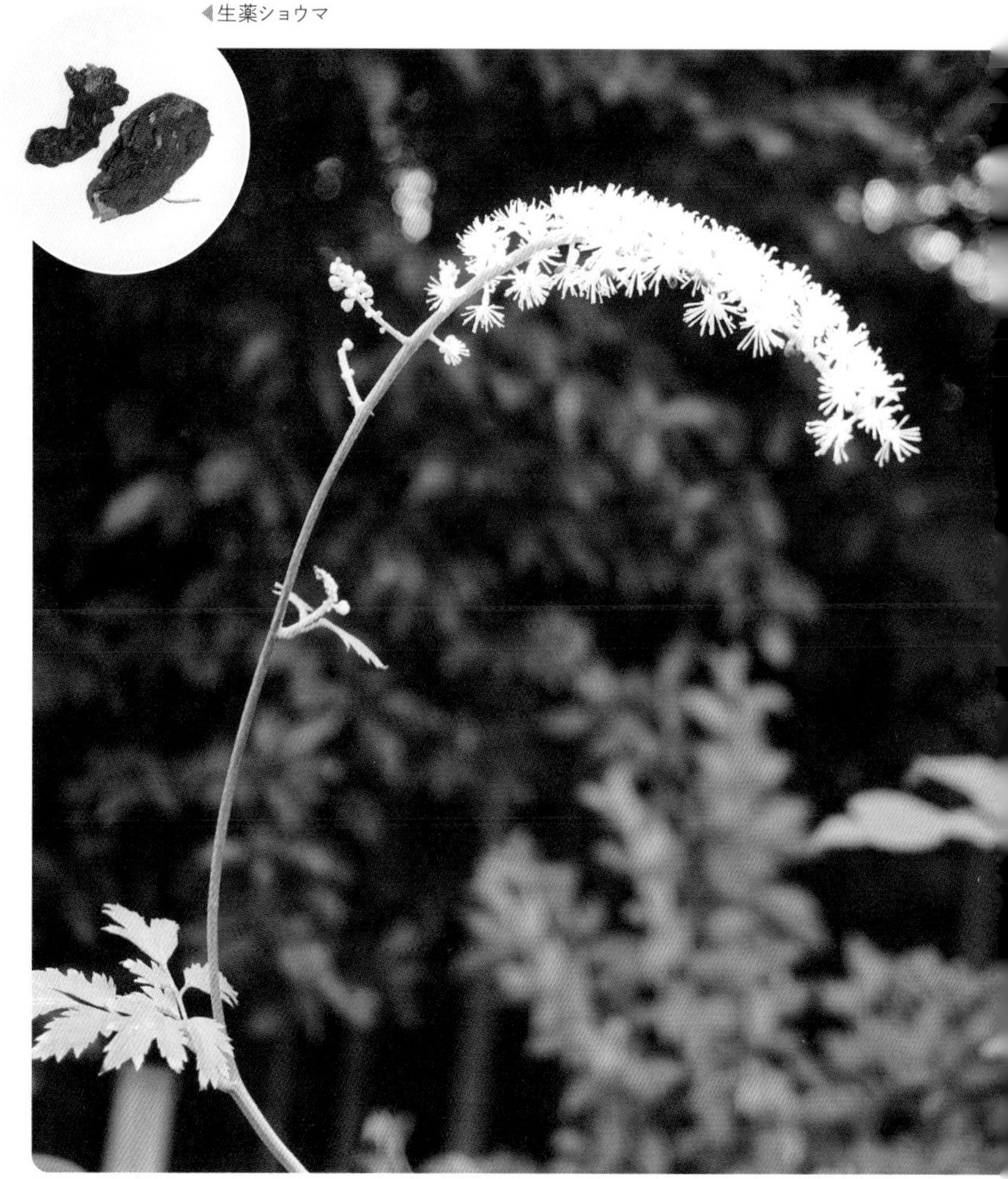

サラシナショウマの花序

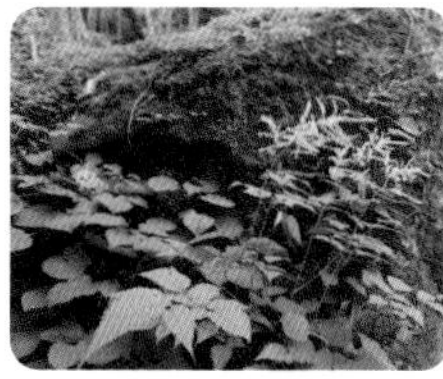
ヤマブキショウマ（白根山）

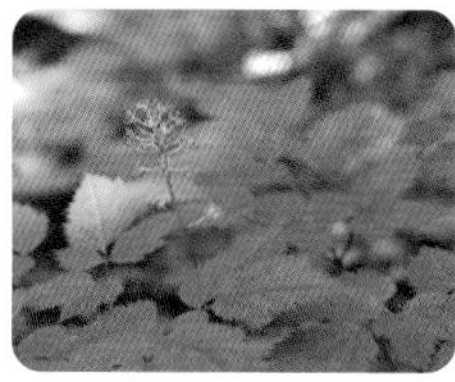
ルイヨウショウマ（青森）

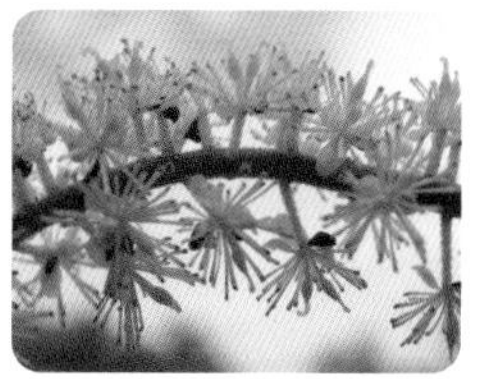
サラシナショウマの花

シオン

今昔物語にも登場する、思いを忘れない草？

科名
キク科

生薬名
シオン

利用する部位
根

薬効
鎮咳去痰

成分名
アステルサポニン

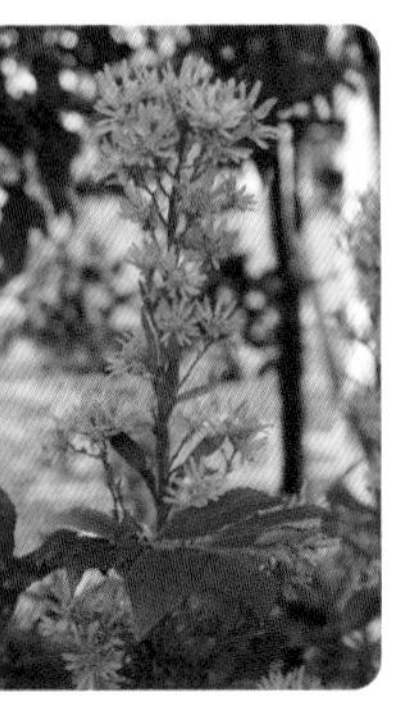
シオン

平安時代から観賞用に栽培されている、キク科の多年草です。花の少ない秋に開花するため、園芸では重宝されています。花の集合体である頭花は、外側の舌状花が紫、内側の筒状花が黄色と、インパクトのある補色関係になっています。もっとも、紫外線も見ることができる訪花昆虫には、シオンの花が私たちと同じように見えているとは限りません。

現在、日本国内では絶滅危惧種となっており、本州と九州にまれに自生しています。海外では、朝鮮半島から中国、モンゴル、ロシアのシベリアまで自生しています。学名を *Aster tataricus*、英名をタタール菊といいます。これは、現在のモンゴルからロシアにかけてのタタール地方を意味しています。日本にはこの「タタール」という名前が、中国を経て、韃靼（だったん）そばで知られる「韃靼」として伝わっています。

シオンの学名（*Aster tataricus* L.F.）の命名者にL.f.とあります。L.は、「分類学の父」といわれるスウェーデ

◀生薬シオン

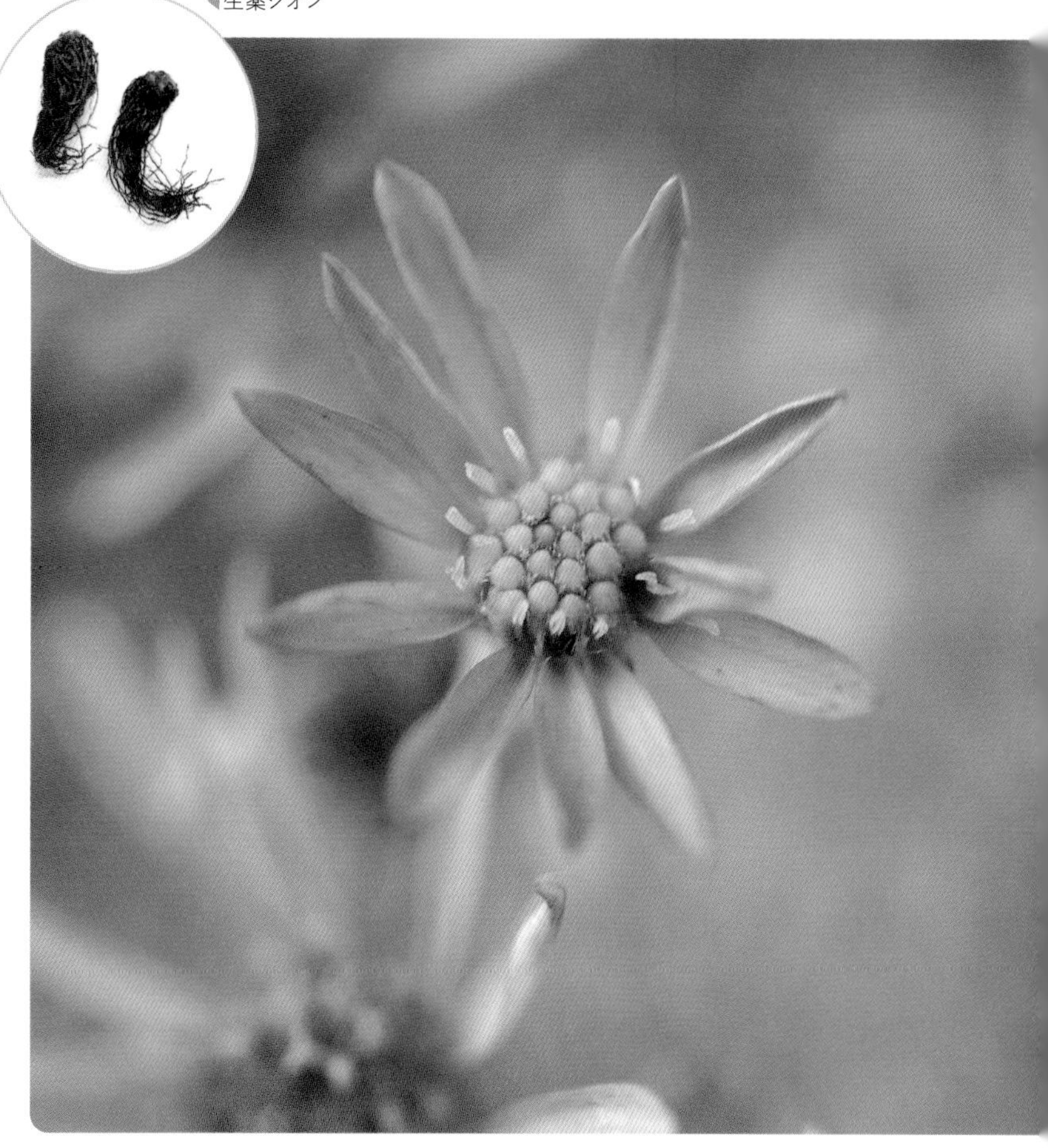

シオンの花序

ンの博物学者カール・フォン・リンネ博士を指します。同じく博物学者の息子が、父と同姓同名だったため、父を大リンネ、子を小リンネと区別したりします。植物学では、大リンネはL.、小リンネはL.f.を使います。

薬学では、シオンの根を生薬シオンといい、鎮咳去痰に用います。『今昔物語』にも登場する薬草で、思いを忘れない草として紹介されていますが、物忘れ防止の効能があるかどうかはわかっていません。

いわゆる菊も薬草です！

シマカンギク

科名
キク科

生薬名
キクカ

利用する部位
頭花

薬効
消炎、解熱

成分名
ルテオリン（フラボノイド）

「菊の花」と聞くと園芸種を思い浮かべるかもしれませんが、日本にもキク科キク属の自生種がいます。シマカンギクはその代表で、秋に鮮やかな黄色い頭花を咲かせます。植物学的には、野菜でおなじみのシュンギクや、蚊取り線香でおなじみのムシヨケギクの近縁種です。

学名を*Chrysanthemum indicum* L.といい、コブシのところ（30ページ）で紹介したリンネ博士によって、インド産植物として名づけられました。現在でもインドでは英名Indian Chrysanthemumなどとして認識されているのですが、どういうわけか、日本の図鑑では、日本と朝鮮半島、台湾、中国の植物となっています。

いわゆるキクにも、学名がつけられています。葉がクワ科クワに似ているとして*Chrysanthemum morifolium*といいます。雑種起源とする見解が主流で、一説にはシマカンギクが片親ともいわれています。いわゆる食用菊や、中国や台湾で飲まれる菊花茶に用いられる杭白菊も、キクの一種です。園芸では、学名をカタカナ読みしたクリサンセマムの名で、さまざまな種類のキクが栽培されています。

薬学では、シマカンギクやキクの頭花を生薬キクカといい、消炎や解熱などに用います。また、目に効くことも知られており、杞菊地黄丸（こぎくじおうがん）など生薬クコシと合わせた使われ方が多いです。近年では、シマカンギク花エキスが、化粧水にも使われるようになりました。

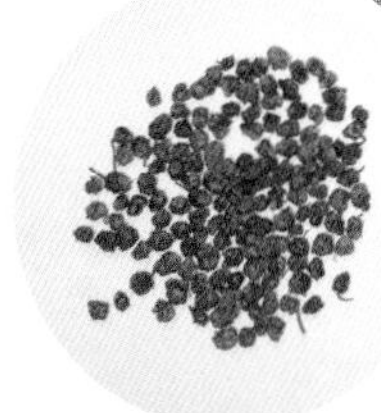
◀生薬キクカ

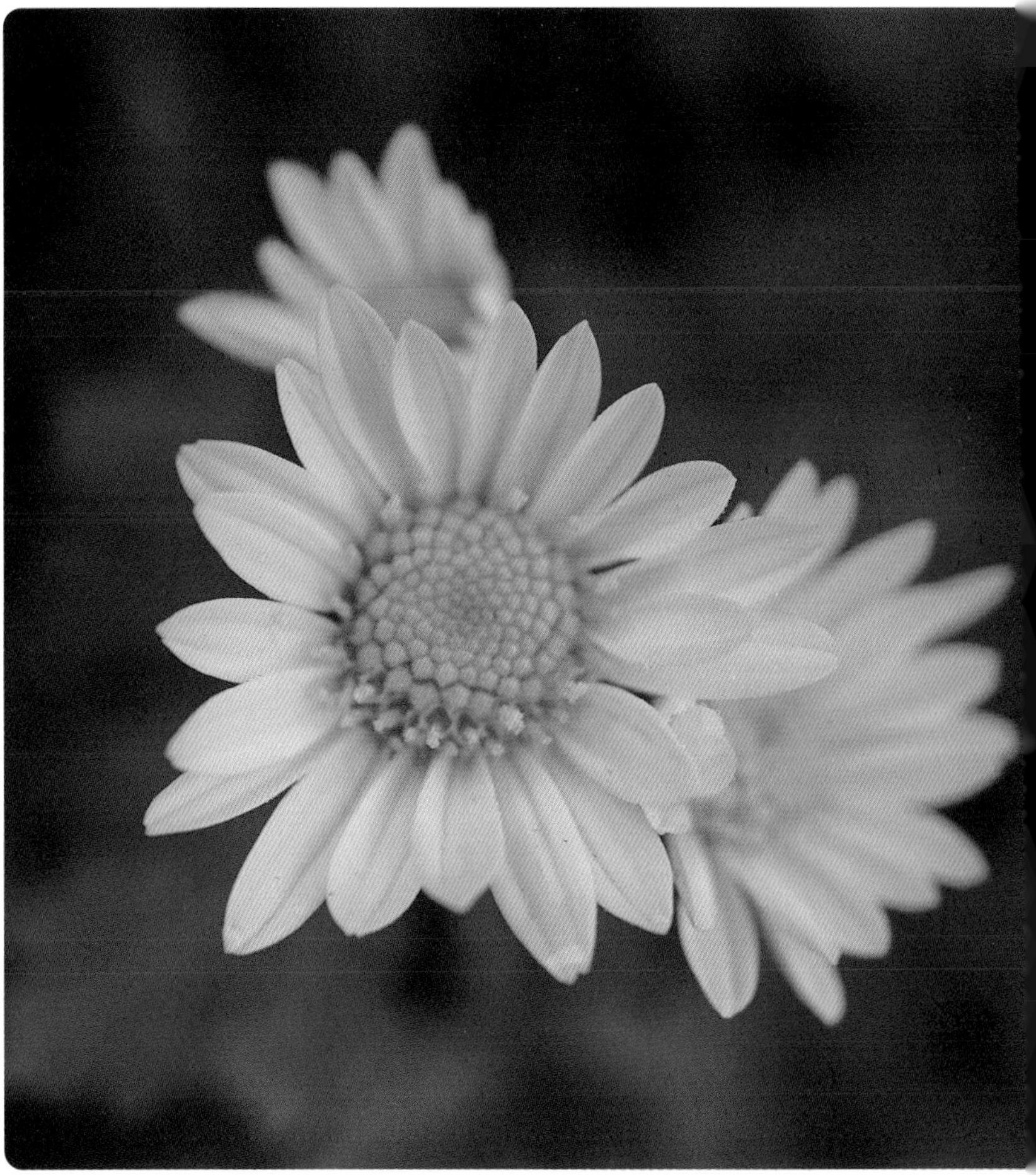

シマカンギクの花序

センブリ

1000回振ってもまだ苦い？

科名
リンドウ科
生薬名
トウヤク
利用する部位
地上部
薬効
健胃整腸
成分名
スウェルチアマリン

あまり植物になじみのない学生でも、「バラエティー番組などで芸人が罰ゲームに飲まされる、あのお茶に使われている植物です！」と説明すると、いいリアクションが返ってきます。植物名はセンブリ。「1000回振りだしてもまだ苦い」ことに由来しており、その苦さは折り紙付き。筆者は以前、夏のオープンキャンパスでの薬草園見学から戻ったところに、いたずら好きの学生から、それとは知らずに渡されたセンブリ茶を一気に飲み、悲惨な目にあった経験があります。

薬草の宝庫として知られる近畿の名峰・伊吹山など、全国各地の日当たりのよい山野に自生していますが、絶滅が危惧される地域も多いようです。山を歩くときは、足元をよく観察してみてください。落ち葉の隙間から、白い花が顔を出しているかもしれません。

薬用には地上部を用い、生薬名はトウヤクといいます。当に薬、でトウヤクとなったといわれています。含有成分をスウェルチアマリンといい、学生は覚えられないと嘆きますが、センブリの学名 *Swertia japonica* を知っていれば思い出せるでしょう。最近では、血行を促進する作用があるとして、センブリエキスとして育毛剤に使われています。

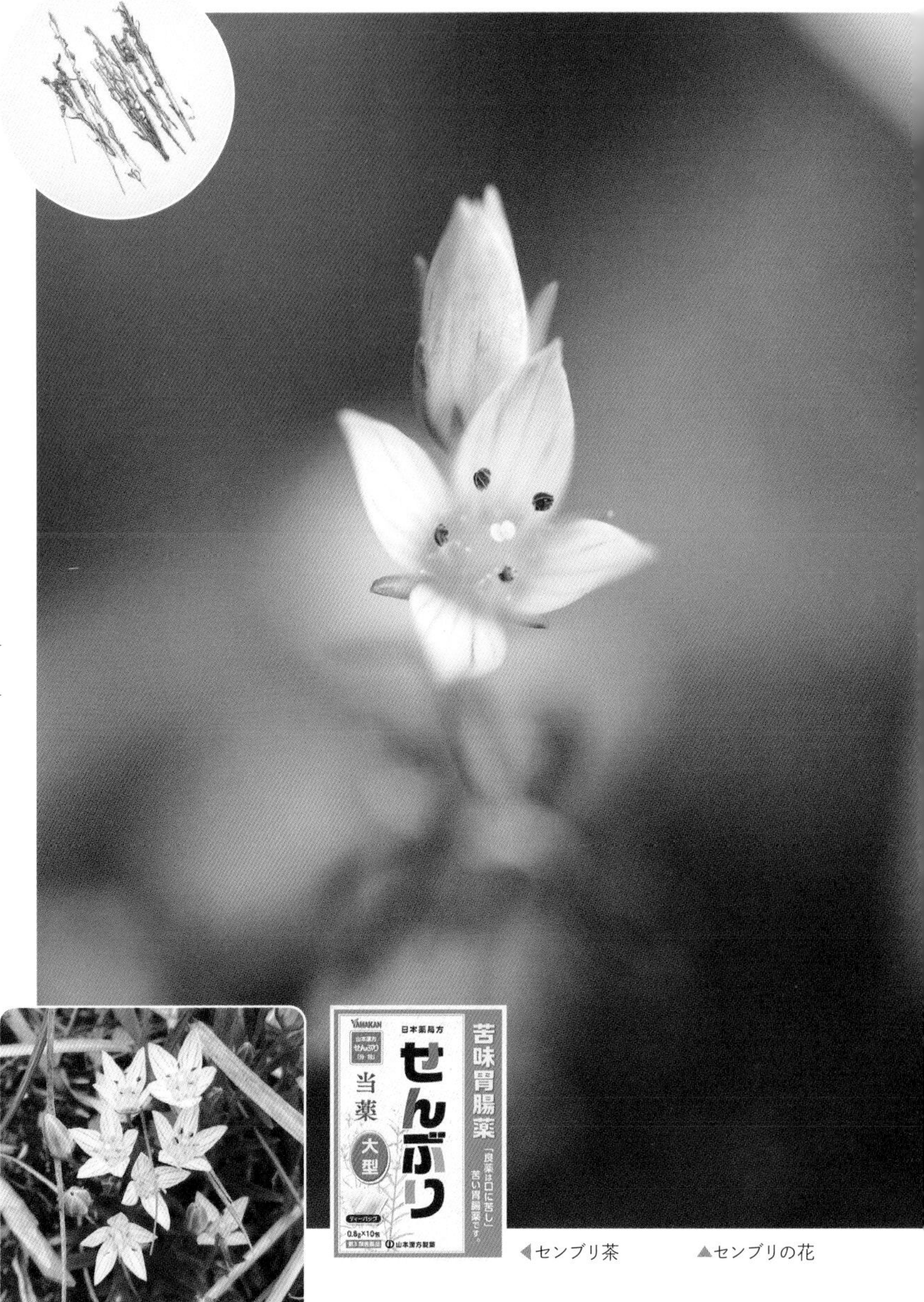

◀生薬トウヤク

◀センブリ茶

▲センブリの花

◀自生するセンブリ（伊吹山）（撮影　中野友美子）

おじいさん？　おばあさん？

ツルニンジン

つる植物で、根が生薬ニンジンに似ているのでこの和名です。別名をジイソブといい、筒状の花冠の内側に見られる模様をソブ（ソバカス）に見立てたようです。

近縁種に、花が少し小さいバアソブが知られています。実際は花の大きさだけでは識別しにくいのですが、ジイソブの種子にある翼がバアソブにはないので一目瞭然です。いずれもつる性の植物で、他者に絡みついて上に登ります。

これら下向きの筒状の花は、ちょっと面白い構造をしています。まず、花冠の先端部分の裏側はツルツルになっていて、花冠の奥にある蜜をアリなどから守っているようです。一方で、結構な頻度でスズメバチが訪花します。キキョウ（18ページ）と同様に雄性先熟の花になっていることも合わせて考えると、スズメバチに蜜を提供する代わりに、花粉を別の花に運んでもらう、自家受粉を防ぐ巧みな仕組みが進化しているのだと思います。

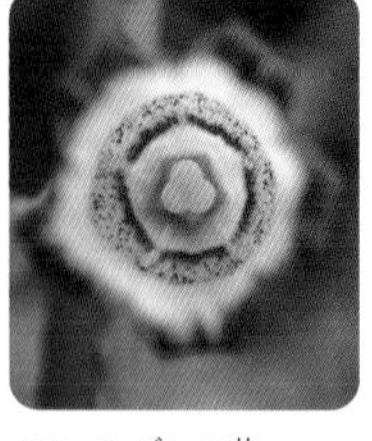

ツルニンジンの花

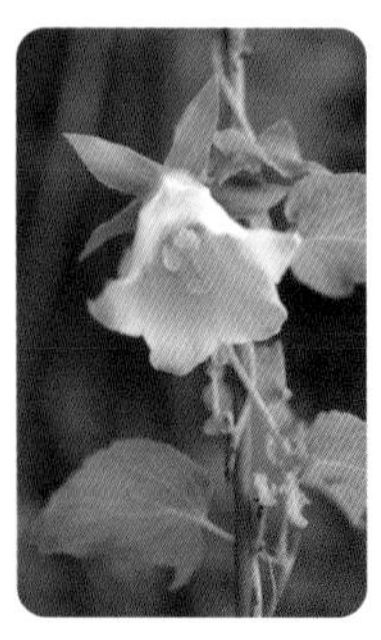

ヒカゲノツルニンジンの花

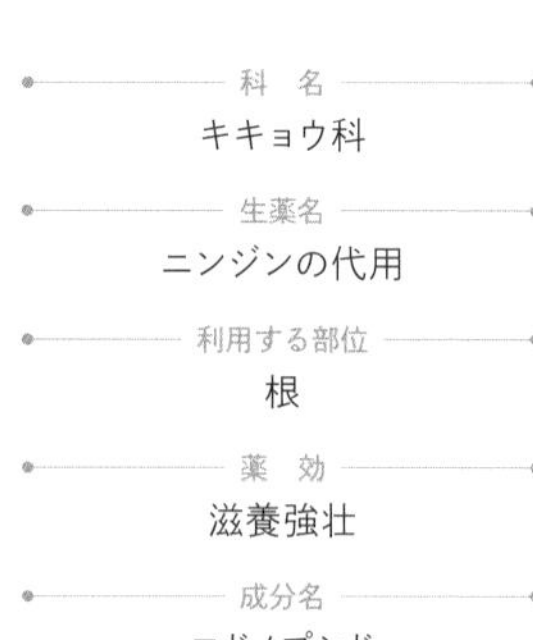

科名
キキョウ科

生薬名
ニンジンの代用

利用する部位
根

薬効
滋養強壮

成分名
コドノプシド

◀バアソブの果実

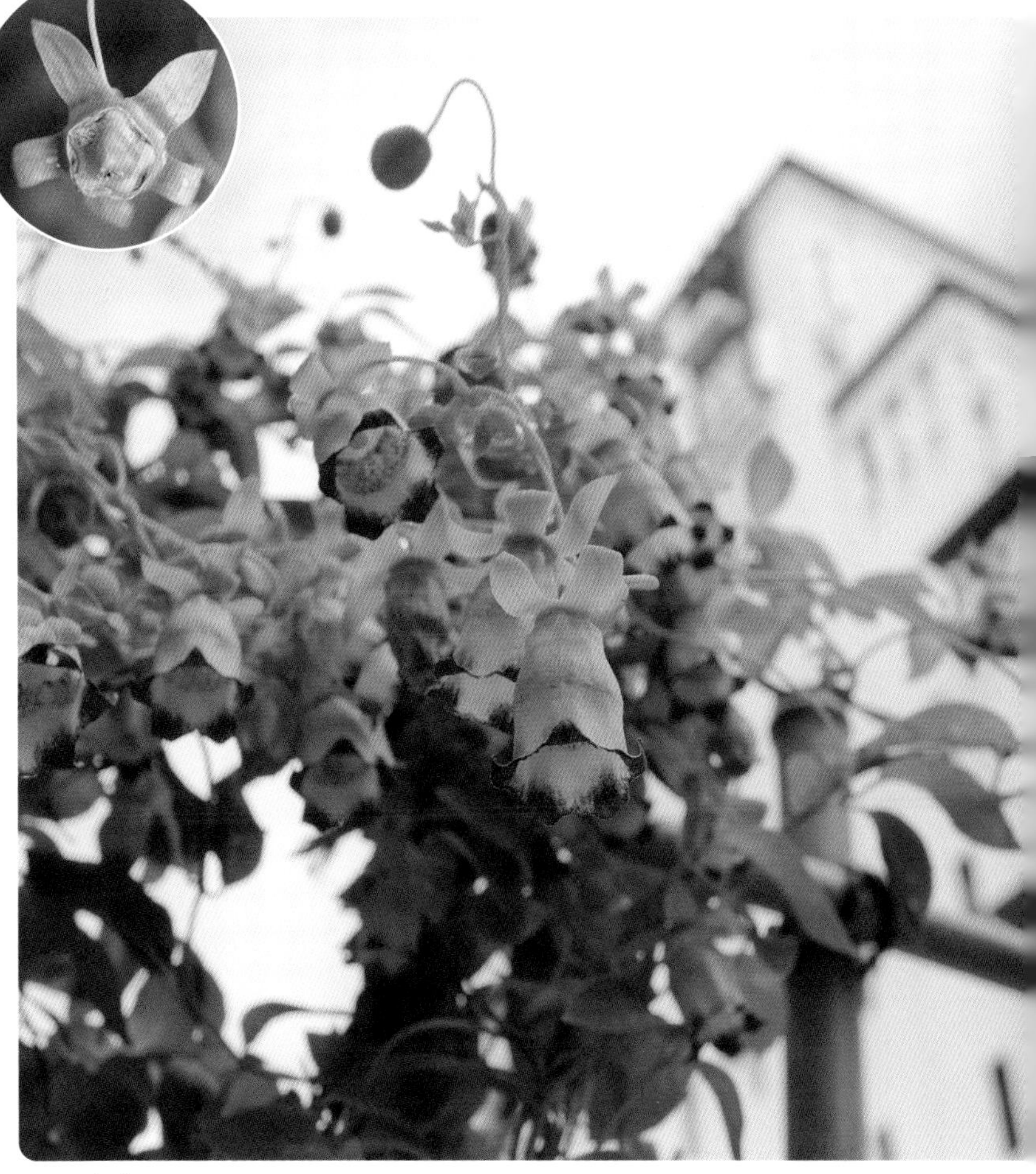

バアソブの花

薬学では、近縁種のヒカゲノツルニンジンの根が、滋養強壮の生薬トウジンとして栄養ドリンクなどに用いられます。ツルニンジンの根も、かつては有名な生薬ニンジンの代用として、また現在では韓国で食材として利用されています。一方で、バアソブの根が利用されているという記述は見かけません。

薬用ウコギ3兄弟（続）

トチバニンジン

最も有名な生薬のひとつ、ニンジン。キャロットではないほうのニンジンの話です。植物名をチョウセンニンジンあるいはオタネニンジンといい、根を滋養強壮に用います。

チョウセンニンジンは日本には自生していませんが、近縁2種は日本の野生植物です。一つ目は、前述したエゾウコギ（76ページ）で、二つ目が、ここで紹介するトチバニンジンです。その名の通り、葉がトチノキに似ています。ただ、オタネニンジンもトチノキに似た葉をつけるので、地上部はあまり違いがありません。

一方で、地下部を見ると、チョウセンニンジンとトチバニンジンはまったくの別物であることがわかります。チョウセンニンジンは、皆さんがニンジンと聞いてイメー

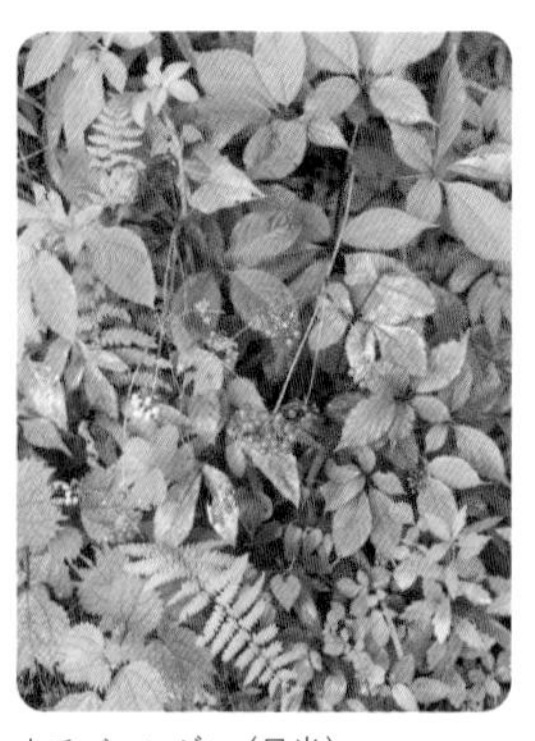

トチバニンジン（日光）

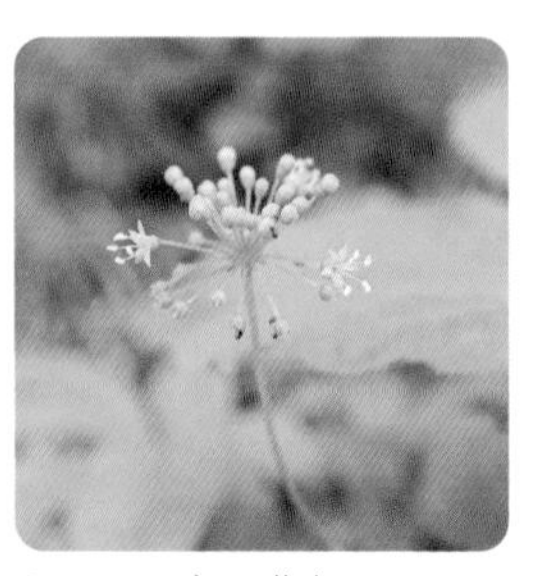

トチバニンジンの花序

科名
ウコギ科

生薬名
チクセツニンジン

利用する部位
根茎

薬効
鎮咳去痰

成分名
チクセツサポニン

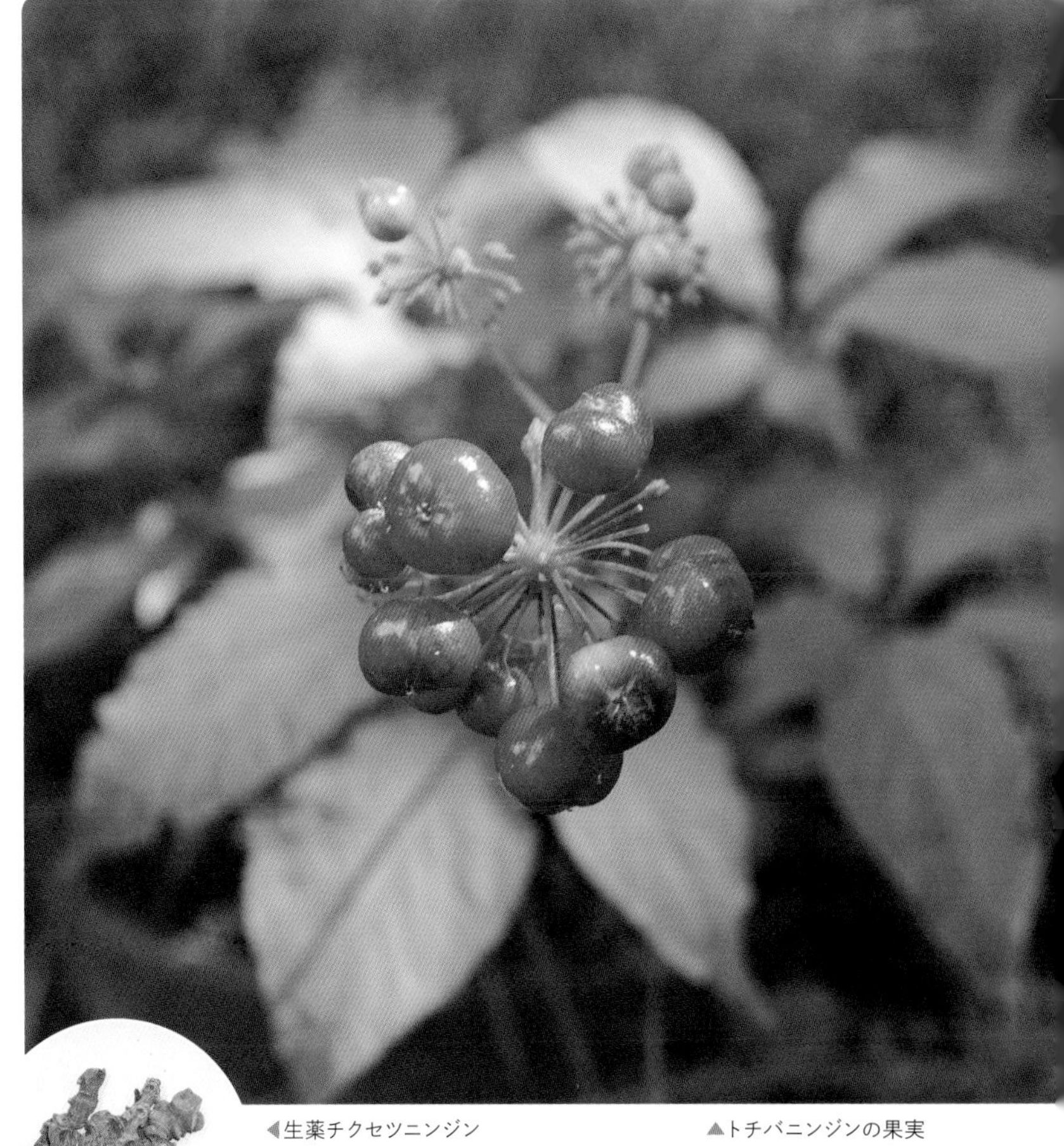

▲トチバニンジンの果実

◀生薬チクセツニンジン

ジする、肥大した根をもつのに対し、トチバニンジンの根は肥大せず、代わりに竹の節のような形状の根茎が見られます。この根茎が本種の薬用部位で、その名も生薬チクセツ（竹節）ニンジンといいます。生薬ニンジンとは異なり、鎮咳去痰に用います。また最近では、毛根を刺激し発毛効果があるとして、育毛剤にも用いられます。

栄養ドリンクに配合

ナルコユリ

春に白い花を咲かせるナルコユリ。和名は、花のつくさまが鳴子に似ていることに由来します。薬学では、本種や近縁種の中国原産カギクルマバナルコユリの根茎を生薬オウセイといい、滋養強壮に用います。最も高値で取引される生薬のひとつでもあり、漢方のほか、種々の栄養ドリンクに配合されています。

さて、少し植物に詳しい方は、「山菜のアマドコロと姿かたちがそっくりだけど、どこが違うの?」と疑問に思われたかもしれません。どちらもユリ科の多年草で、茎の各節から筒状の花がぶら下がる様子がよく似ていますが、ナルコユリは花が3から5個に対し、アマドコロ

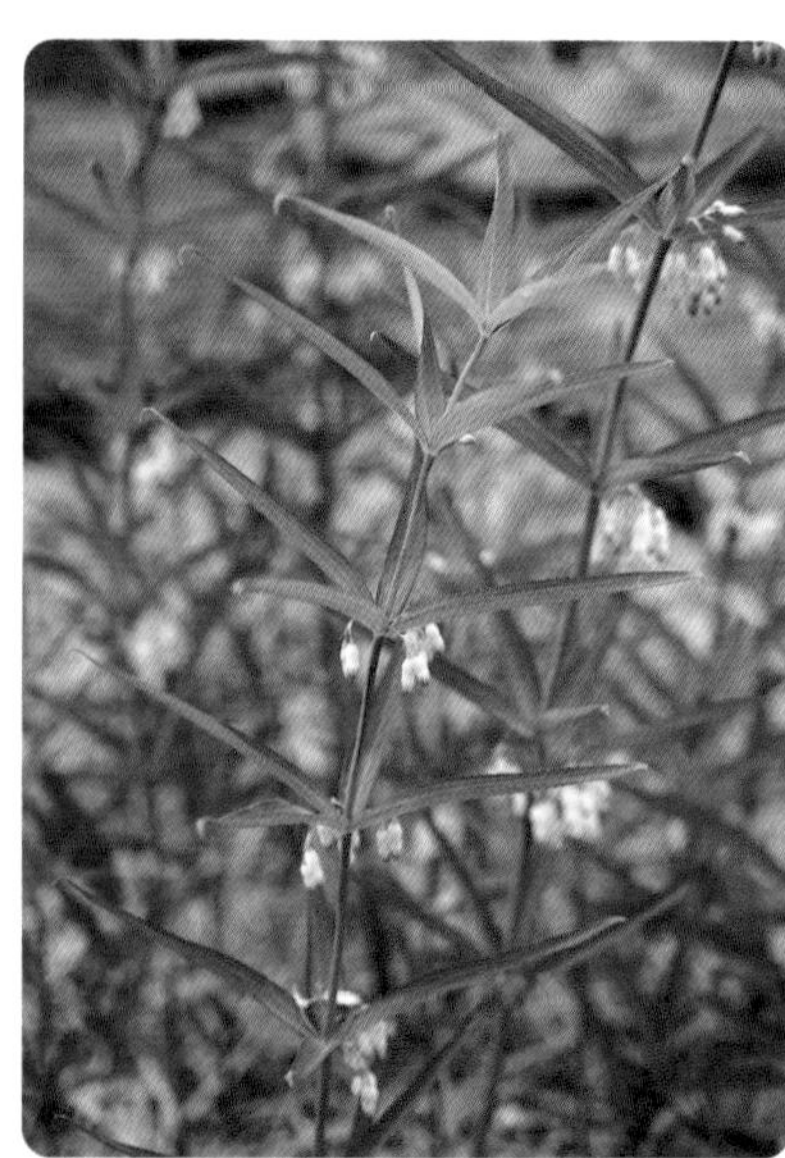

カギクルマバナルコユリの花序

科名
キジカクシ科

生薬名
オウセイ

利用する部位
根茎

薬効
滋養強壮

成分名
シビリコシド

は2から3個と少なめです。あと、ナルコユリは茎が円柱状であるのに対し、アマドコロは茎に2、3本の稜（角張った部分）があります。また、日陰を好む前者は山地の林内に、日なたを好む後者は山野に生育しています。

ちなみにアマドコロも、ナルコユリと同様に根茎が発達し、自然な甘味があり、主に民間で滋養強壮に使われます。このアマドコロの根茎を生薬ギョクチクあるいは生薬イズイといい、薬酒にしたり、お湯で煎じて飲んだりします。ただ、それぞれの生薬の区別はあいまいのようです。例えば、東北地方に伝わる伝統銘菓の黄精(おうせい)飴(あめ)には、アマドコロの根茎を用いているそうです。薬学の教科書に照らすと、これは黄精飴ではなく玉竹(ギョクチク)飴あるいは萎蕤(イズイ)飴となるはずです。

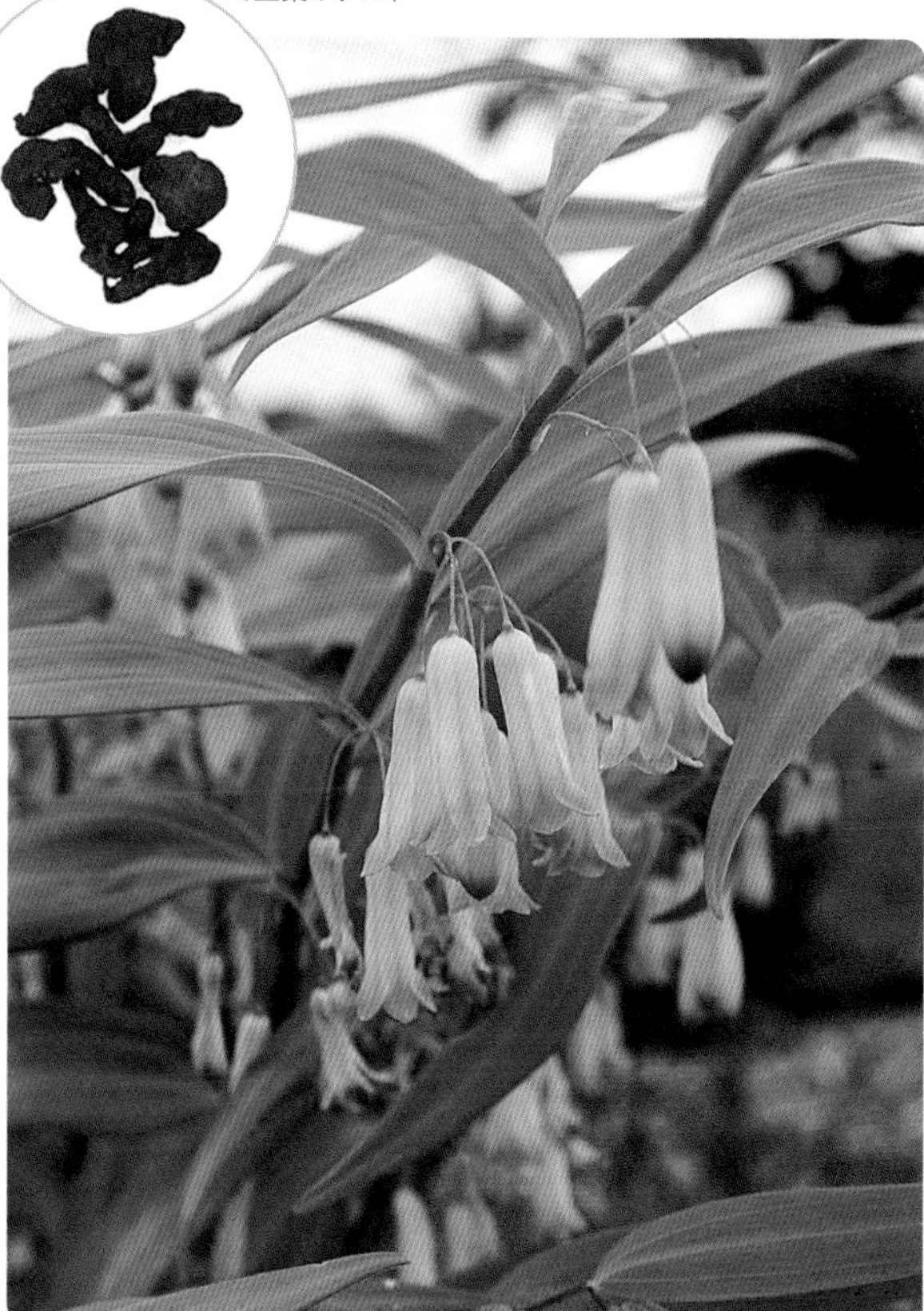
◀生薬オウセイ

ナルコユリの花序

苦手な木？

ニガキ

誰しも、苦手科目のひとつやふたつ、あるのではないでしょうか。薬学生も例外ではないようで、やれ「化学で入学したので物理は苦手」だの、「生物は暗記が多くて苦手」だのという話をよく耳にします。では、苦手な木とはこれいかに？　正解は、苦い木でニガキです。

薬学では、本種の木部、つまり幹の部分を生薬ニガキといいます。クアッシンという苦味成分を含有し、

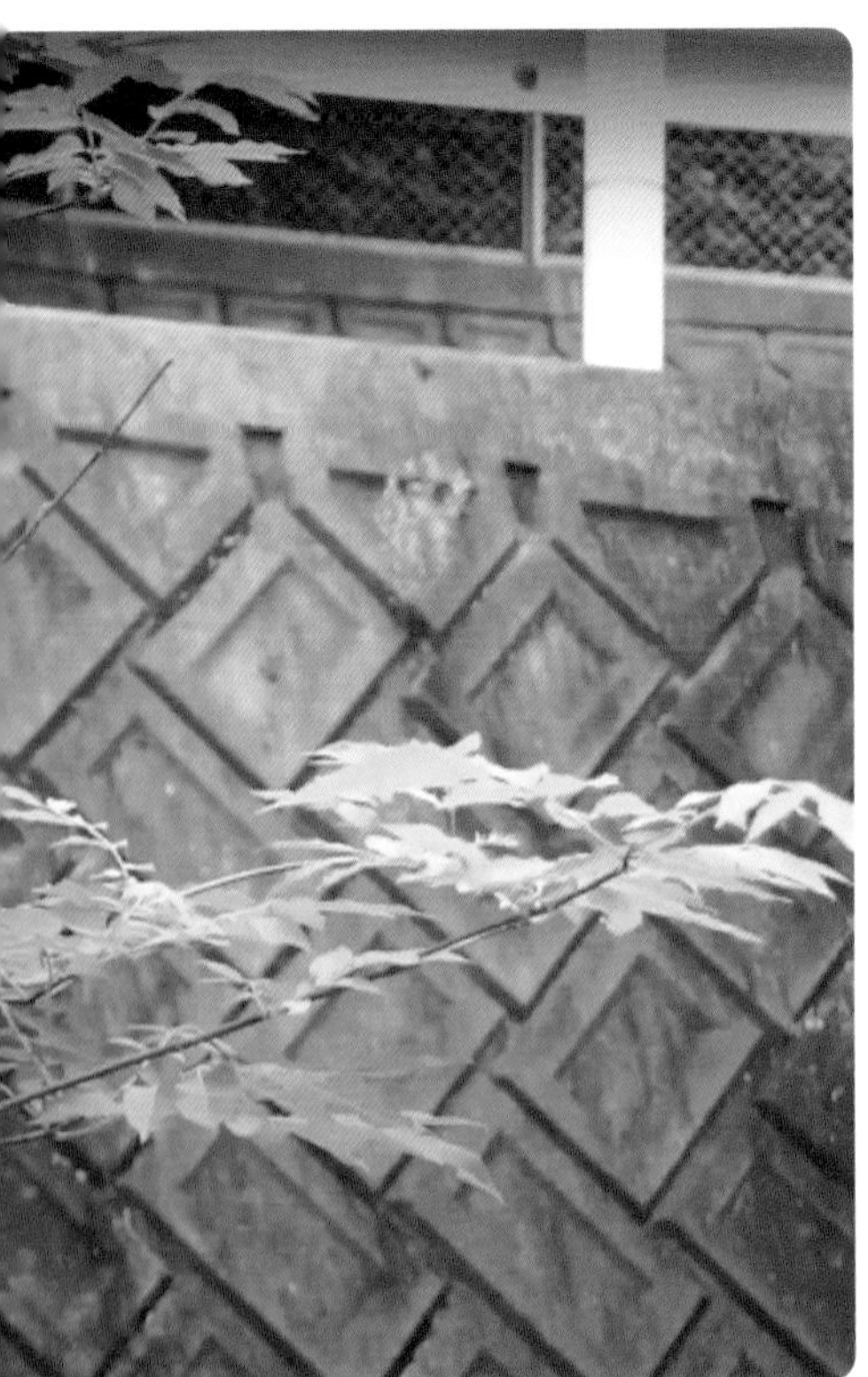

▲ニガキ

科名
ニガキ科

生薬名
ニガキ

利用する部位
木部

薬効
健胃

成分名
クアッシン

とにかく苦い。一説では、地球上で最も苦い物質といわれています。この苦味は幹以外の葉などでも体感できるので、薬草園実習では、「自主的に」葉をかじってもらっています。良薬口に苦しで、健胃作用が知られており、種々の胃薬に配合されています。また、殺虫剤などとしての利用も知られています。

植物学的には、あまり耳慣れないニガキ科に属していて、世界では100種以上が知られているにもかかわらず、日本の野生植物では本種ただ一種のみ。ちょっと独りぼっちな植物ですが、どうぞよろしくお願いします。

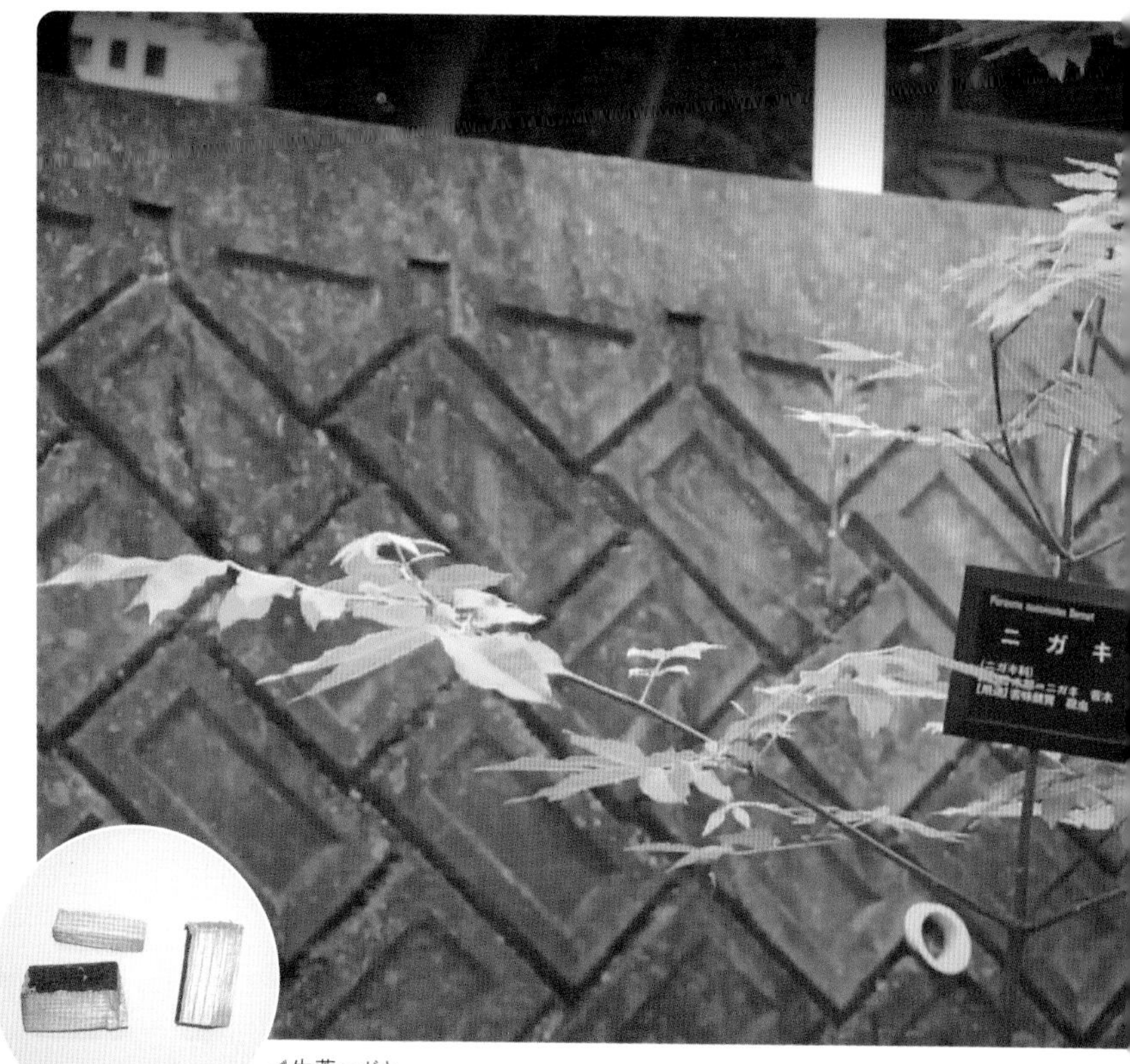

◀生薬ニガキ

ジャパニーズシナモンは昔の子どものおやつ

ニッケイ

科名
クスノキ科

生薬名
ニッケイヒ

利用する部位
根皮

薬効
健胃整腸

成分名
シンナムアルデヒド

クスノキ科の樹木ニッケイ。根皮に香りをもち、日本では古くからニッキ飴や八つ橋の原料として使われてきました。昔はこの根をニッキ棒と呼んで、子どもがおやつ代わりにかじったり、ニッキ水をつくって飲用したりしていたようです。自生地は沖縄で、西日本に野生化しています。

ニッケイと似た植物に、ヤブニッケイがあります。ニッケイの葉は、クスノキ科に特徴的な三行脈が葉の先端まで伸びているのに対し、ヤブニッケイは三行脈の2本の側脈が途中までしか伸びていません。ニッケイは葉をちぎると香りがしますが、ヤブニッケイは葉をちぎっても香りがしません。自生地・沖縄では、ニッケイのことをカラギといい、昔は根を、現在では葉を使ったカラギ茶が飲用されています。

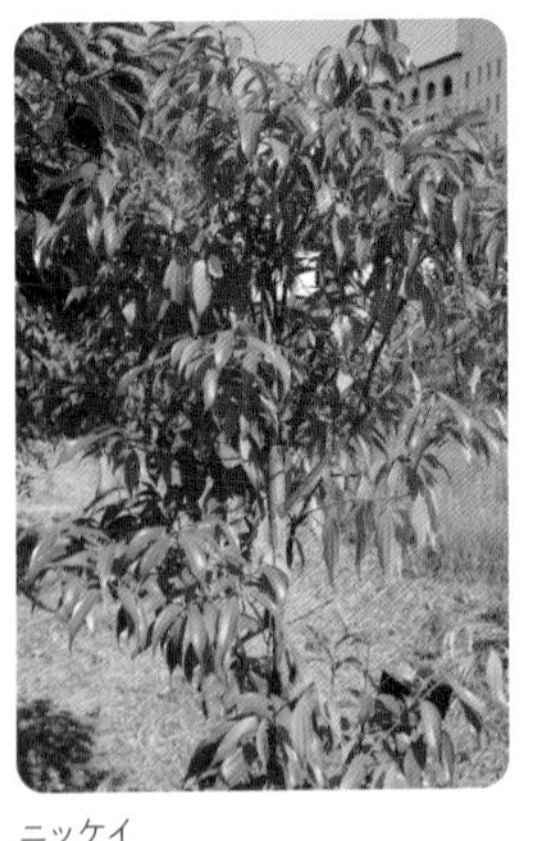
ニッケイ

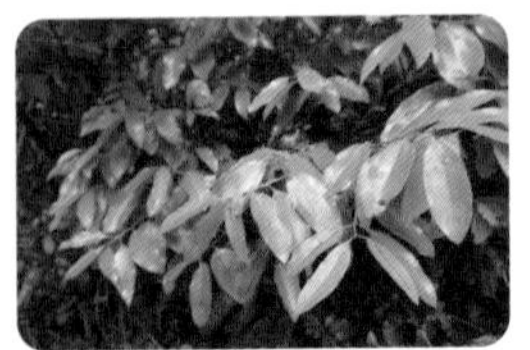
ヤブニッケイ（沖縄）

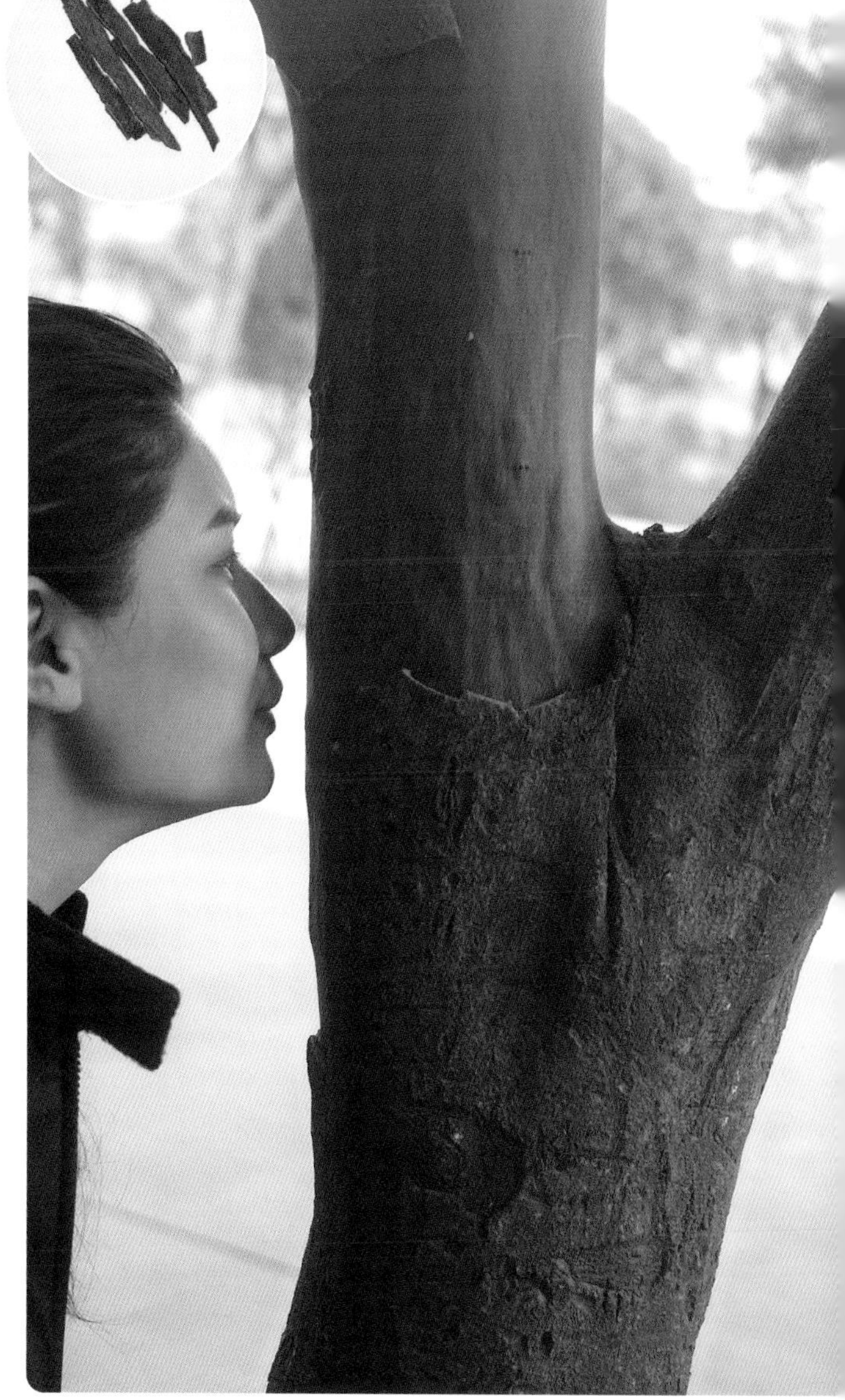
◀生薬ケイヒ
シナニッケイ（中国・昆明）

薬学では、中国の近縁種シナニッケイが生薬ケイヒとして用いられます。また、スリランカ原産の近縁種セイロンニッケイは、スパイスのシナモンとして有名です。

これら外国産は、根を掘り起こす必要があるニッキと異なり、収穫が容易な樹皮を薬用に用いるため、ベトナムやインドなどで商業用に栽培されています。

ノダケ

タケではありません、セリです

科名
セリ科
生薬名
ゼンコ
利用する部位
根
薬効
鎮咳去痰
成分名
ノダケニン

日本から中国や朝鮮半島、極東ロシアにかけて分布する多年草で、後述するヨロイグサ（146ページ）や、同じく薬草として知られるトウキ、山菜あるいは野菜として知られるアシタバなどは近縁種にあたります。

秋になると、白花が多いセリ科植物では珍しい紫色の花を多数つけます。花序は、ハマボウフウの ところ（48ページ）で紹介した、セリ科の特徴である複散形花序をつけます。

生薬ゼンコ

ひとつひとつの花は小さいのですが、よく観察すると、5枚の花弁と5本の雄しべがあることがわかります。キキョウ（18ページ）と同じ雄性先熟のため、しばらくすると紫色の花弁とともに雄しべが脱落し、2本の雌しべが現れます。

園芸では、本種より一回り大きいオニノダケが、学名のカタカタ読みであるアンジェリカ・ギガスの名で流通しています。

薬学では、本種の根を生薬ゼンコといい、鎮咳去痰などに用います。同様に、中国原産の近縁種 *Peucedanum praeruptorum* の根も、生薬ゼンコと規定されています。

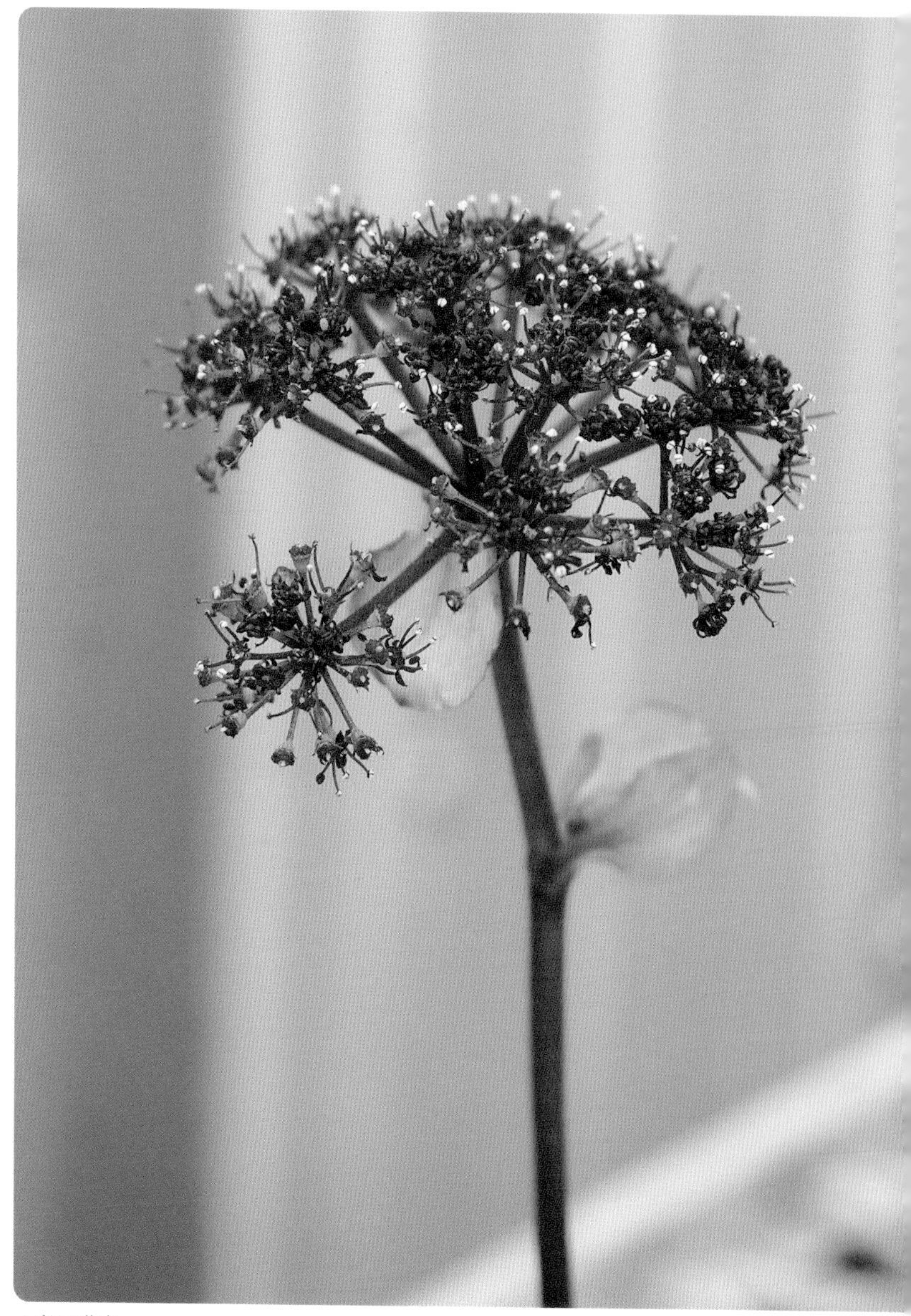

ノダケの花序

食べると幻覚が生じて走り回る?

ハシリドコロ

科名
ナス科

生薬名
ロートコン

利用する部位
根茎及び根

薬効
鎮痛、鎮痙

成分名
アトロピン、スコポラミン

ナスやトマト、ジャガイモと、我々の生活に欠かせない植物が多いナス科ですが、一方で有毒植物もたくさんあります。ハシリドコロもそのひとつ。ハシリドコロの学名 *Scopolia japonica* の属名に由来する、スコポラミンなどのアルカロイドを全草に含んでいる、日本有数の毒草のひとつです。芽生えをフキノトウと間違えた、などの誤食による中毒事件が毎年のように報告されます。和名も、「誤って口にすると幻覚を起こして走り回る」と言われたことにちなむそうです。また、肥大する地下の根茎がヤマノイモの仲間オニドコロに似ていることから、トコロとついたようです。

薬学では、ハシリドコロの根茎および根を生薬ロートコンといいます。変わった名前ですが、莨菪根という中国名のカタカナ読みのようです。このロートコンの成分を水やエタノールに染み出させたものをロートエキスといい、鎮痛、鎮痙薬として用います。

ハシリドコロの英名 Japanese belladonna は、本種が、江戸時代にドイツ人医師のシーボルトより分与された生薬ベラドンナコンの基原植物の代わりとして見出されたことに由来しています。このベラドンナの学名 *Atropa belladonna* の属名から含有成分アトロピンの名がつけられています。なお、歴史的には日本の野生植物から見つかった生薬ですが、現在では中国や韓国からの輸入に頼っています。

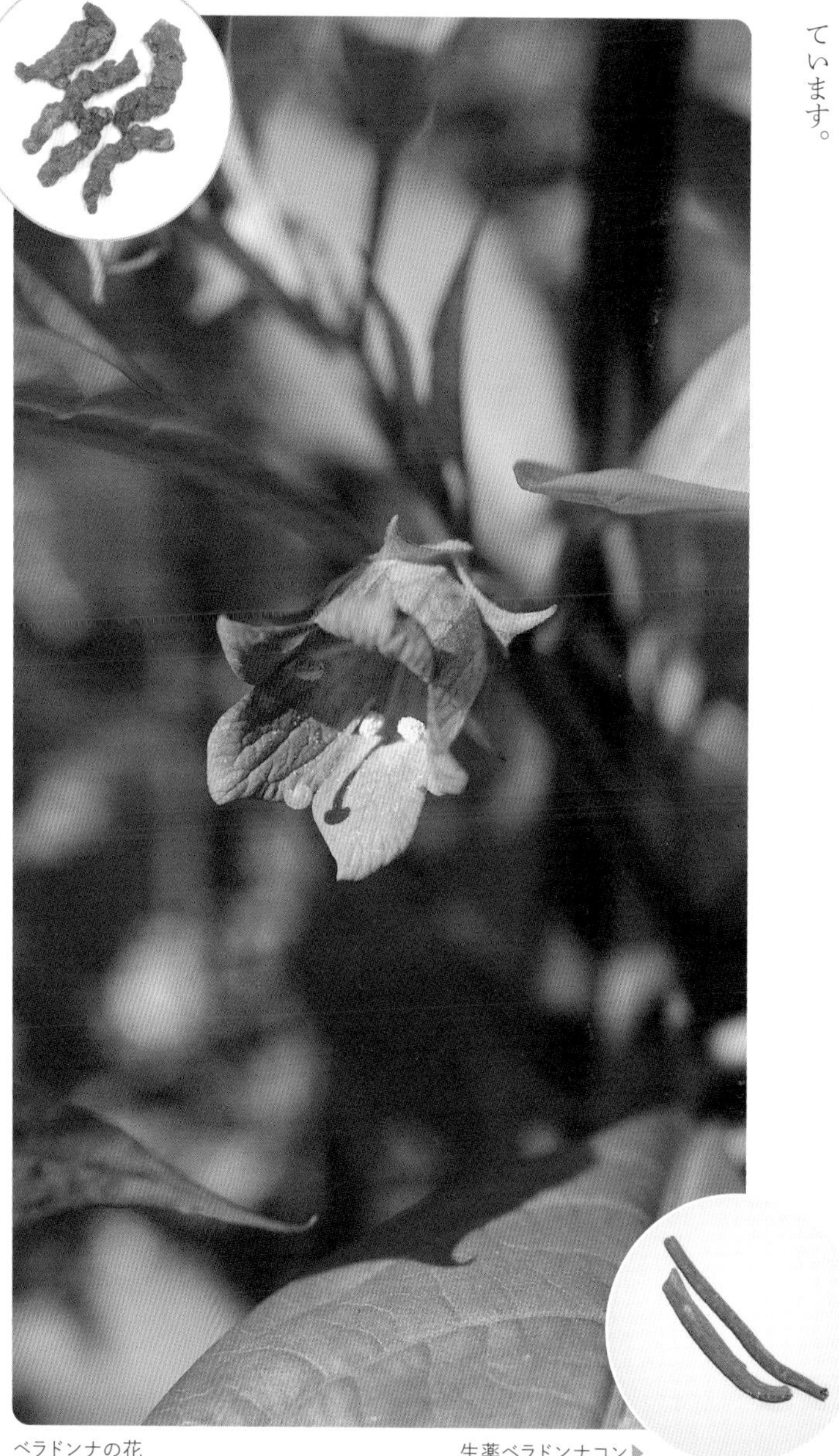
◀生薬ロートコン
ベラドンナの花
生薬ベラドンナコン▶

ミント？　ハッカ？

ハッカ

科名
シソ科

生薬名
ハッカ

利用する部位
葉

薬効
抗菌

成分名
メントール（精油）

和名はハッカ、英名でミントです。メハジキ（52ページ）と同じで、シソ科らしい四角い茎と対生する葉、唇形の花、そしてなんといっても葉をもんだときの香りが特徴です。薬学では、本種の葉を生薬ハッカといい、抗菌として、防風通聖散（ぼうふうつうしょうさん）などに配合されます。その香りとスーッとした清涼感のために、ハッカ飴やハッカ油として、また入浴剤や香料などとして、さまざまな用途が知られています。以前は北海道の北見地方が一大産地となっており、ここから世界に輸出していたそうです。現在では国内生産量が激減しており、外国から輸入しています。

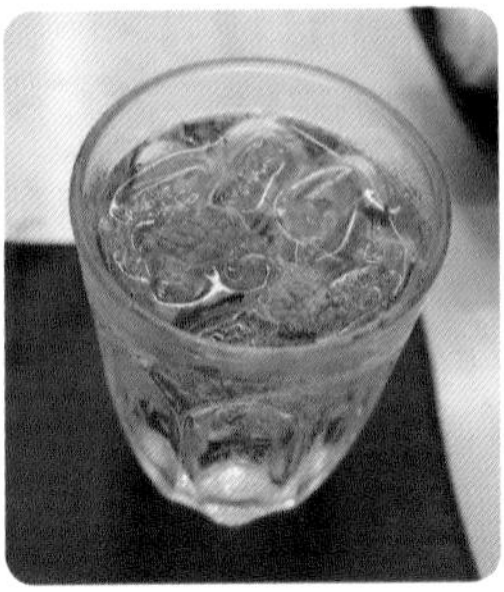

北米からアジアに産するハッカに加えて、ペパーミントとも呼ばれるセイヨウハッカ、またスペアミントやアップルミント、パイナップルミントなど20種ほどが知られていて、その名の通り、それぞれ少しずつ香りも異なります。ちなみにアップルミントは、筆者が勤務する薬用植物園では、雑草と化しています。

ハッカの葉が添えられたミントティー

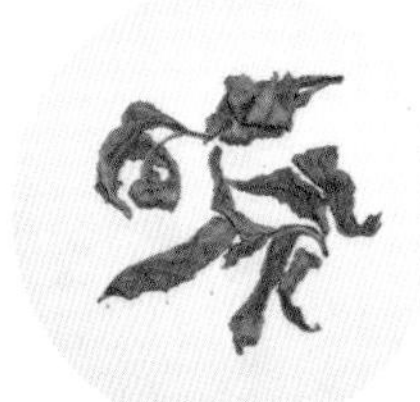
生薬ハッカ

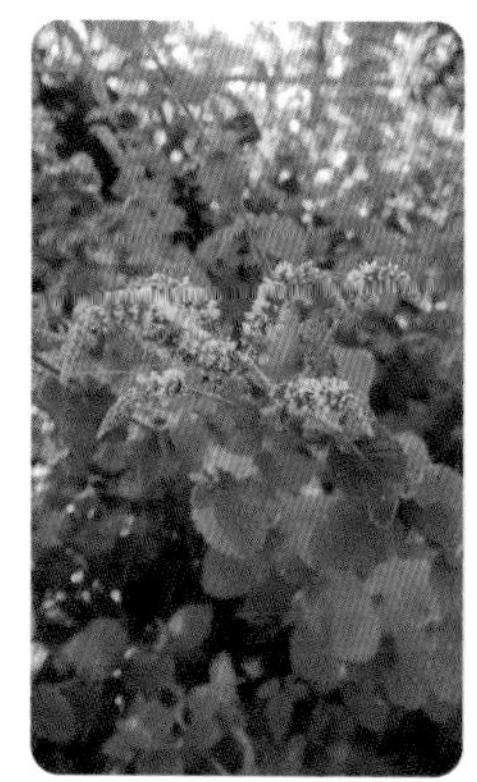
アップルミントの花序

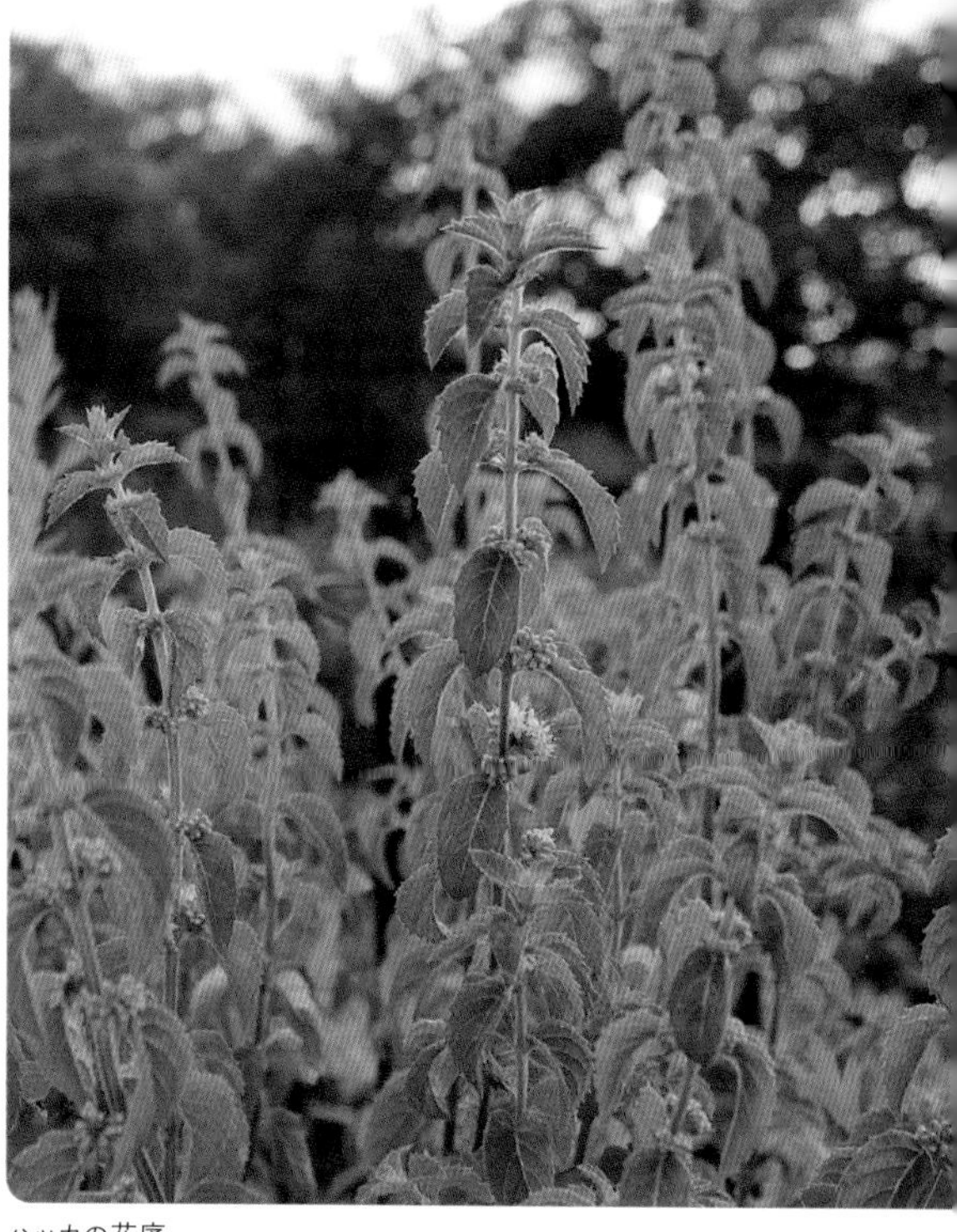
ハッカの花序

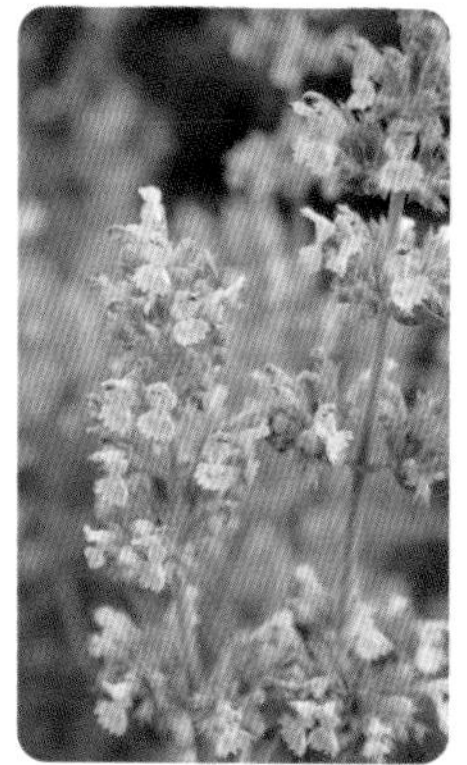
イヌハッカの花序

ハッカに似た植物に、イヌハッカ属イヌハッカがあります。植物の世界では、似て非なるもので、品質などが劣るものをイヌとつけて呼ぶことがあります。イヌハッカの場合は、ハッカよりも香りが弱いことからついた名前と推察されます。たしかに香りは弱いのですが、その葉を使ったハーブティーは、香りが控えめで飲みやすいお茶です。ちなみに英名は、猫が大好きなハーブであることからキャットニップといいます。犬なの？　猫なの？　と混乱しますね。

ハマビシ

忍者のマキビシが生薬?

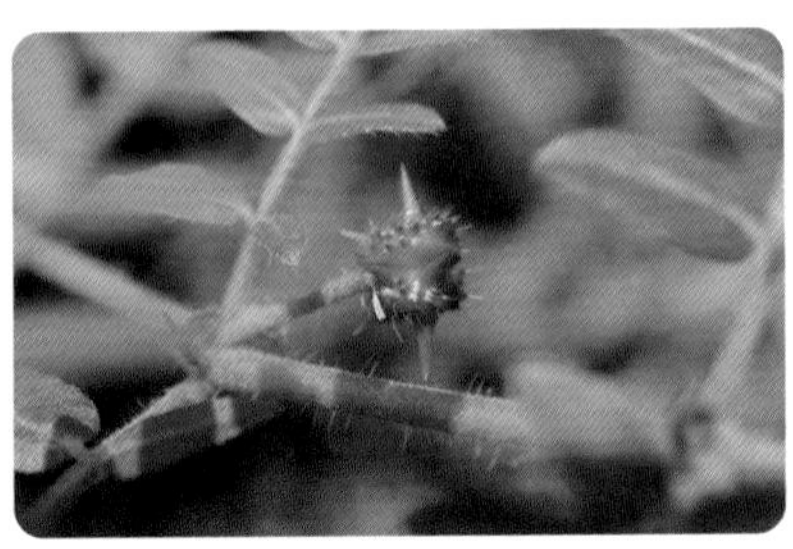
ハマビシの果実

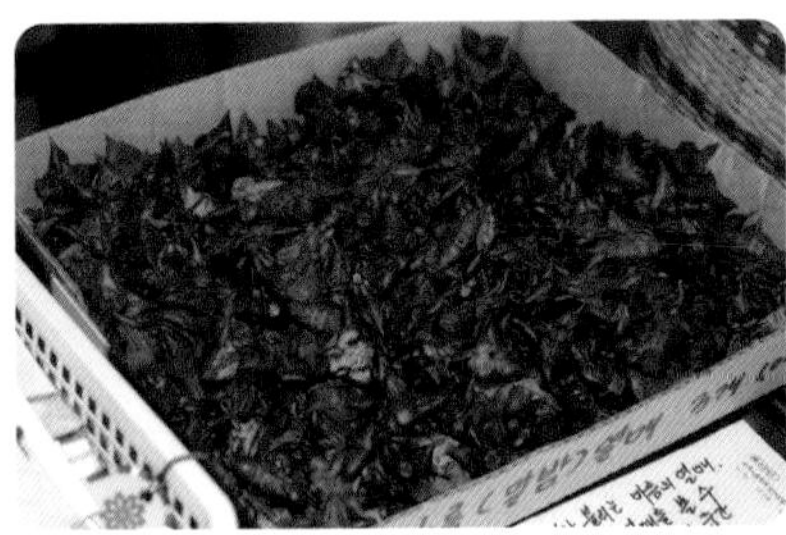
ヒシの果実（韓国）

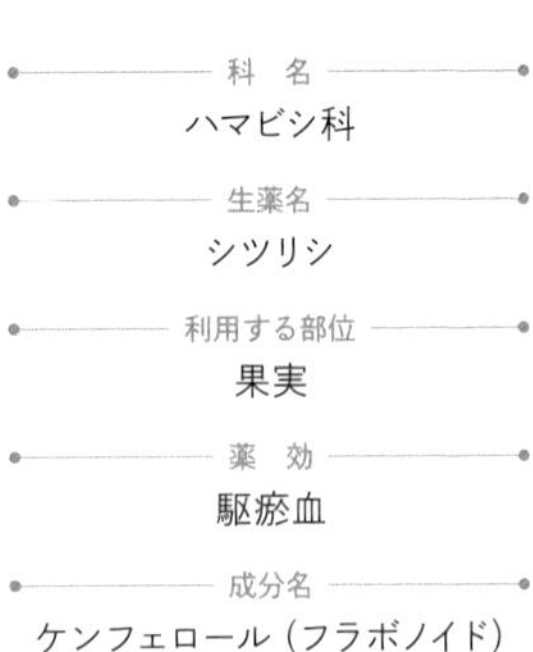
科名
ハマビシ科

生薬名
シツリシ

利用する部位
果実

薬効
駆瘀血

成分名
ケンフェロール（フラボノイド）

筆者は幼少期に忍者のアニメが好きで、テレビでよく見ていました。そんな忍者の武器のひとつが、追手から逃れるために用いる撒菱（まきびし）です。テレビなどでは鉄製のそれっぽいものをよく見かけますが、実際には水草のヒシ科ヒシの果実を使っていたともいわれています。

このヒシの果実によく似た果実をつける、浜辺に分布する植物がハマビシです。大きさこそヒシの果実に敵いませんが、トゲの鋭さなどは負けていません。以前、写真を撮影しようとハマビシの花を探しているときに誤って果実の上に手をつき、あまりの痛さにびっくりしました。あの果実が落ちている浜辺を裸足で歩いていたらと想像すると、ゾッとします。

　意外と知られていませんが、ハマビシは日本の野生植物で、関東以南の海岸砂地に自生しています。また世界的には海岸沿いだけでなく、中国やモンゴルの砂漠地帯、インドの内陸部、そしてアフリカに分布しています。一方、アメリカやオーストラリアでは外来雑草として定着してしまい、社会問題になっているようです。

　薬学では、この果実を生薬シツリシといい、駆瘀血に用います。海外では、特にインドの伝統医学アーユルヴェーダで古くから薬用として利用されています。一方で、ハマビシの葉や茎を使ったサプリメントは、安全でないとして流通を禁止している国もあるため、使用には注意が必要です。

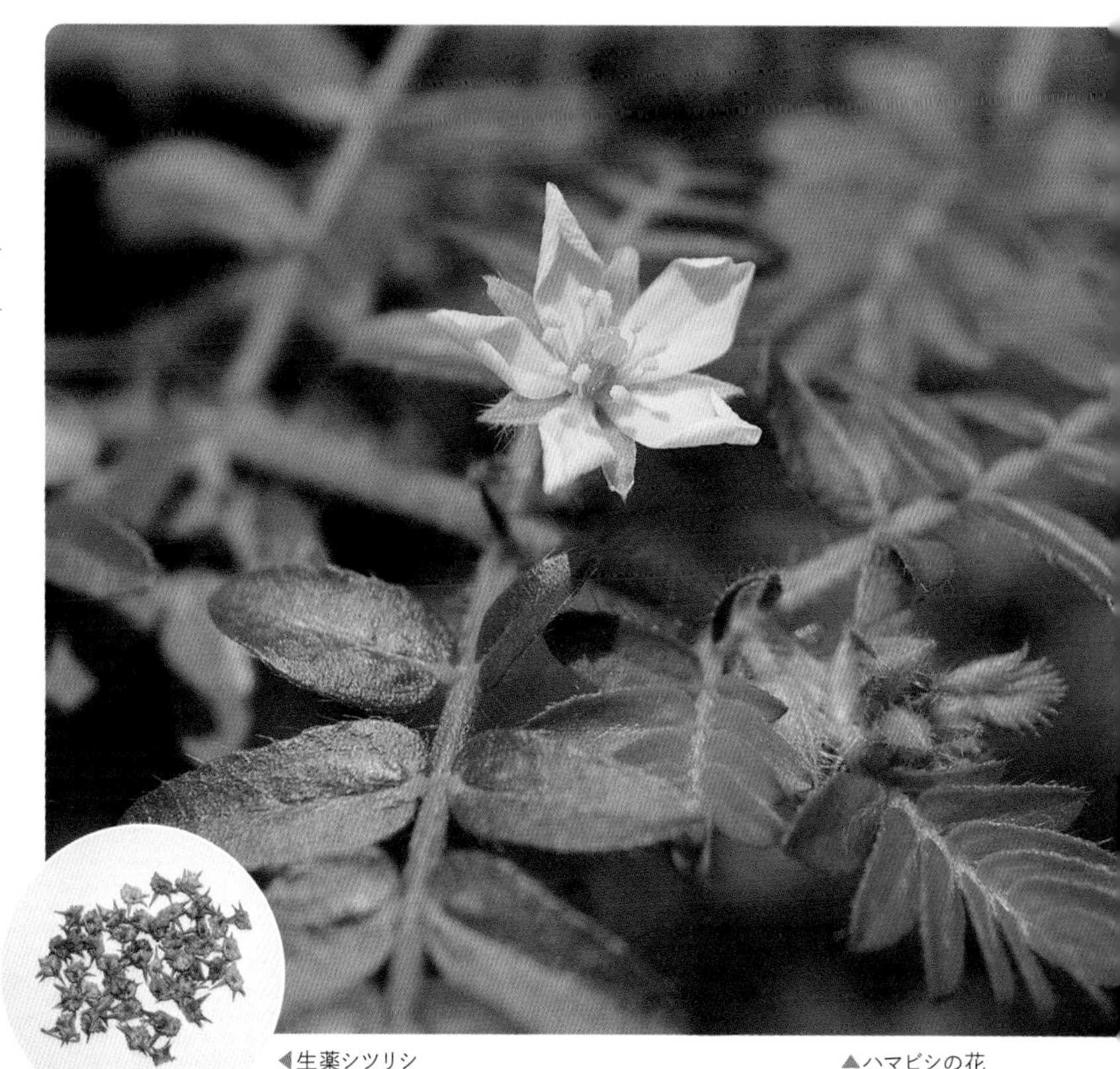
◀生薬シツリシ
▲ハマビシの花

弘法大師の秘薬!?
ヒキオコシ

ヒキオコシ。ちょっと変わった和名です。その昔、かの弘法大師が、道端に倒れていた病人にこれを煎じて飲ませたところ、たちどころに病が治り、引き起こしたことから名づけられたとされています。日本には黒花のクロバナヒキオコシも自生しています。どちらもシソ科らしい小さな花を咲かせます。

一方の生薬名エンメイソウの由来は、お察しの通り、「延命効果のある草」でしょう。「良薬口に苦し」の典型例で、生薬名に由来する含有成分のエンメインが苦味をもつため、健胃薬とされています。薬用と同じ地上部を用いて健康茶としても飲用されます。最近では、このエンメインに血行促進効果などがあるとして、育毛剤としても用いられます。

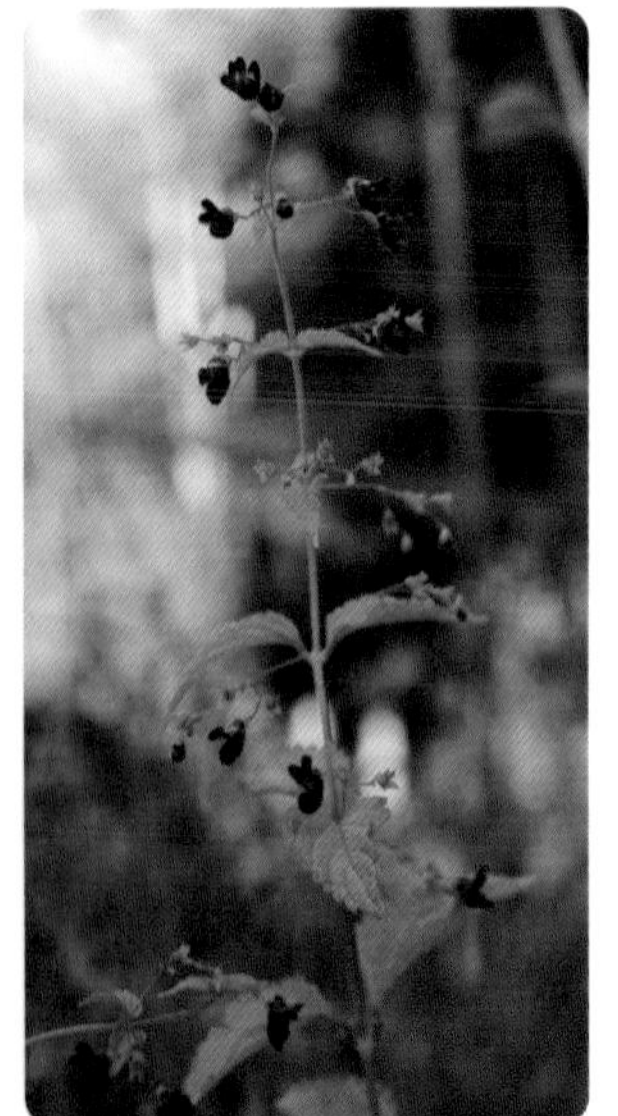
クロバナヒキオコシ

科名
シソ科

生薬名
エンメイソウ

利用する部位
地上部

薬効
健胃

成分名
エンメイン

このヒキオコシ、学名が二転三転している、厄介な植物でもあります。かの有名な牧野富太郎博士の著作『原色牧野植物図鑑』では *Plectranthus japonicus*、現在は *Isodon japonicus*、一時期は *Rabdosia japonica* と呼ばれていました。いずれの学名を使っても間違いではないので、余裕があれば、それぞれが同じ植物を指すことを覚えておきたいところです。

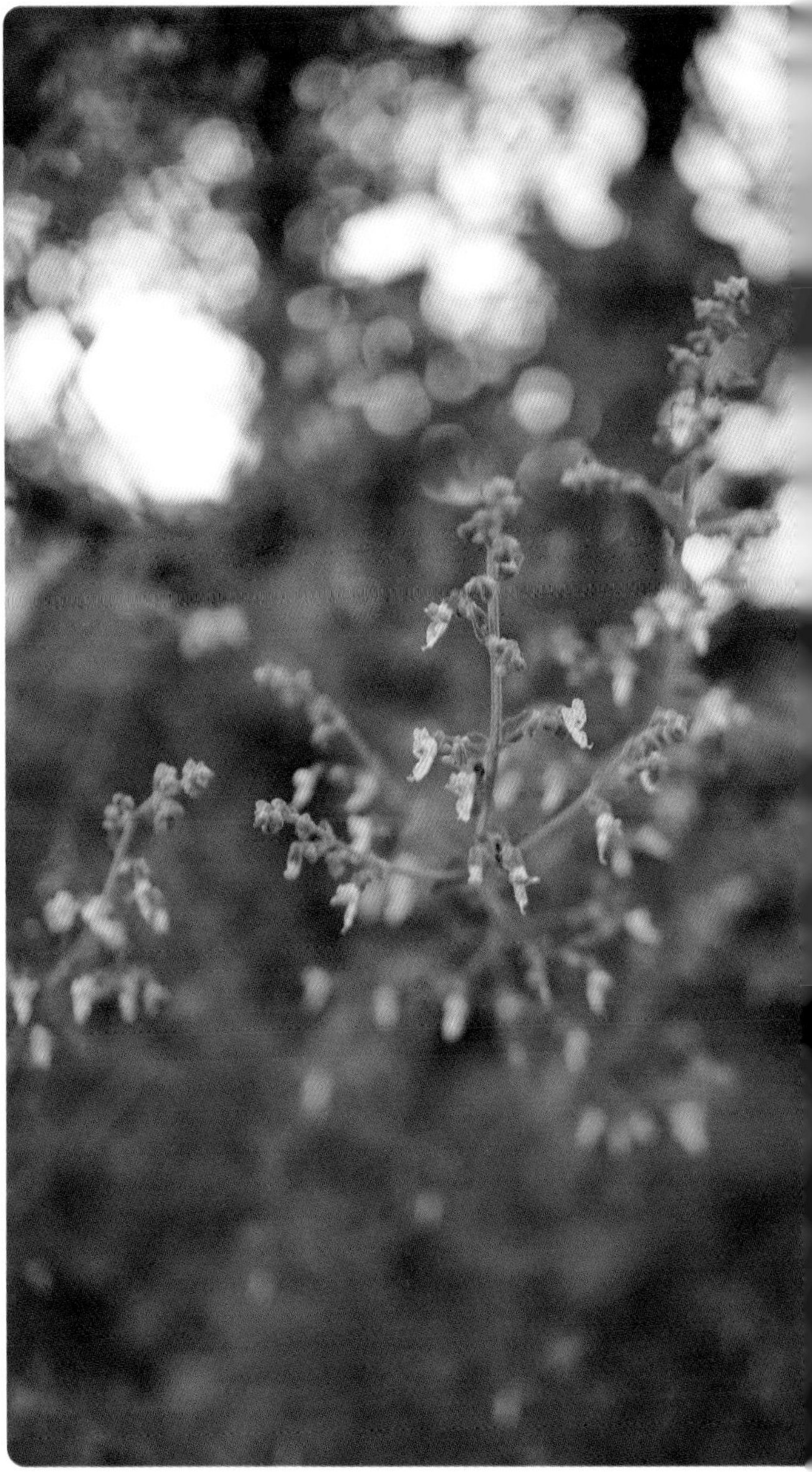

ヒキオコシ

ホオノキ

葉は香るが樹皮は香らず？

科名
モクレン科

生薬名
コウボク

利用する部位
樹皮

薬効
解熱・鎮痛

成分名
マグノロール

日本各地に自生するモクレン科の落葉樹。都会ではなかなか見かけない植物ですが、ドライブでちょっと郊外に足をのばすと、林道沿いにひときわ大きな葉をつけた大木を見かけます。秋の植物園では、巨大なホオノキの落ち葉でお面をつくる子どもをよく見かけます。

ホオノキの葉は香りがよいため、上に味噌などの具材をのせて焼く朴葉味噌（ほおばみそ）が有名です。初夏に咲く、存在感抜群の大きな花もかぐわしいのですが、大木ゆえに花のつく位置が高いのがなんとも残念。花は、同じモクレン科のコブシ（30ページ）に似た構造で、白い大きな花弁の内側には、中心に多数の雌しべが、その外側に、開花後すぐに落ちてしまう多数の雄しべがあります。

薬学では、ホオノキの樹皮を生薬コウボクといい、解熱や鎮痛に用います。香りのよい葉が有名なだけに、漢字では「香木」と書くと思いきや、「厚朴」と書きます。小さく刻んだ刻み生薬では、生薬ケイヒと姿かたちが似ているので戸惑いますが、においを嗅げば間違えることはありません。クスノキ科シナニッケイの樹皮を用いる生薬ケイヒはいわゆるシナモンの香りがしますが、生薬コウボクは香りがしません。

含有成分はマグノロール。本種を含むホオノキ属の学名が *Magnolia* というので、そこから名づけられたのでしょう。学名を知っていると、何かと薬（役）に立つものです。

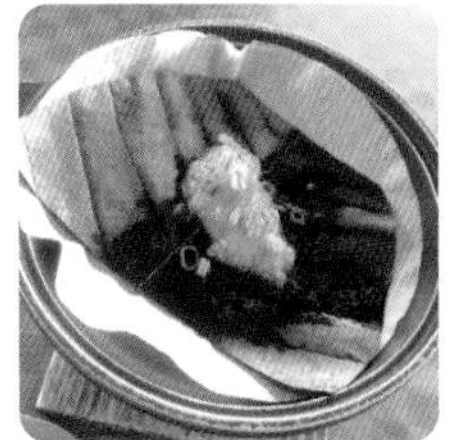

朴葉味噌

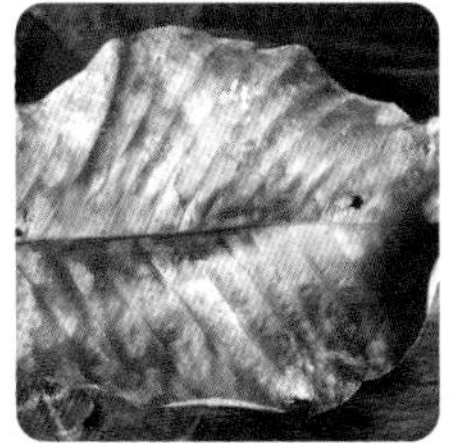

ホオノキの葉（四万温泉）

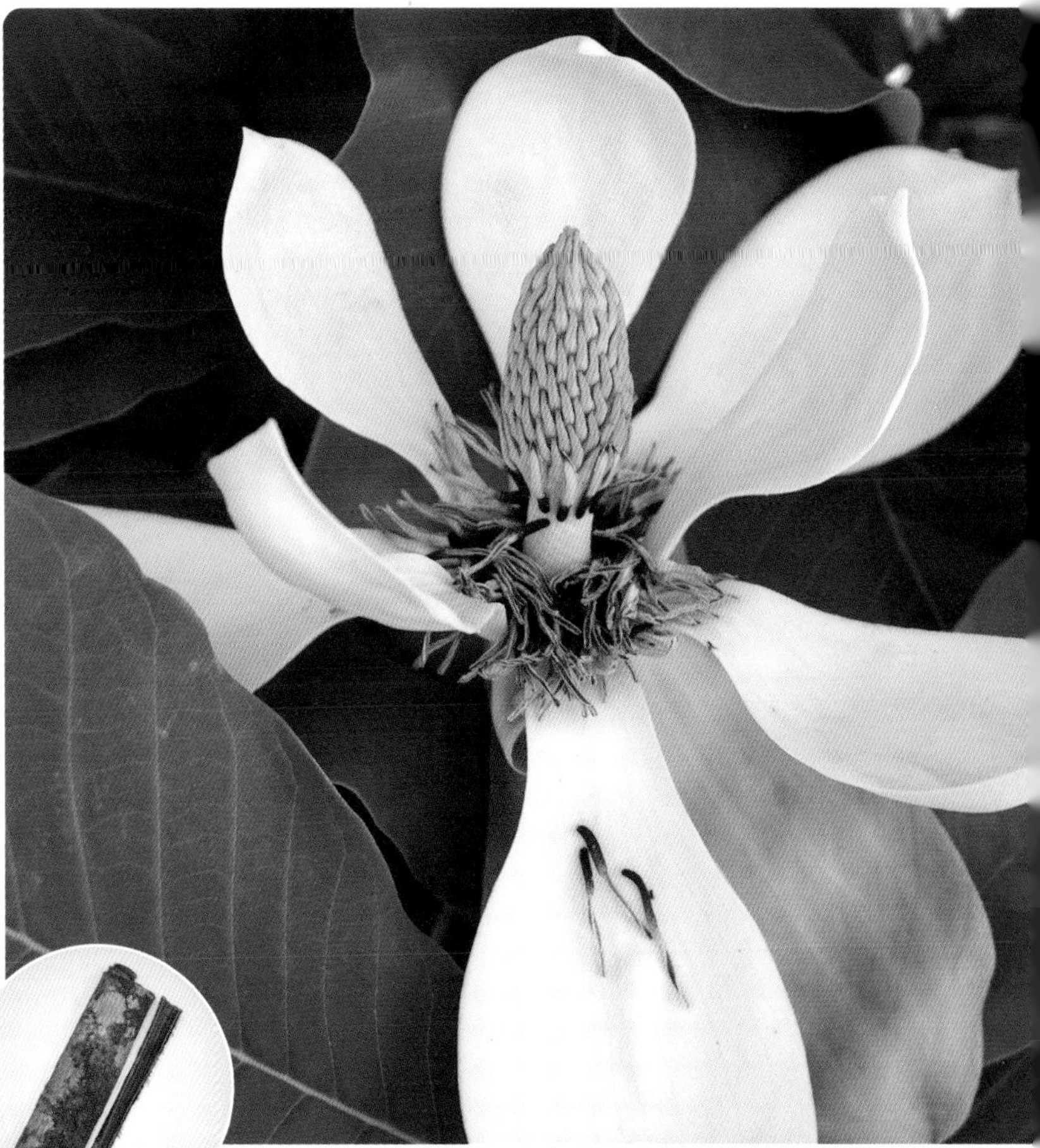

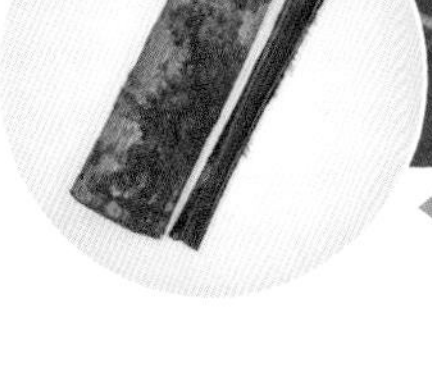

◀生薬コウボク

▲ホオノキの花

ミシマサイコ

日本が誇る薬草はセリ科のマイノリティー？

科名
セリ科

生薬名
サイコ

利用する部位
根

薬効
解熱、鎮痛

成分名
サイコサポニン

ミシマの名を冠した植物で思い浮かぶのは、清流に自生するキンポウゲ科の水草・ミシマバイカモでしょうか。静岡県三島市で発見されたことから名づけられ、今でも三島市のシンボル的存在です。ここで紹介するミシマサイコも、ミシマバイカモに引けを取らない、三島を代表する植物です。後述するように、根を薬用に用いるのですが、この三島地方で産出したものが品質がよかったため、この和名になったようです。

ミシマサイコは、植物学的には、セリ科に属します。セリ科植物と聞くと、ニンジンやパクチーのように、葉が鳥の羽状に細かく分かれた羽状複葉をつけているイメージ、ありませんか？　では、ミシマサイコの葉はいかに？　じつは、ミシマサイコは、他のセリ科の葉とは大きく異なり、切れ込みのないオオバコ（14ページ）のような単葉をつけるのです。何を隠そう、まだ薬草の知識に疎かった現職着任当初の筆者も、セリ科のイメージとかけ離れた葉をもつミシマサイコの苗を前に、それとは知らずに素通りしてしまったことがあります。ちなみに、ミツバやパクチーなど香りのよい葉をもつセリ科にあって、ミシマサイコは葉を千切ってもあまり香りがしません。他方、開花している様子を見れば、セリ科であることがわかります。ハマボウフウのところ（48ページ）

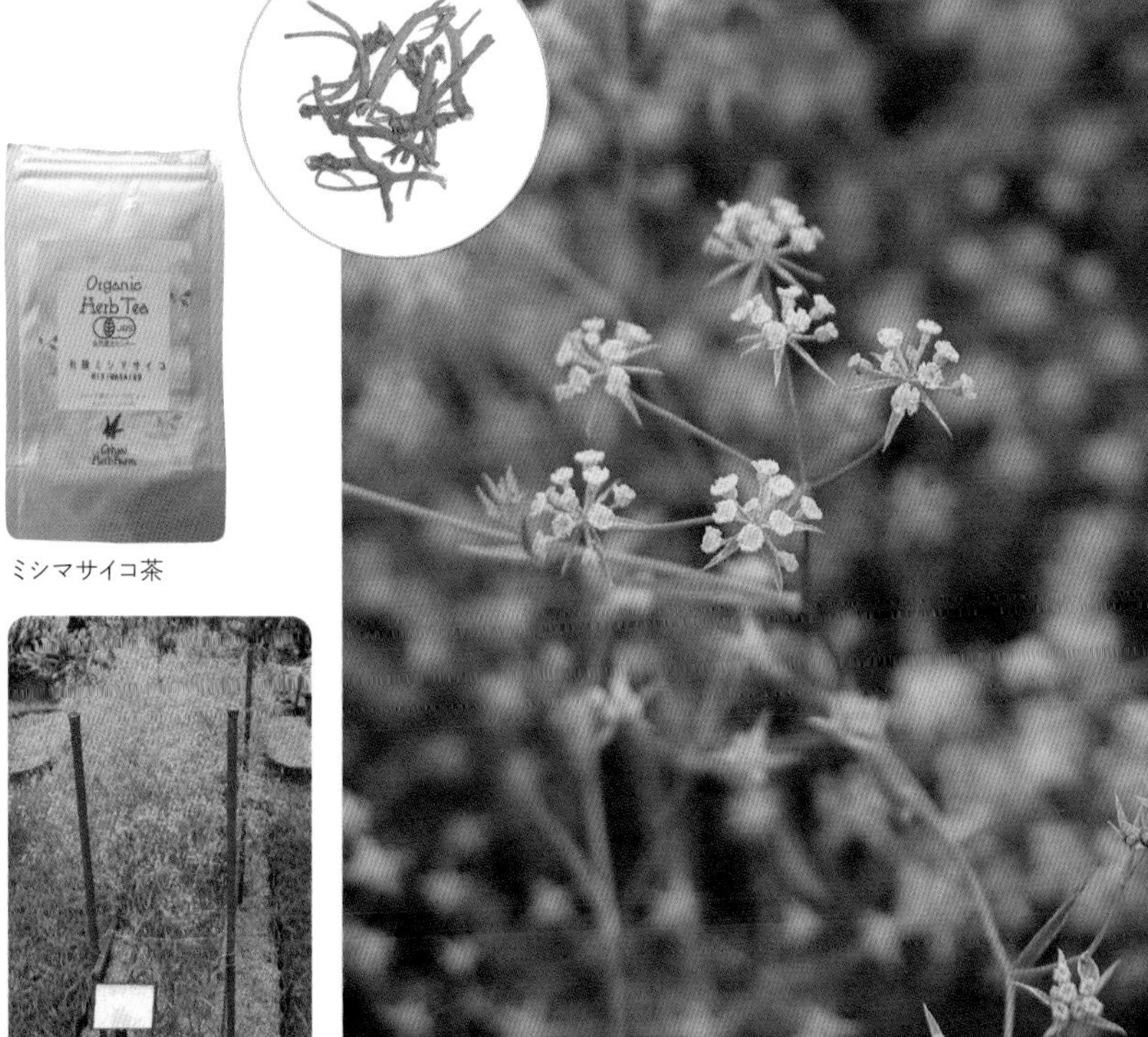

生薬サイコ

ミシマサイコ茶

ミシマサイコ

ミシマサイコの花序

で紹介した、いわゆる傘をひっくり返したような複散形花序をつけます。セリ科のマイノリティーであることがおわかりいただけたでしょうか。

　薬学では、ミシマサイコの根を生薬サイコといい、解熱、鎮痛に用います。以前は野生品が用いられていましたが、現在では日本から中国に苗が渡り、安価な生薬として逆輸入している状態です。一方、前述した三島市では、国産薬草復活プロジェクトが進んでおり、根を薬用に、葉をハーブティーにと、幅広く使われています。

白花なのに紫？ ムラサキ

科名
ムラサキ科

生薬名
シコン

利用する部位
根

薬効
創傷治癒

成分名
シコニン

「名は体を表す」といいますが、ときに首をかしげたくなるような植物名に出会います。ムラサキもそのひとつ。和名から紫色を思い浮かべますが、実際は可愛らしい白花を、ムラサキ科特有の渦巻き状の巻散花序（サソリ形花序ともいいます）につけます。

ではなぜムラサキ？　それは、薬用部位を観察するとわかります。本種の根を生薬シコンといい、傷を治す創傷治癒作用があるとされ、数少ない外用漢方薬である紫雲膏に含有されています。根はたいへん鮮やかな紫色をしており、古くは高貴な色である紫の染料としても用いられていました。

ムラサキは、沖縄以外の全土に広く自生する日本の野生植物です。近年、個体数が減少している、いわゆる絶滅危惧種であり、各地で市民による保全活動がなされています。その一方で、ムラサキを大事に思うあまり、代わりの植物として近縁種セイヨウムラサキを導入した場所もあるそうです。この場合、近縁種であるため姿かたちは似ていますが、肝心の根が紫色ではなく、残念ながら薬用や染料としての用途を代用できるものではありません。そればかりか、ただでさえ個体数が減少しているムラサキと交雑を起こし、純系種のムラサキがさらに減少してしまう危険性も指摘されていました。

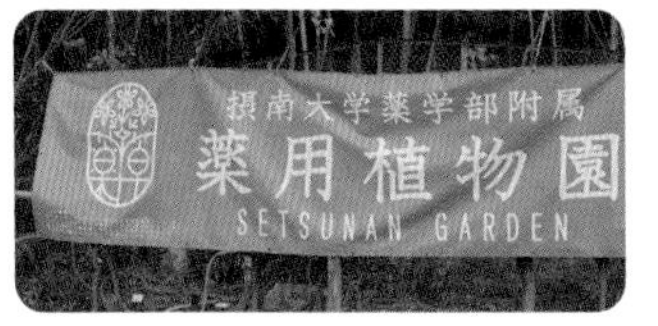

ムラサキがシンボルマークの横断幕

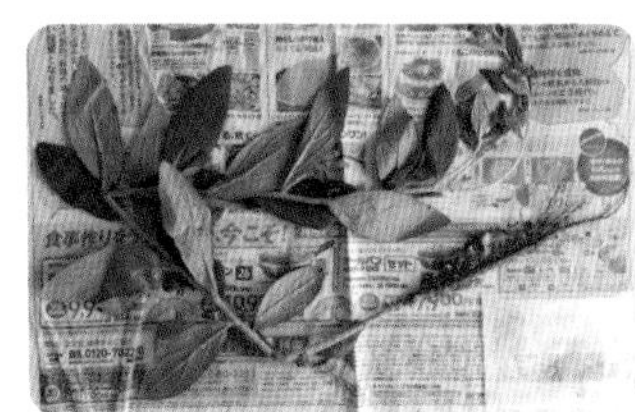
ムラサキの根

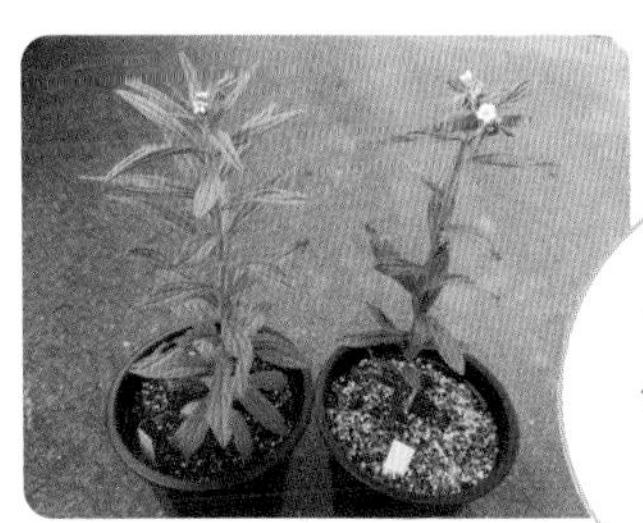
ムラサキ（右）とセイヨウムラサキ

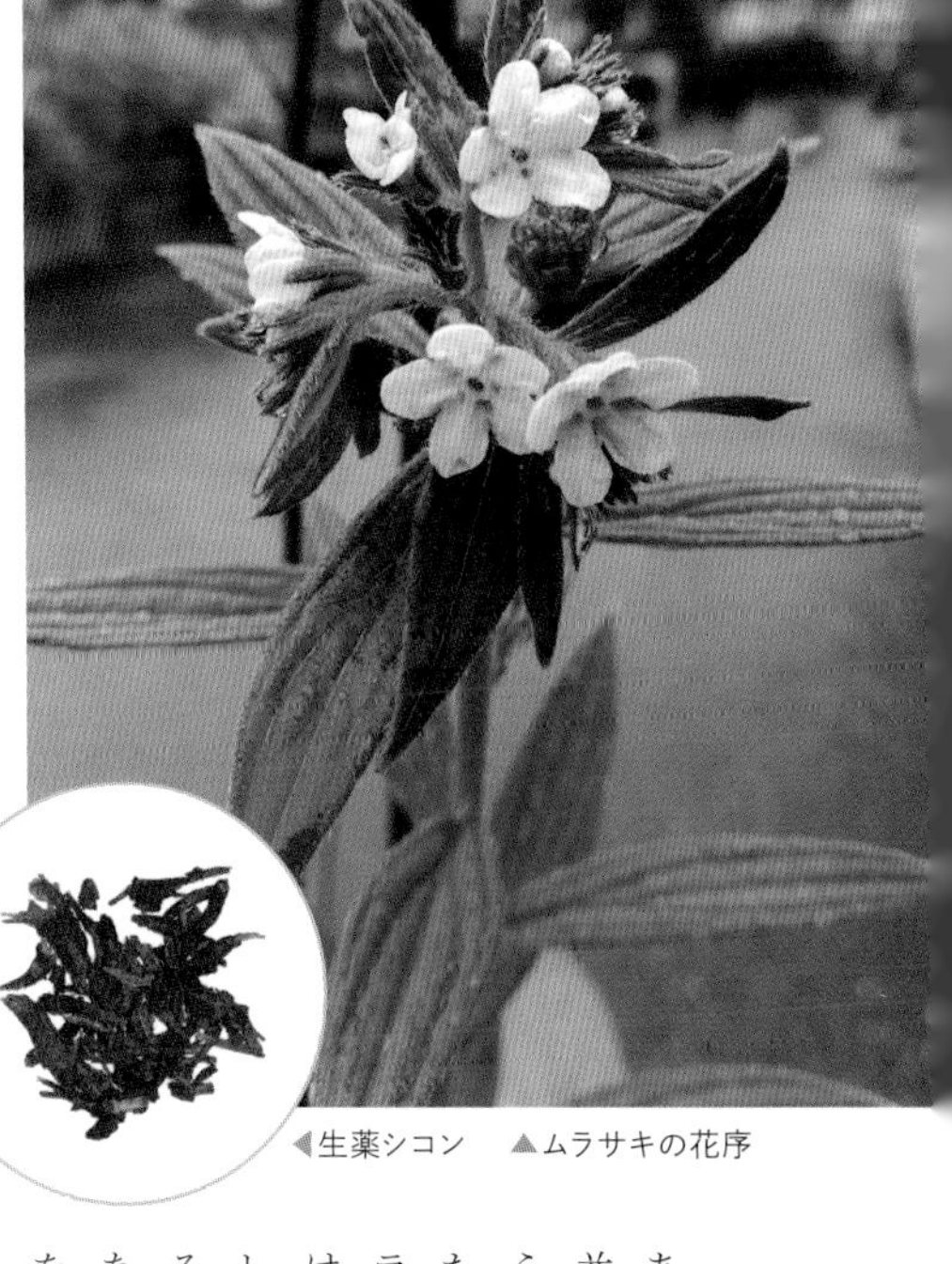
◀生薬シコン　▲ムラサキの花序

そこで、筆者が勤務する薬用植物園では、あえてムラサキとセイヨウムラサキを隣に並べて鉢栽培を行ない、雑種ができるかどうかを調査しました。結果は、シロでした！ただ、この結果は、ムラサキとセイヨウムラサキに雑種ができないことを証明したわけではなく、あくまでひとつの実験結果でしかありません。大切なのは、一度失われると二度と手に入らない貴重な生態系を、なるべくありのままの状態で保存する知恵を絞ることではないでしょうか。

余談ですが、先述した研究は、筆者が薬学部で初めて行なった研究であり、その思い入れの強さもあって、当園のシンボルマークの題材にしました。発注先からデザイン案が届いたとき、一目で「これだっ！」と思ったのを覚えています。当園にお越しの際は、ムラサキのロゴが入った薬草園入口の横断幕をぜひご覧ください。

目薬の木？

メグスリノキ

科名
ムクロジ科

生薬名
──

利用する部位
樹皮

薬効
洗眼薬

成分名
ロドデンドロール

名は体を表す。その最たるものが、このメグスリノキではないでしょうか。以前は日本の固有種とされていましたが、現在では本州から四国、九州と中国大陸にまで自生する種とされています。カエデの仲間では珍しい、3つの小葉に分かれた葉をつけるのが特徴で、ミツバカエデとも呼ばれています。他のカエデ同様、紅葉も美しいため、大学構内や植物園などで植栽されます。以前はカエデ科でしたが、現在では近縁種とともにムクロジ科に移されています。

学名はちょっと変わった *Acer maximowicziarum*。牧野富太郎博士とも親交のあった、ロシアの植物学者・マキシモビッチ博士への献名です。

薬学では、メグスリノキの樹皮を煎じて点眼薬や洗眼薬としていました。また、肝臓疾患にも用いられていたようです。現在でも、樹皮をメグスリノキ茶として飲用します。筆者が勤務する薬用植物園では、目によいとされるブルーベリーやマリーゴールドの近くに本種を植えて、3種まとめて紹介しています。

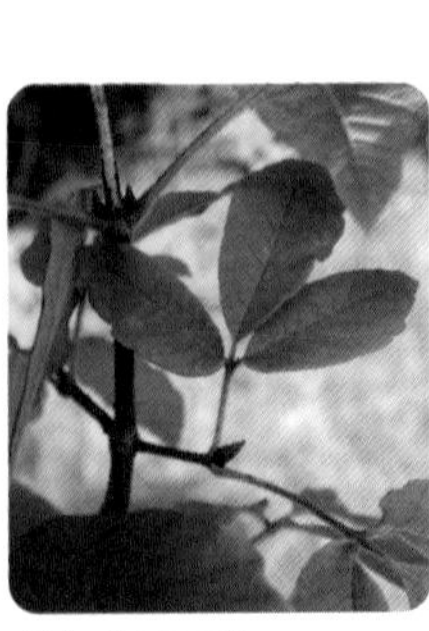
メグスリノキの葉

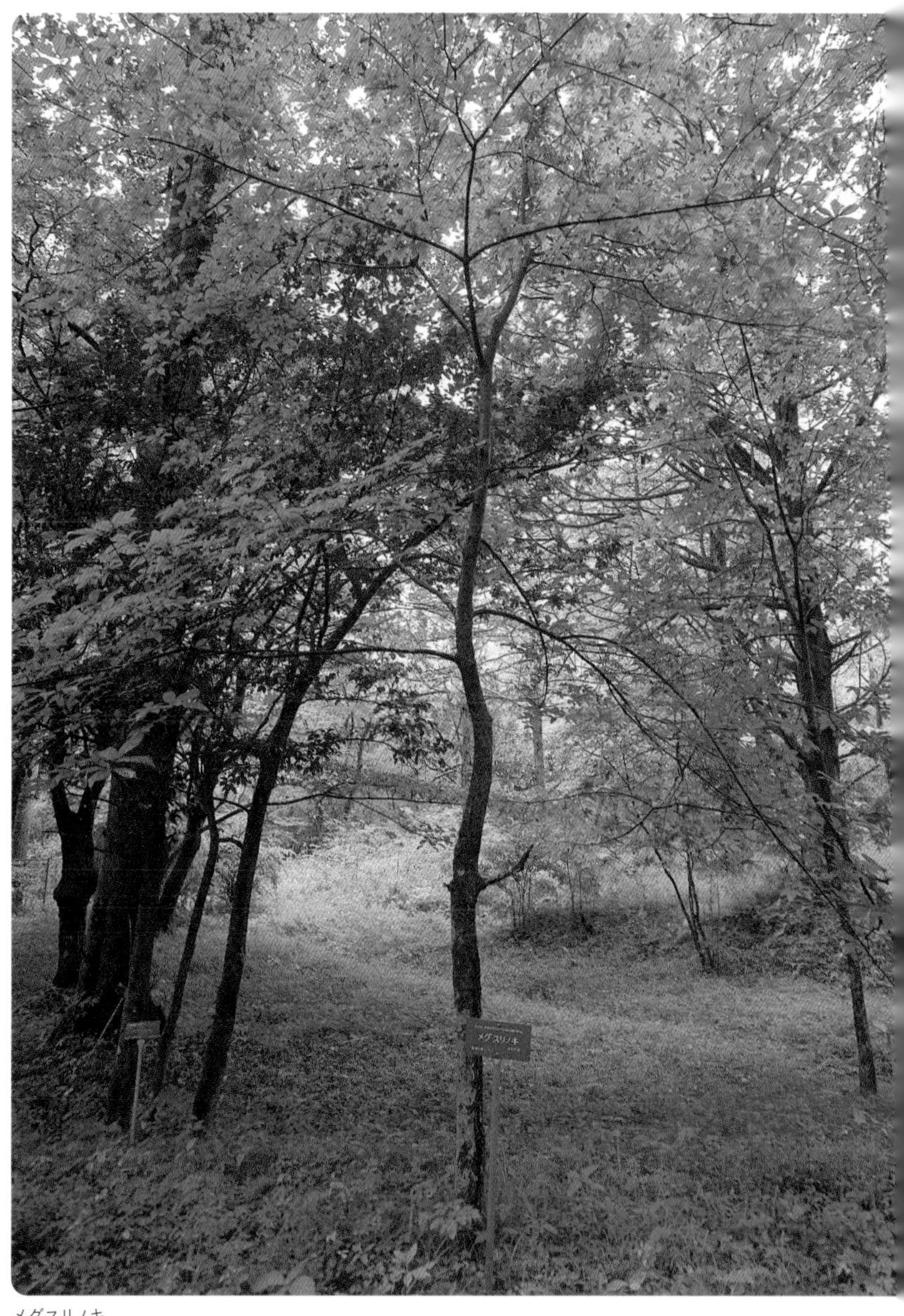

メグスリノキ

ヤマノイモ

あなたはジャガイモ派？　サツマイモ派？　それともヤマイモ派？

科名
ヤマノイモ科

生薬名
サンヤク

利用する部位
担根体

薬効
滋養強壮

成分名
ジオスゲニン

みんな大好きお芋さん。ジャガイモにサツマイモにサトイモ、最近ではキクイモやヤムイモも人気です。一口にお芋といってもいろいろありますが、これらは植物学的には、サツマイモとそれ以外に分けられます。じつは、焼き芋でおなじみのサツマイモは根です。一方、カレーでおなじみのジャガイモなどは茎です。では、すりおろしてとろろご飯として食べるヤマイモはどうでしょうか？　じつは、ヤマイモに関しては、「そのどちらでもない」が正解です。私たちは、根でも茎でもない少し特殊な器官である担根体(たんこんたい)を食べています。

食用で知られる担根体が有名な一方で、植物としてのヤマノイモの花や果実はわりと知られていません。花は雌雄異株で、雌花序は尾状で垂れ下がりますが、雄花序は棒状で立ち上がります。秋になると、軍配のような形の果実を多数つけ、その中には翼のついた扁平な種子が入っています。風に乗って分布を広げる風散布種子の典型例です。

ヤマノイモのもうひとつの特徴は、多様な生存戦略です。他の植物と同じように種子繁殖をする一方で、むかごによって栄養繁殖（クローン繁殖）を行なっているのです。むかごは、葉の付け根にできる芽が栄養分をためたもので、むかごご飯などとして食べることもできます。

なお、ヤマノイモは担根体からも栄養繁殖が可能なので、前述したオニユリ（86ページ）同様、繁殖上手な植物といえます。

ちなみに、ヤマイモとして私たちが食べているものには、じつは4種類あります。一つは中国原産のナガイモ。文字通り細長く、日本でも栽培されています。二つ目はツクネイモ、あるいはヤマトイモ。日本原産のヤマノイモの栽培品になります。三つ目はイチョウイモ。こちらもヤマノイモの栽培品で、文字通りイチョウの葉のような形をしています。最後に、ヤマノイモの天然ものである自然薯（じねんじょ）です。１mにもなる長さを地中から掘り上げたもので、今ではなかなかお目にかかれません。

薬学では、これらナガイモやヤマノイモの可食部、つまり担根体を生薬サンヤクといいます。滋養強壮の作用が知られており、漢方処方の八味地黄丸などに配合されています。

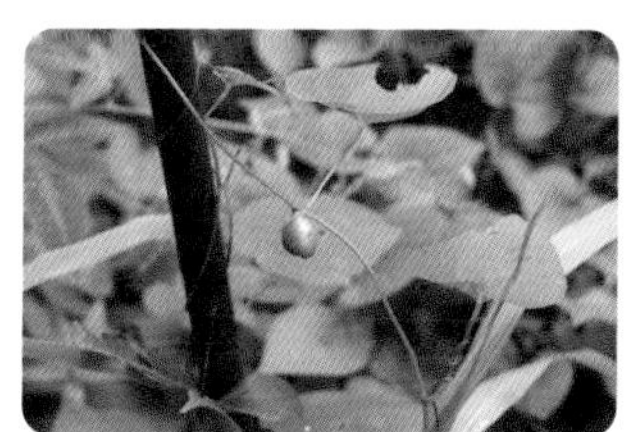

ヤマノイモのむかご

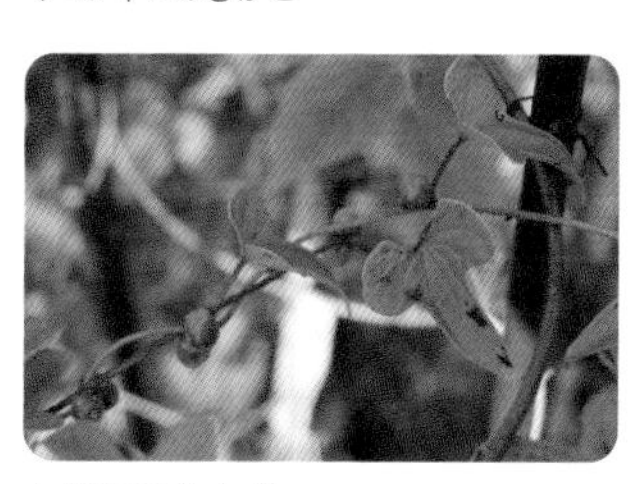

ナガイモのむかご

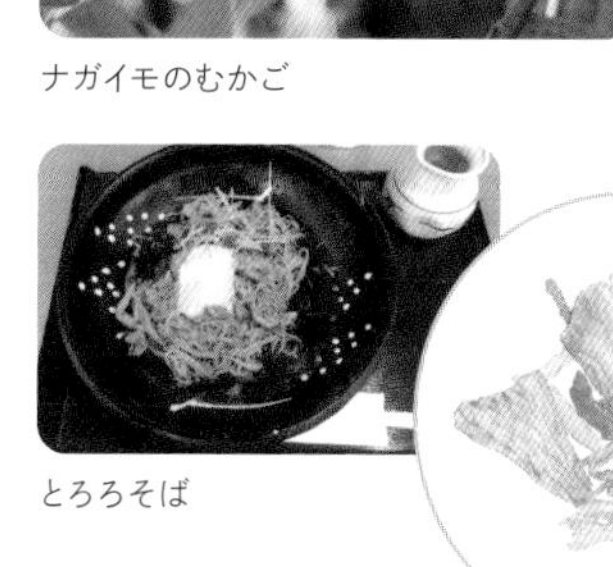

とろろそば

◀生薬サンヤク

▲ナガイモの花序

鎧をまとった草

ヨロイグサ

日本から朝鮮半島や中国、極東ロシアにかけて自生する大型の多年草で、ヒトの背丈を超えるほどに成長します。和名は、太く大きな茎に、大型の羽状複葉を重なるように次々と展開していくさまを、鎧に例えたようです。

植物学的にはセリ科シシウド属に属します。山菜として有名なウコギ科ウド（74ページ）に似ていますが食味が劣り、猪（シシ）しか食べないとして名づけられたシシウドは、本種の近縁種です。

夏になると、茎の先端にハマボウフウ（48ページ）に似た大きな複散形花序をつけ、秋になるとセリ科特有の2個の分果に割れる果実を多数つけます。

薬学では、本種の根を生薬ビャクシといい、解熱、鎮痛などに用います。独特の香りのもとは、桜餅の香りと同じクマリン類で、近縁種のノダケ（126ページ）の根を使う生薬ゼンコと、主成分や用途が似ています。対して、近縁種で使用部位も同じ生薬トウキとは、主成分が異なっており、こちらは駆瘀血薬になります。

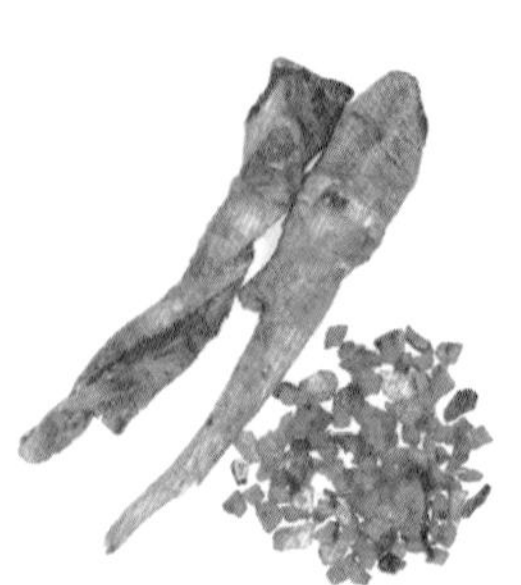

生薬ビャクシ

科　名
セリ科

生薬名
ビャクシ

利用する部位
根

薬　効
解熱、鎮痛

成分名
ビャクアンゲリコール

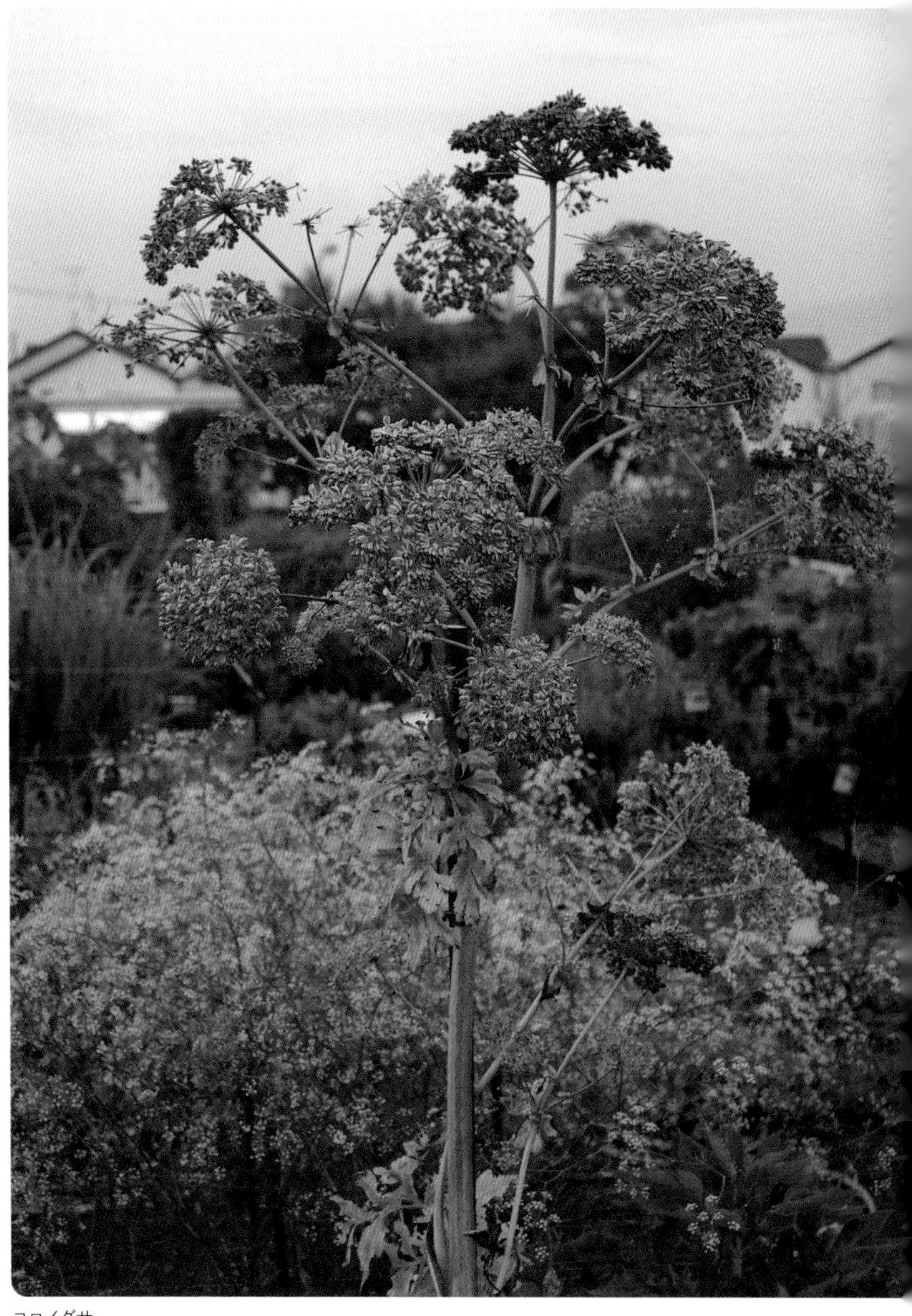

ヨロイグサ

コラム

世界のお茶文化④ ゴツコラジュース

お茶ではないのですが、面白いジュースを紹介します。インドの伝統医学アーユルヴェーダにも登場する薬草であるゴツコラを使ったジュースです。筆者は以前、タイのバンコクでこのジュースを飲みました。「東南アジア版青汁」といったところで、青臭さが強烈でした。

このゴツコラ、じつは日本にも自生しています。セリ科の多年草ツボクサがそれです。現在では、ツボクサ抽出エキスがサプリメントや化粧水などに利用されていますが、ジュースやお茶として飲用するという話は聞いたことがありません。

Healthy Herbal Juices 20
Lemongrass with ginger - cures, indigestion,
sweat, maintains bones.
Roselle jucewith dazao - lowers cholesterol,
Chrysanthemumtea - cures canker, sore
thirst
Centella juice - wound healing, cures canker sore
mintainseysight.

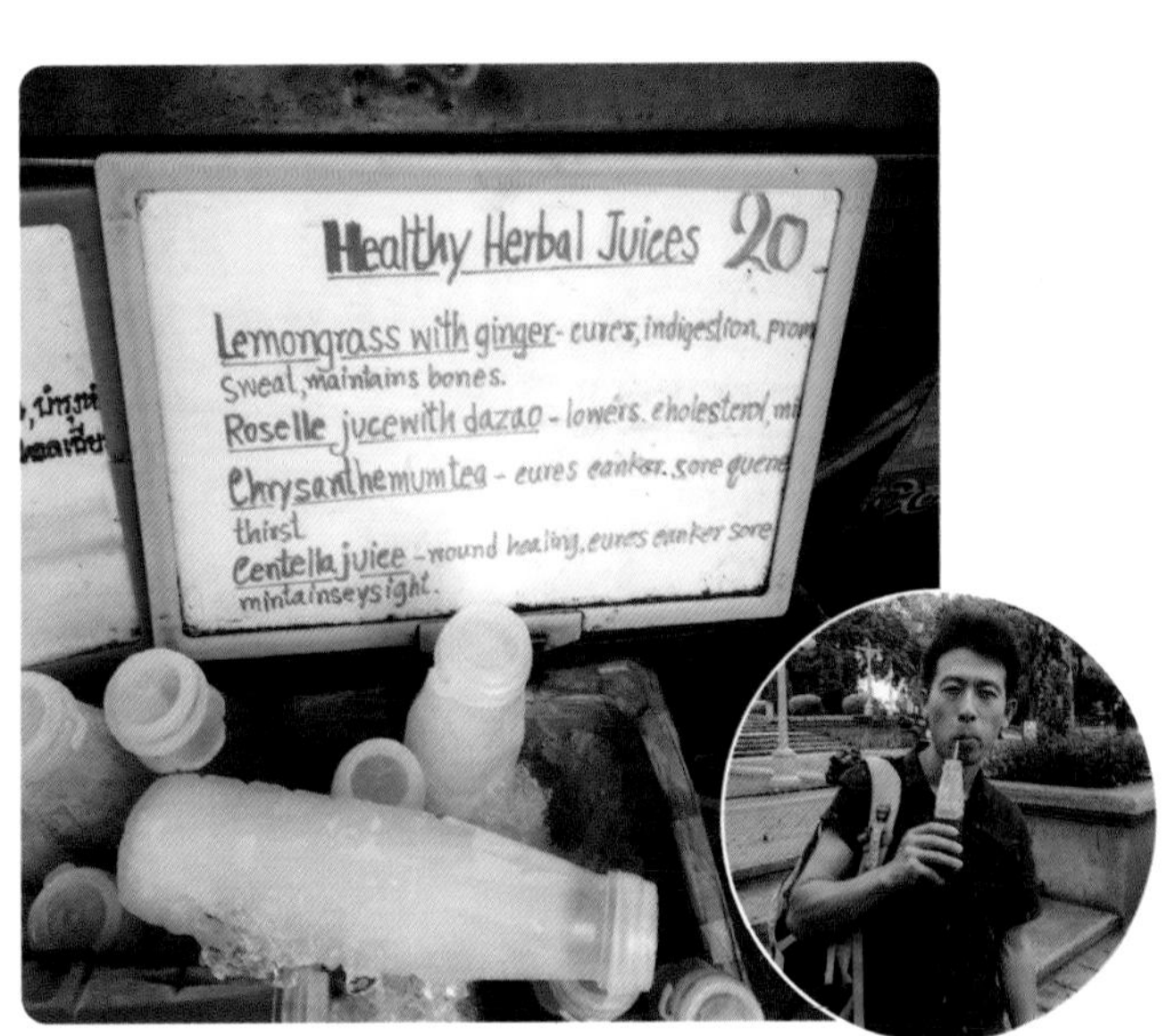

タイで売っていたゴツコラジュース

ゴツコラジュースを飲む筆者

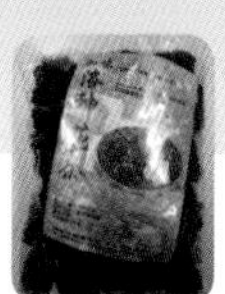
◀台湾で売られていたハイビスカスティー

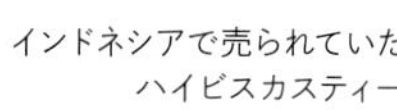
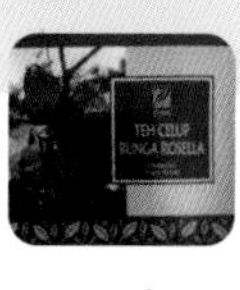
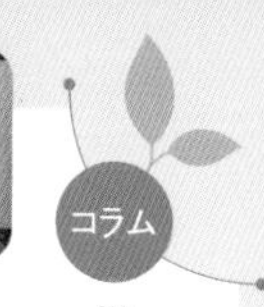
インドネシアで売られていた▶ハイビスカスティー

コラム

世界のお茶文化⑤

ハイビスカスティー

いわゆるハイビスカスの一種、アオイ科ローゼル（*Hibiscus sabdariffa*）を使ったハーブティーです。用いるのは、ローゼルの肥大化した赤い萼と苞で、萼の中にある丸い果実は用いません。台湾などでは、この果実を押し出す専用の道具があります。

中国名を洛神花といい、台湾では生薬サンザシ（182ページ）や生薬ウバイ（梅の未熟果実の燻製、162ページ）と合わせて酸梅湯（さんめいたん）として飲用します。一方、インドネシアで売られていたものは、ローゼル単体のハーブティーでした。後者は、お湯を注ぐだけですぐに酸味のあるきれいな赤色のハーブティーができます。

ローゼルは熱帯原産の植物ですが、日本でも一年草として栽培と収穫が可能です。日が短くなると花が咲く短日植物のため、夏の終盤あたりに花が咲き、順次結実します。

観察のポイントは、アカメガシワのところ（10ページ）で紹介した花外蜜腺です。花の中にある花内蜜腺と対照的に、葉や萼に蜜腺があることを指し、ローゼルでは萼の外にあります。栽培していると、この蜜腺にアリがやってきます。もしかしたら、ハーブティーにも花外蜜腺から出る自然な甘味が抽出されているのかもしれません。

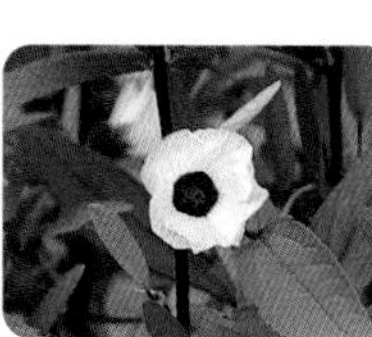
ローゼルの花

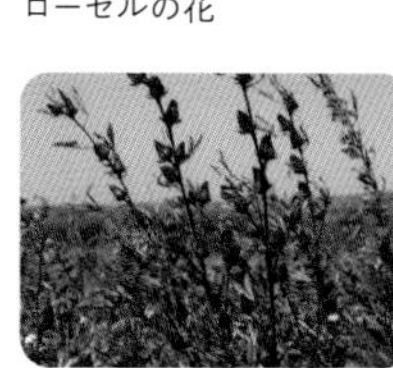
ローゼル（インド）

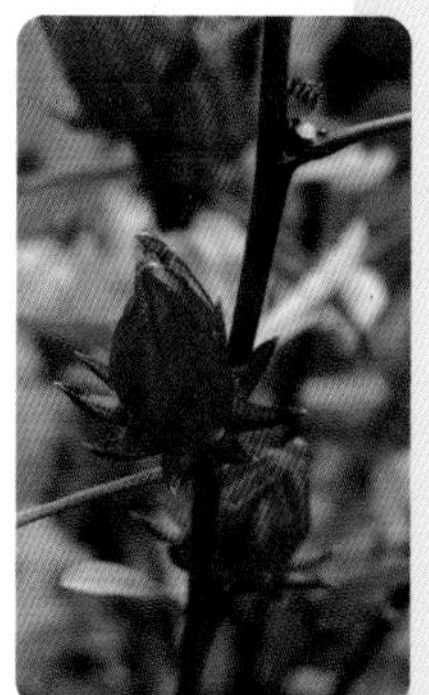
ローゼルの花外蜜腺と、そこに集まるアリ

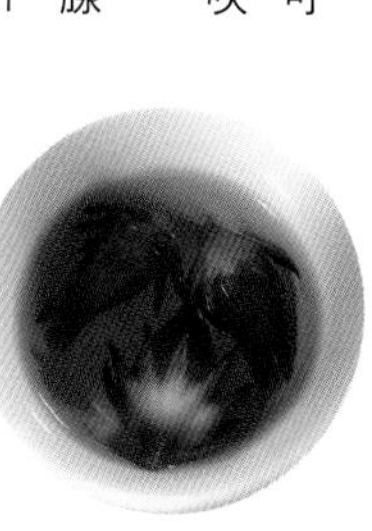
ハイビスカスティー

コラム

世界のお茶文化⑥

蓮花茶

ハスを国花とするベトナムで有名なお茶です。ハス科ハスの花に茶葉を詰めて香りを移したものです。ベトナム・ホーチミンのベトナム伝統薬博物館で飲んだことがありますが、香り高いお茶であったと記憶しています。

つくり方はけっこう大変だそうで、花が開く前のハスの花を収穫して、その花弁を一枚一枚めくっていき、中の空間に茶葉を詰め、これをさらにハスの葉で包んでしばらく貯蔵します。似たようなつくり方のお茶に、ジャスミン茶があります。こちらは、モクセイ科ジャスミンの小さな花をたくさん用意しておき、茶葉の層とジャスミンの花の層を交互にミルフィーユのように重ねて香りを移します。

最近、日本でハスの葉茶を見かけるようになりました。筆者が勤務する薬用植物園のハスの葉でもつくるのですが、これがことのほかおいしいのです。緑茶に近い味わいで、幅広い層に飲んでもらえると思います。つくり方は簡単で、葉を収穫してただ乾燥させるだけ。もし新鮮なハスの葉が手に入ったら、ぜひ試してもらいたいと思います。

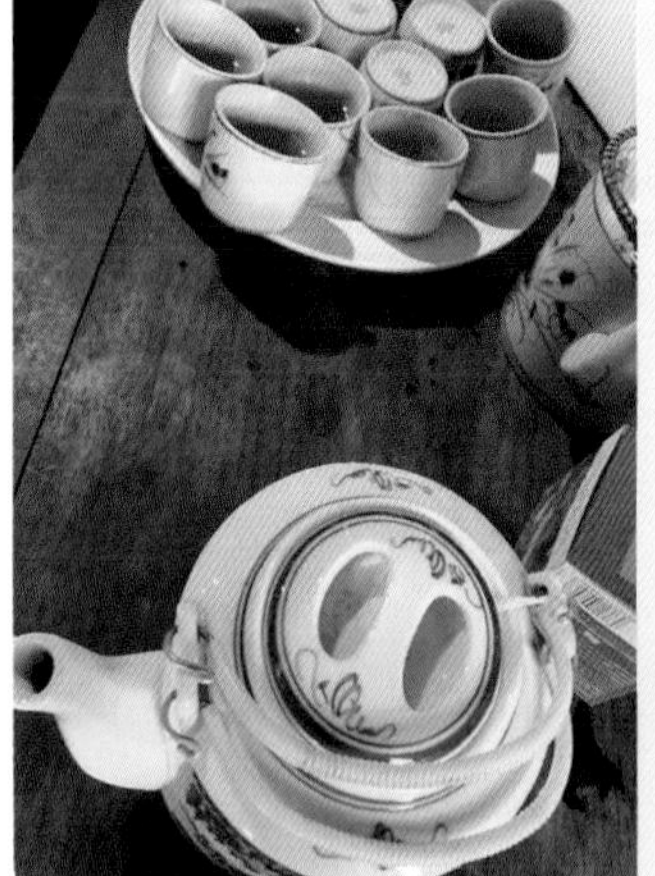

ベトナムで飲んだ蓮花茶

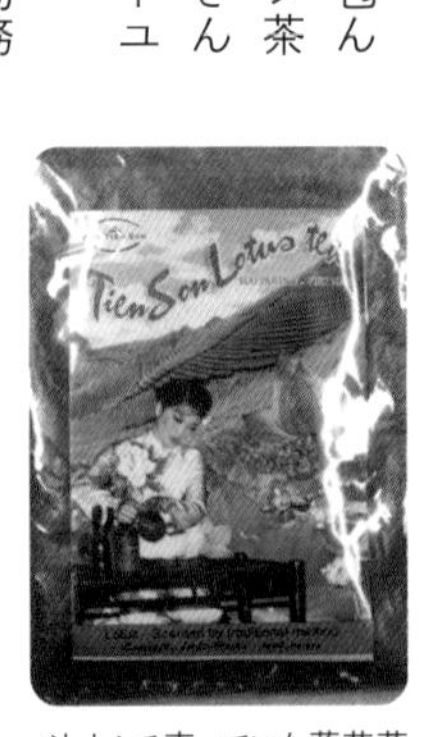

ベトナムで売っていた蓮花茶

3

外国から来た薬用植物

アロエ

アロエ3兄弟

科名
ススキノキ科

生薬名
アロエ

利用する部位
葉から得た液汁

薬効
瀉下

成分名
バルバロイン

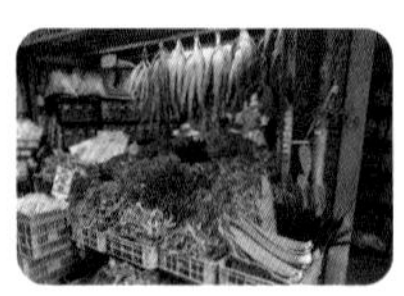

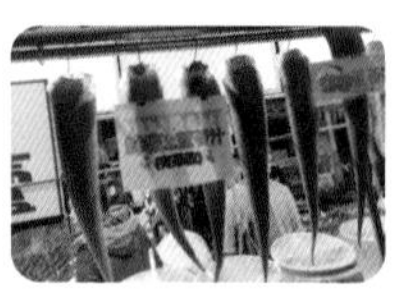

台湾ではこのように売られていた

おばあちゃんのお家に植えてあって、虫に刺されたときに使うアロエ。朝ごはんのヨーグルトに入っているアロエ。薬学生の教科書に出てくるアロエ。どれもたしかにアロエなのですが、いずれも別々の植物です。

最初のアロエは、和名をキダチアロエといい、最も頻繁に見かけるアロエです。温暖な気候の千葉県や和歌山県では、屋外で冬を越し、オレンジ色の見事な花が咲いているところも見かけます。

お次のアロエは、和名がないため学名でアロエ・ベラといいます。皮を除いた多肉質の葉をヨーグルトなどに入れて食します。あまり苦くないと聞いたことがあるので皮をむいて食べてみましたが、ものすごく苦かったです。こちらは黄色い花が咲きます。

最後はいわゆる薬用アロエで、学名でアロエ・アフリカーナといいます。薬用部位は葉の液汁で、生薬アロエといい、瀉下薬として用います。薬用に乾燥させると黒い鉱物のようになるため、見学会では「黒曜石のようだ」と説明しています。大きくなるととても見ごたえのある

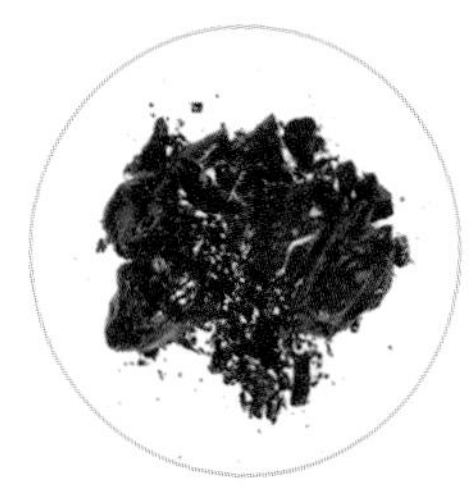
生薬アロエ

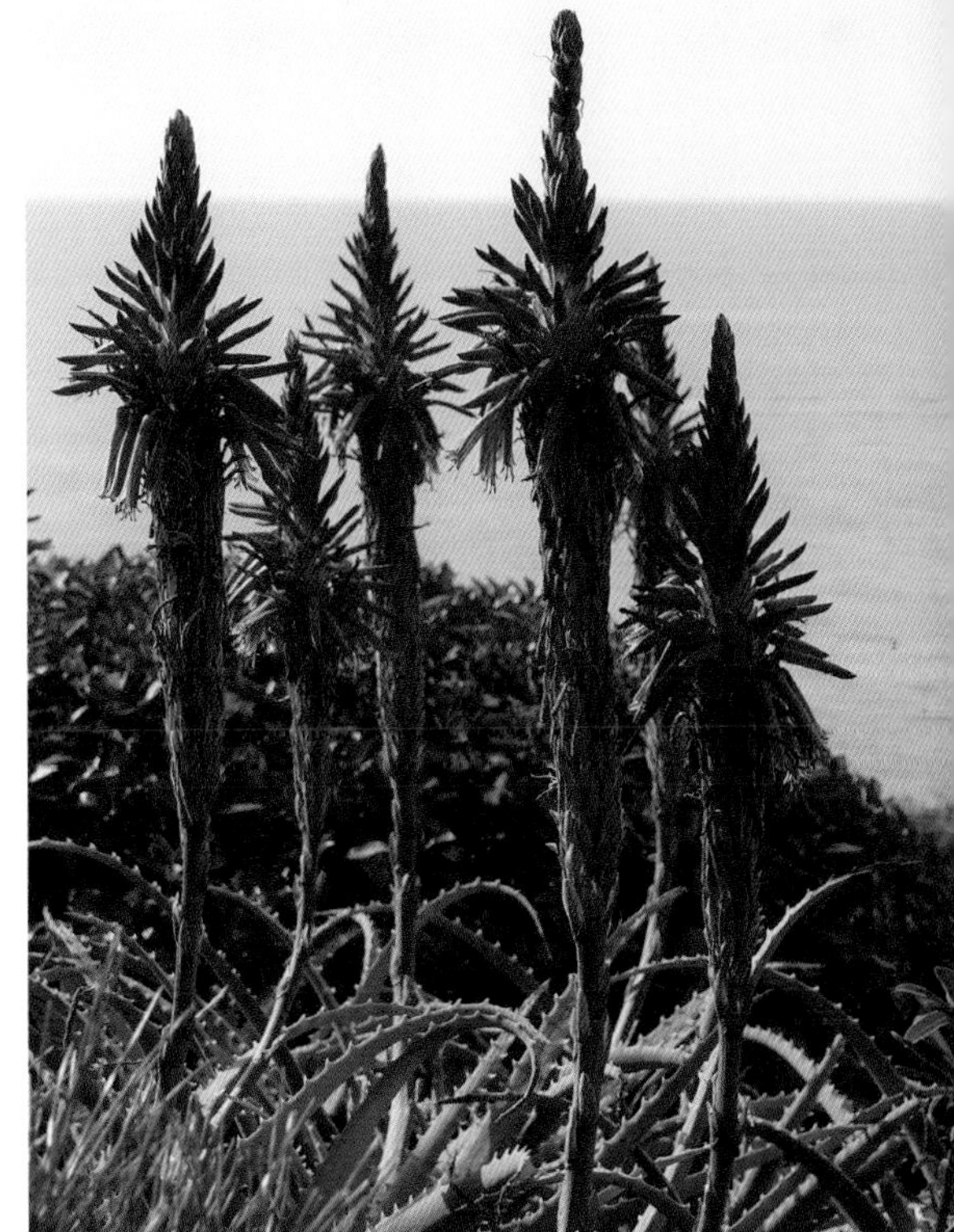
キダチアロエ

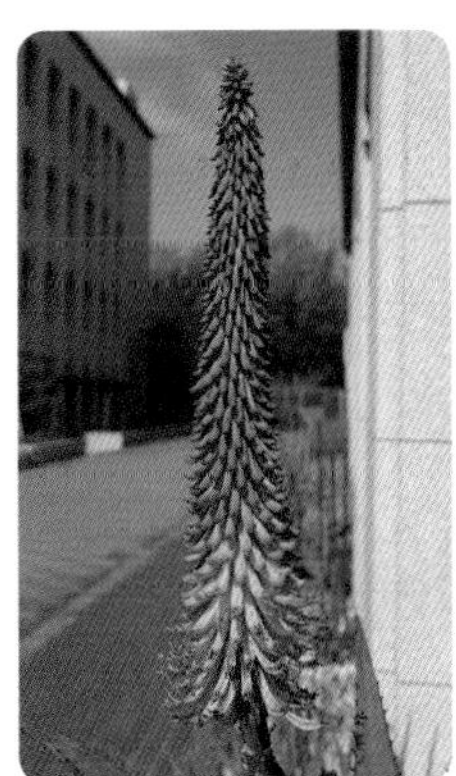
アロエ・アフリカーナの花序

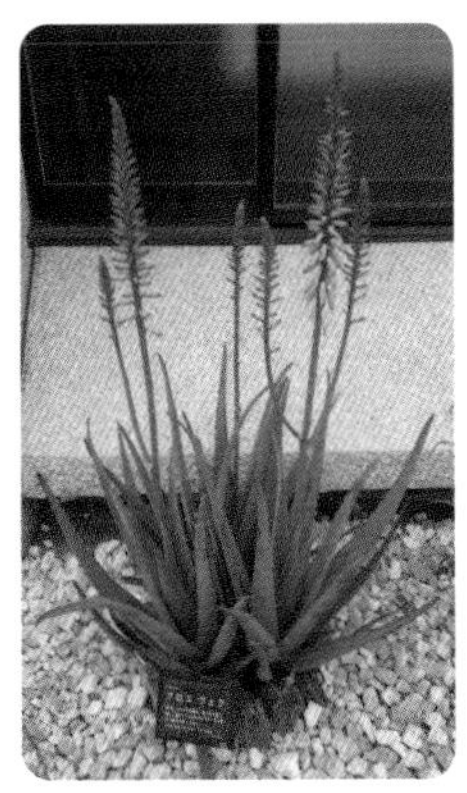
アロエ・ベラ

アロエなだけに、薬用植物園以外ではあまり栽培されていないのが残念です。当園では以前、屋外で栽培していたアロエ・アフリカーナが開花、結実し、採取した種子から個体の発芽まで確認できました。薬用アロエの苗木は、ワシントン条約で国際取引が禁止されていて、前出2種のように株分けもできないため、種子による繁殖に成功すれば、大きなニュースになりそうです。

アンズ

杏仁豆腐は何のにおい?

科名
バラ科

生薬名
キョウニン

利用する部位
種子

薬効
鎮咳去痰

成分名
アミグダリン

中華料理の定番スイーツといえば、何をおいても杏仁豆腐ではないでしょうか。漢字が示す通り、アンズの仁、つまり種子を用います。薬学ではこれを生薬キョウニンといい、鎮咳去痰に用います。4つの構成生薬の頭文字で知られる麻杏甘石湯などの漢方処方に使われています。含有成分のアミグダリンは、加水分解反応によってベンズアルデヒドになり、これがあの、独特な甘い香りの正体です。

生薬キョウニンにそっくりの生薬として、モモ(214ページ)の仁(種子)を使う生薬トウニンがあります。これら2つは、専門家でもハッキリと見分けがつかないほどよく似ていますが、薬効が大きく異なり、生薬トウニンは駆瘀血、つまり婦人薬として利用します。このような、似て非なる生薬を識別するために、日本薬局方では種々の確認試験が規定されています。キョウニンとトウニンの識別は簡単で、なんと種子を砕いて水を加えるだけ。どちらの生薬にもアミグダリンが含まれているのですが、トウニンの場合は少量しか含まれていないため、ほぼベンズアルデヒドの香りがしてきません。一般家庭でも簡単にできる実験なので、アンズとモモの果実を食べ終わったら、中の硬い核を取っておいて、後日、石などの硬いものでこれを割って、中にある種子を取り出して実験してみてください。

最後に注意です。理論的には、アンズの種子を使って杏仁豆腐をつくることができますが、含有成分のアミグダリンは、青酸配糖体といい、有毒成分です。農林水産省からも注意勧告が出ているので、ご注意ください。

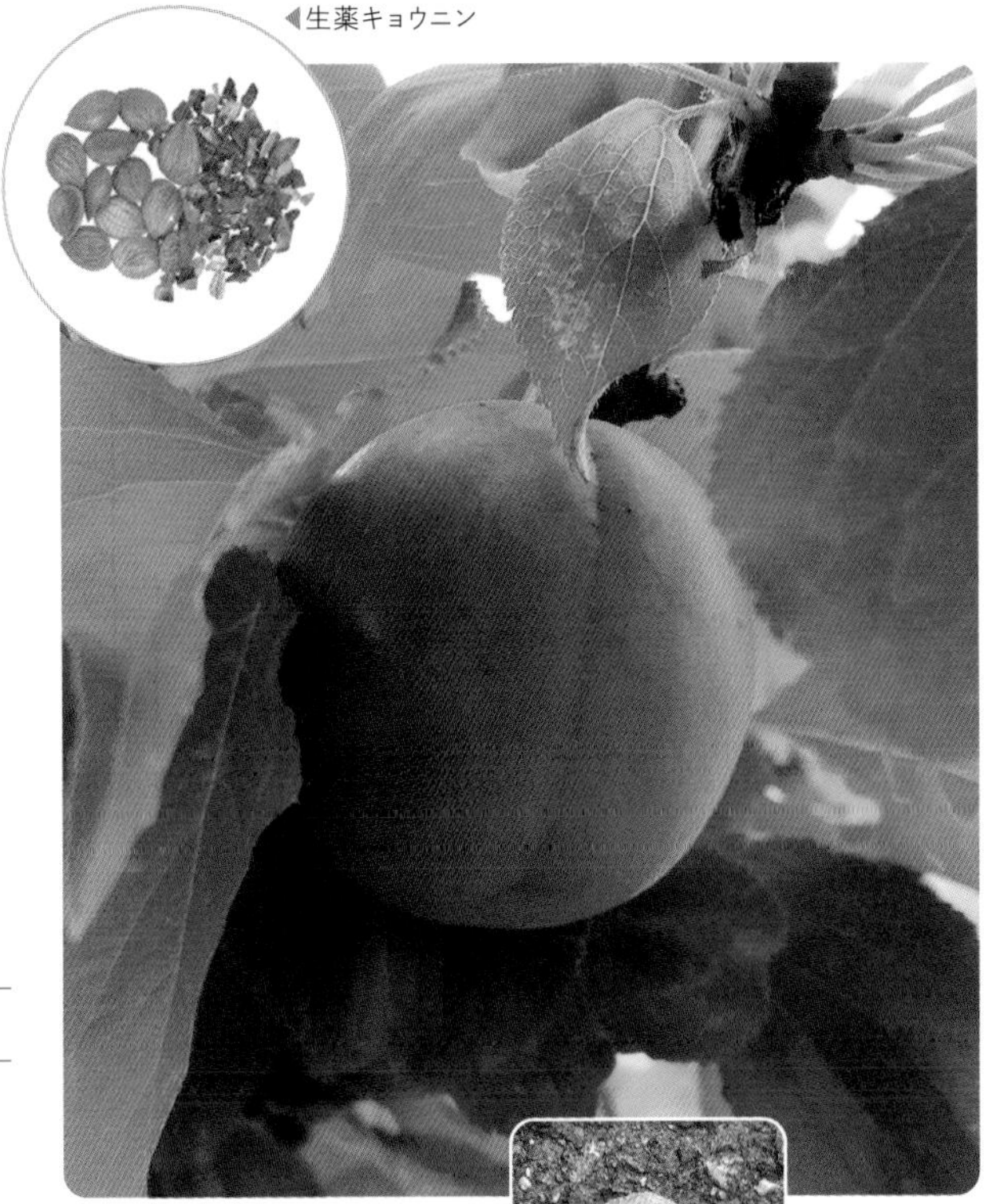

◀生薬キョウニン

アンズの果実

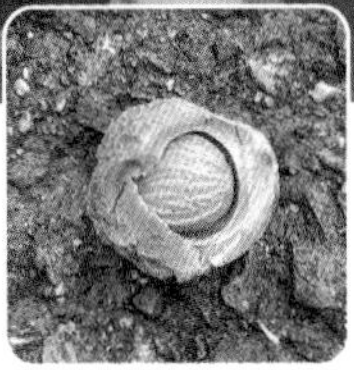

◀アンズの仁

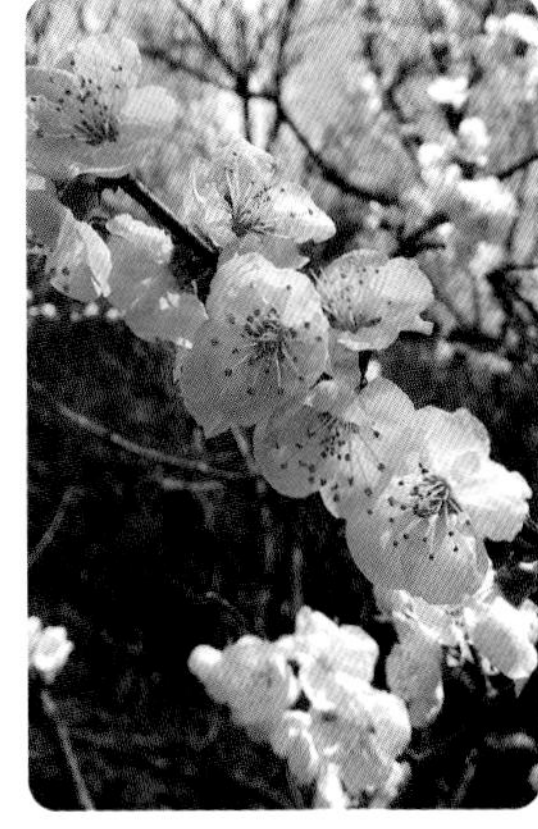

アンズの花

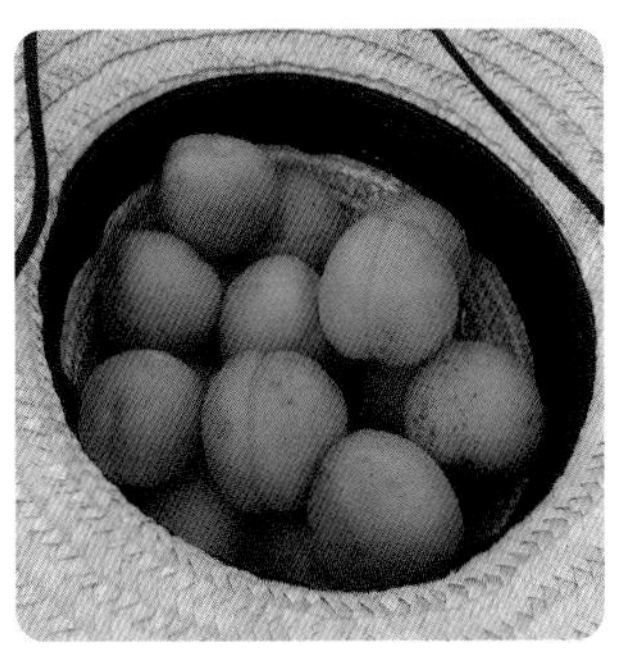

麦わら帽子いっぱいのアンズの果実

イチョウ

種子は食料、葉はサプリ

科名
イチョウ科

生薬名
──

利用する部位
葉

薬効
血流改善

成分名
ギンコライド（フラボノイド）

居酒屋の人気メニューのひとつ、銀杏（ぎんなん）。冬になると、そこかしこで銀杏拾いの人々を見かけます。かくいう筆者の父も、実家の鎌倉で銀杏を拾っては、レンジでチンして一人で食べております。銀杏をイチョウの実といいますが、実際には種子、つまりナッツを食べています。

今やあまりにも身近な植物となったイチョウですが、じつは中国原産です。銀杏は中国語で yin xing（インシン）ですが、これが転じてイチョウにはなりそうにありません。有力な説は、イチョウの葉の形から鴨脚樹 yajiaoshu（ヤージャオ）という中国名があり、その読み方が転じてイチョウとなったそうです。ちなみに、学名の Ginkgo は、銀杏の音読みを聞き間違えた、あるいは書き間違えたとする説が有力です。

イチョウは、植物学的には裸子植物に属しており、恐竜が生きていた中生代・ジュラ紀から現在まで地球上に存在しつづけている、生きた化石でもあります。東京大学大学院理学系研究科附属植物園、通称・小石川植物園には、陸上植物の受精の進化を語るうえで欠かせない研究成果の材料となった、精子発見のイチョウの木が残されています。世界に先駆けて行なわれた、日本が世界に誇る植物学の研究成果です。

このイチョウの葉は、抗炎症作用や喘息への効果があるとして、欧州などで用いられてきました。近年は、特に脳の血行を促進する作用があるとして、記憶力などの認知機能の維持に期待されています。太古の昔より生きつづける植物エキスが、人生100年時代ともいわれる超高齢社会の救世主になるかもしれません。

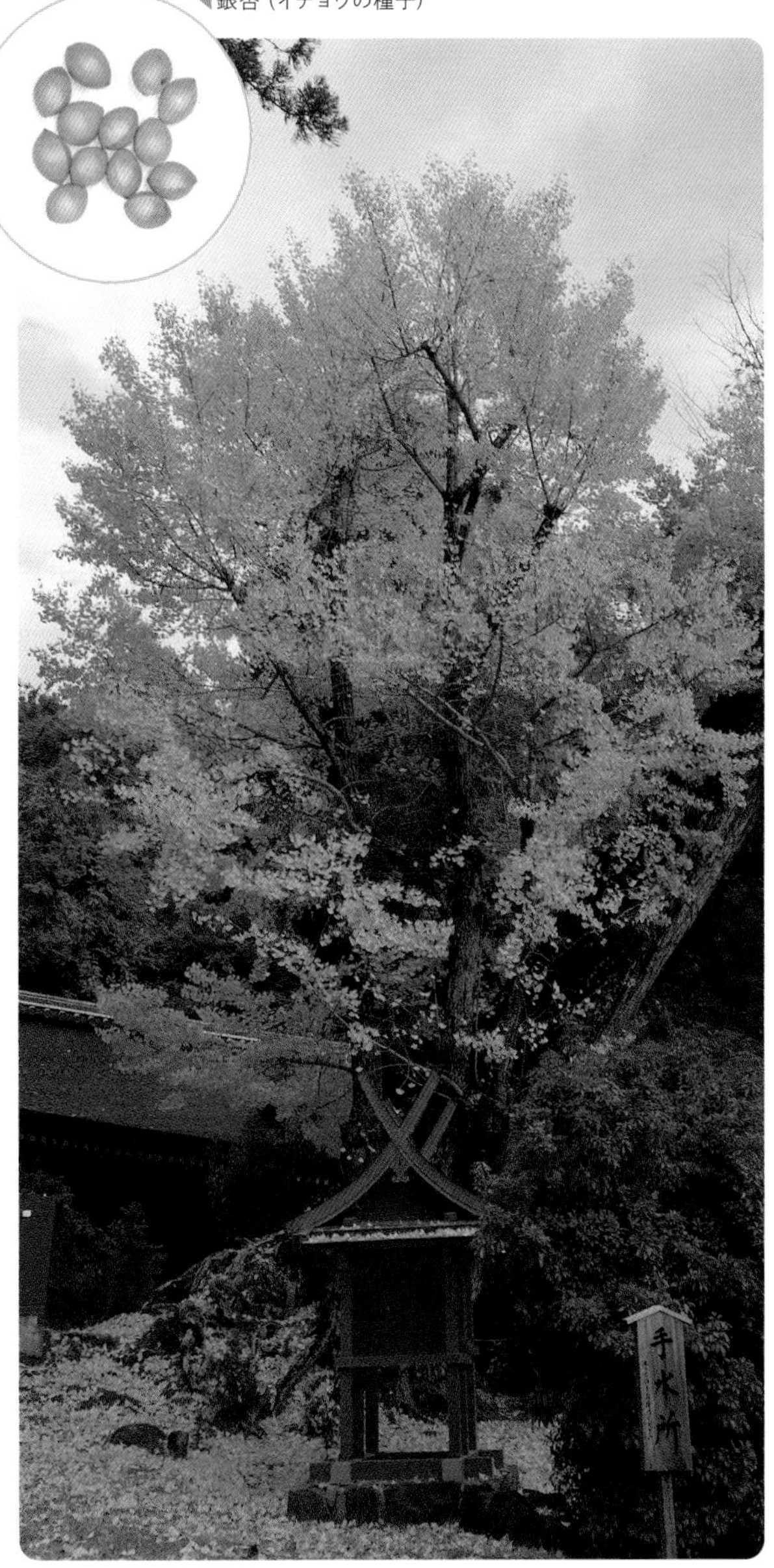

◀銀杏（イチョウの種子）

イチョウ

インド料理の口直し
ウイキョウ

世界でもまれにみるカレー大好き国家・日本。以前暮らしていたどの国にも、こんなにたくさんのインド料理店を見かけることはありませんでした。

そんなインド料理店の定番であるカレーには、さまざまなスパイスが使われています。そのひとつがウイキョウ。またの名をフェンネルともいい、もむと特有の香りを発する、種子のような果実が、フェンネルシードの名でスパイスとして用いられます。その他、中国の有名なミックススパイス、五香粉にも入っていますし、欧州のリキュール類の香りづけにも使われています。また、欧米の野菜売り場でよく見かけるイタリアウイキョウも、種としてはウイキョウと同じです。

薬学では、このウイキョウの果実を生薬ウイキョウといい、健胃薬として用います。含有成分は精油のアネトール。すーっとした後味があり、身近なものでは、うがい薬などにも含まれています。インド料理を食べた後は、生薬ウイキョウを砂糖でコーティングしたカラフルな口直し、ソーンフをぜひお試しください。

ところで、糸状に切れ込んだウイキョウの葉も、ちぎるとよい香りがします。ウイキョウは、こぼれた種子から雑草のようにそこかしこに生えてくるので、いくらでも葉をちぎれる、見学会では重宝する薬草です。

科名
セリ科

生薬名
ウイキョウ

利用する部位
果実

薬効
健胃

成分名
アネトール（精油）

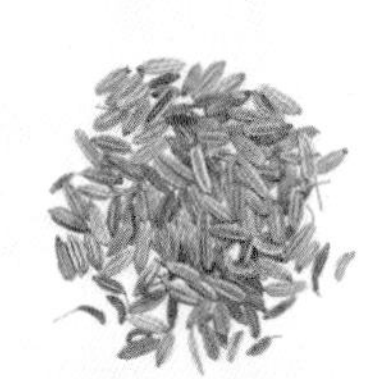

生薬ウイキョウ

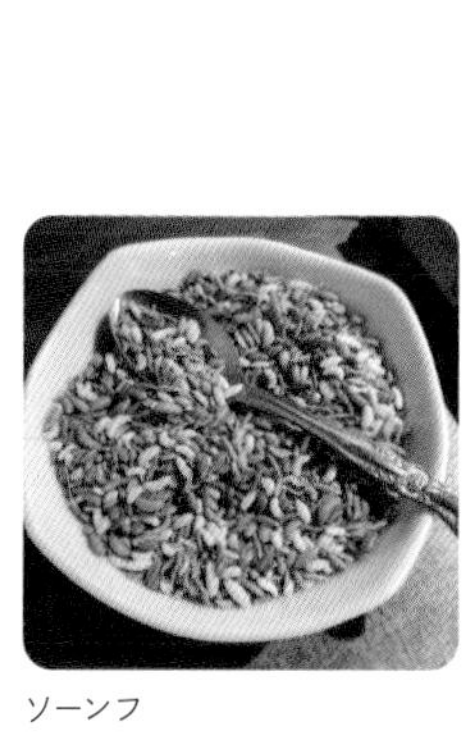

ソーンフ

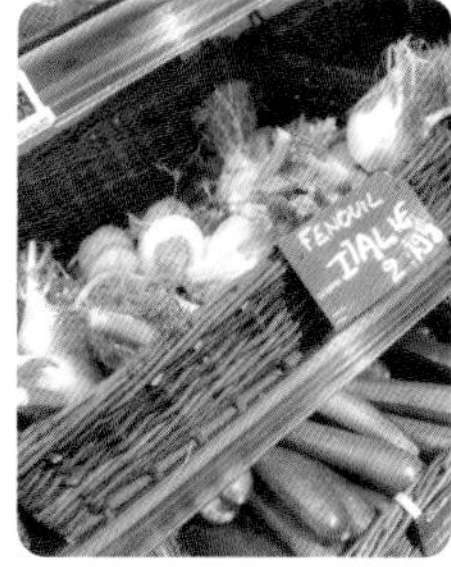

イタリアウイキョウ（フランス）

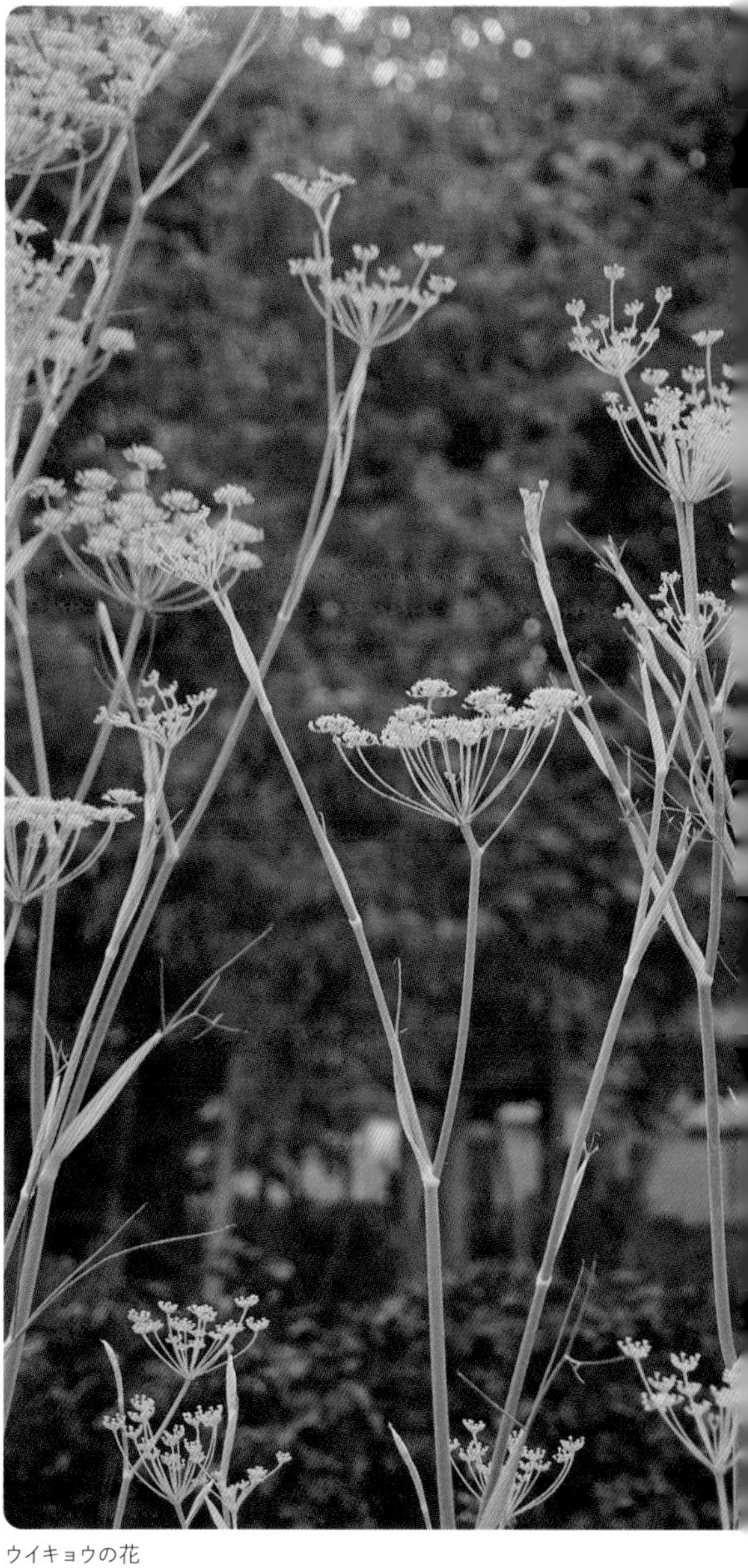

ウイキョウの花

ウコン

二日酔いに、カレーの香辛料に

科名
ショウガ科

生薬名
ウコン

利用する部位
根茎

薬効
利胆

成分名
クルクミン

黄色い粉末といえば、ウコンをイメージされる方も多いのではないでしょうか。そうではない方も、英名のターメリックと聞けば、黄色を想像されるかもしれません。インド料理のカレーの色づけとして知られていますが、薬学では利胆薬とされているので、食欲増進の効果もあると思います。主要成分は、ポリフェノールの一種クルクミンで、ウコン属の学名*Curcuma*に由来しています。

最近はこの学名をカタカナ読みしたクルクマの名で、ウコンの近縁種や園芸品種が流通しているので、ウコン属の花を見たことがある方も多いかもしれません。では、その花の色は？　白やピンク色と思っている方が多いかもしれませんが、正解は黄色です。花びらのように見える白やピンク色の部分は、ドクダミ（42ページ）やオケラ（84ページ）と同じ、葉っぱの一種である苞葉です。その苞葉からちょこっと顔を出している黄色い部分が花です。

なお、ウコンを秋ウコンといい、葉の裏に毛が多い近縁種を春ウコンあるいはキョウオウとして区別します。また、葉の主脈に紫色の筋があるものを紫ウコン、あるいはガジュツといいます。こちらは根茎を生薬ガジュツといい、健胃薬として用います。

ウコン属はいずれも熱帯植物のため、関西などでは屋外での冬越しは難しいでしょう。しかし、冬越し自体ができないわけではありません。秋に根茎を掘り起こしておいて、暖かくなってから植えれば、わりと簡単に冬越しできます。ウコン類の根茎はとても生命力が強いのです。ズボラな筆者が部屋に放置していたウコン属の根茎からは、水もやらずに葉が展開してきました。

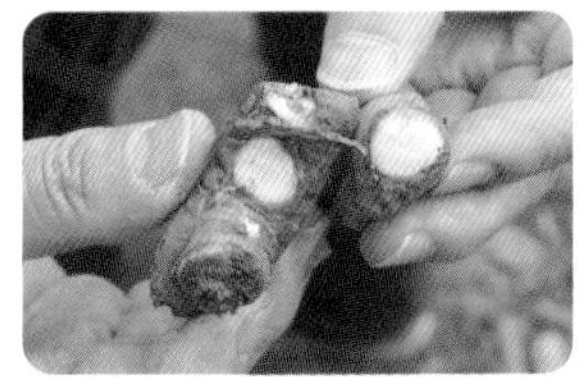

ウコンの根茎（台湾）

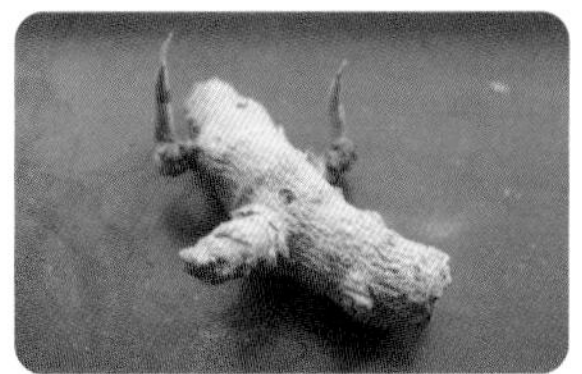

根茎から発芽したウコン

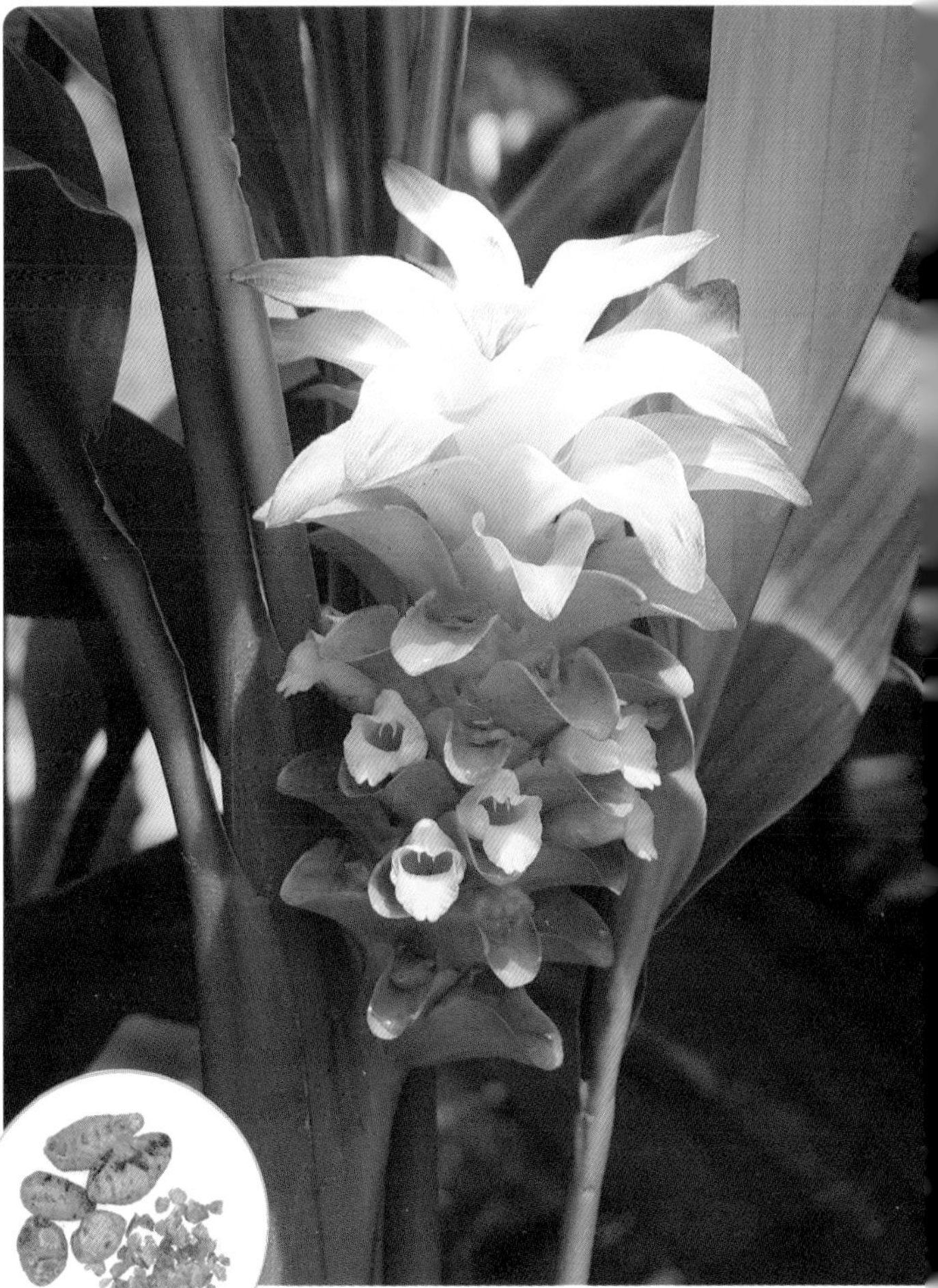

◀生薬ウコン

▲ウコンの花序

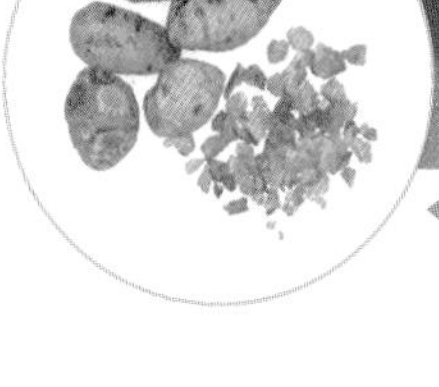

ウバイあい？

ウメ

科名
バラ科

生薬名
ウバイ

利用する部位
未熟果実（を燻製したもの）

薬効
鎮咳去痰

成分名
アミグダリン、クエン酸

梅干しや梅酒、梅ジュースとして有名なウメ。日本人にたいへんなじみの深い植物ですが、原産地は中国といわれています。一方で、学名*Prunus mume*は、日本を訪れたオランダの医師で博物学者のシーボルトによって記載されたため、種小名は中国名（梅(mei)）ではなく和名からつけられました。

早春に花を咲かせることで有名なウメは、紅白でよく植えられています。花の色が違うのに同じ種というのも不思議ですが、シャクヤクや前述したゲンノショウコ（28ページ）など、他にも例があります。長らく栽培されてきた歴史から、見た目が優れた八重咲の品種が多く出回っていますが、実際はバラ科の特徴である5弁花をつけます。

「桜切る馬鹿、梅切らぬ馬鹿」という通り、梅は刈り込んで新しい枝を伸ばすと、そこに多くの花がつきます。ただ、切り枝にもたくさんの花芽がついていて、もったいないと思うのは筆者だけではないでしょう。そんな方はぜひ、切り枝を花瓶に入れて飾ってみてください。お部屋にいな

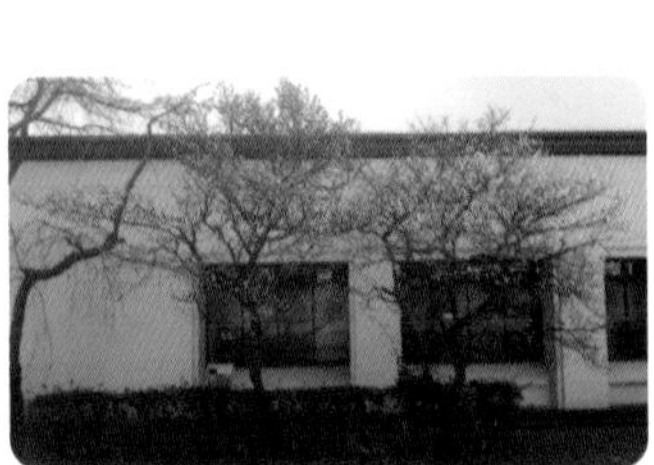

紅白のウメ

がら、春の訪れを楽しむことができます。

薬学では、ウメの果実（未熟果）を燻したものを生薬ウバイといい、鎮咳去痰に用います。真っ黒い見た目から漢字で「烏梅」と書きます。台湾では、生薬ウバイに生薬サンザシや生薬チンピを加えた「酸梅湯（サンメイタン）」が夏場の定番ドリンクになっています。なお、ウメの未熟果実は青酸配糖体のアミグダリンを含み有毒ですが、干したり漬けたり、燻したりすれば、有毒成分は分解されます。

◀生薬ウバイ

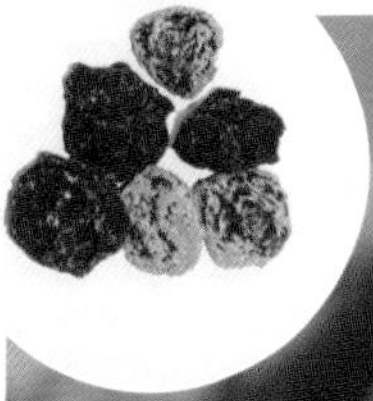

酸梅湯▶

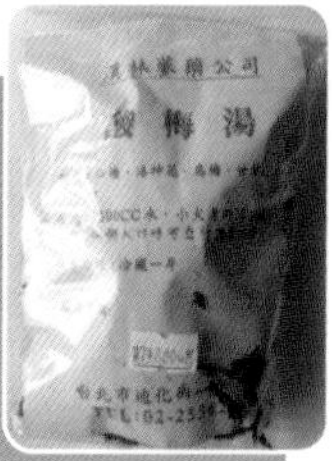

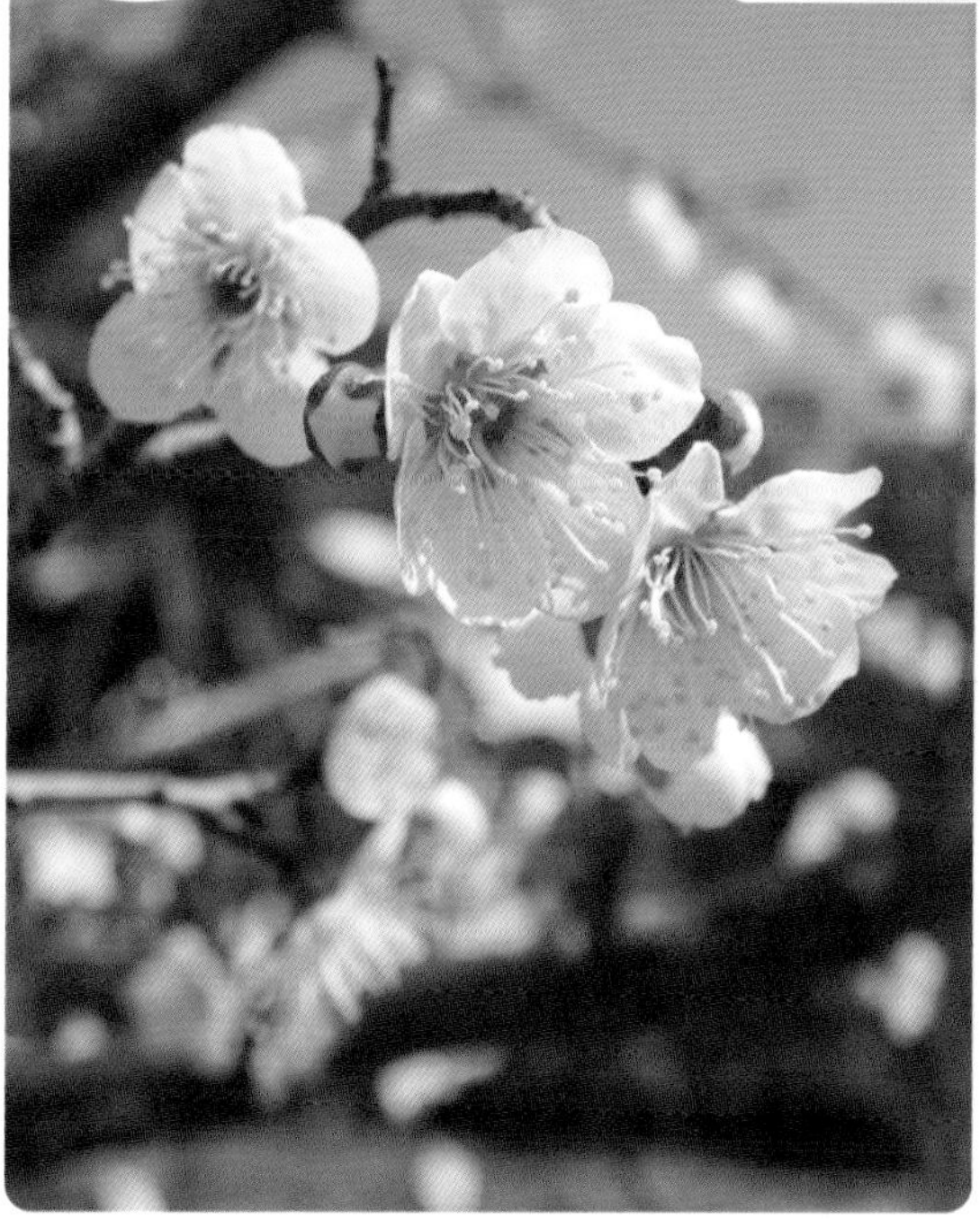

ウメの白花

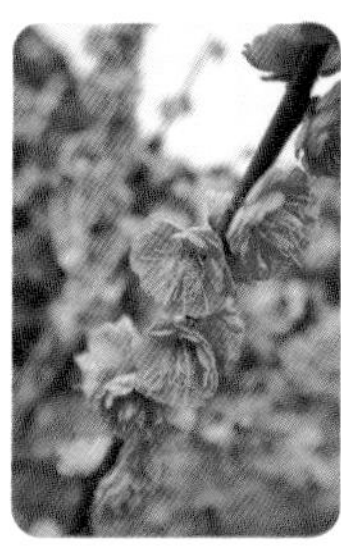

ウメの紅花（八重）

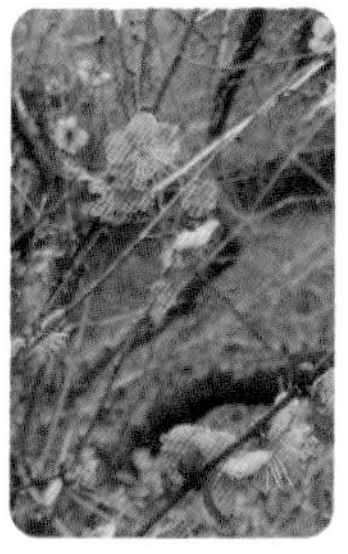

ウメの紅花

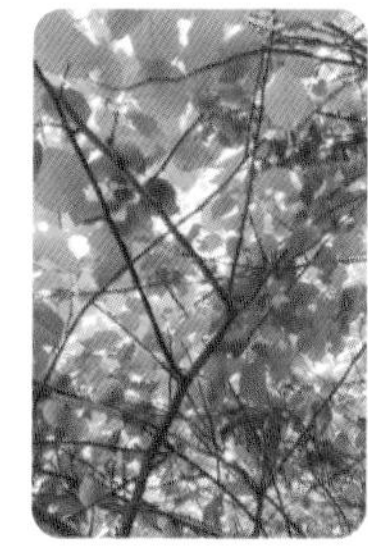

ウメの果実

年寄りを馬鹿にしないでね
ウンシュウミカン

科名
ミカン科

生薬名
チンピ

利用する部位
果皮

薬効
健胃

成分名
ヘスペリジン（フラボノイド）

毎年新しい学生が入学してくるたびに、またひとつ歳をとったと実感しますが、だからといって若いもんには負けないぞと、いい刺激をもらっています。

薬学の世界にも、新しいものを良品とする生薬と、ある程度古いものが好まれる生薬があります。精油が揮発しやすいシソ科ハッカの葉を使った生薬ハッカ（130ページ）や、シソの葉を使った生薬ソヨウ（186ページ）などは前者の例で、八新といいます。

一方で、後者を六陳といい、代表的なものが生薬チンピです。みなさんが冬にこたつで食べるウンシュウミカンの、食べ終わった後にポイッと捨てる皮を使う生薬です。フラボノイドを主要成分としており、健胃薬として、正露丸などに含有されています。また、スパイスとして七味唐辛子にも使われるなど、活躍の場が広い生薬です。

ところで、ウンシュウミカンの由来および語源については諸説あります。ひとつは、中国浙江省温州市から伝来したとする

ウンシュウミカンの果実

説。もうひとつは、鹿児島県の長島が発祥の地である説。後者の説が濃厚で、DNA鑑定により、ウンシュウミカンは、小ミカンと呼ばれるキシュウミカンと、沖縄経由で日本に導入された東南アジア原産のマンダリンオレンジとの雑種と推定されています。

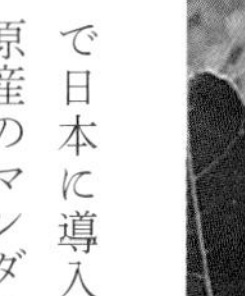

◀生薬チンピ

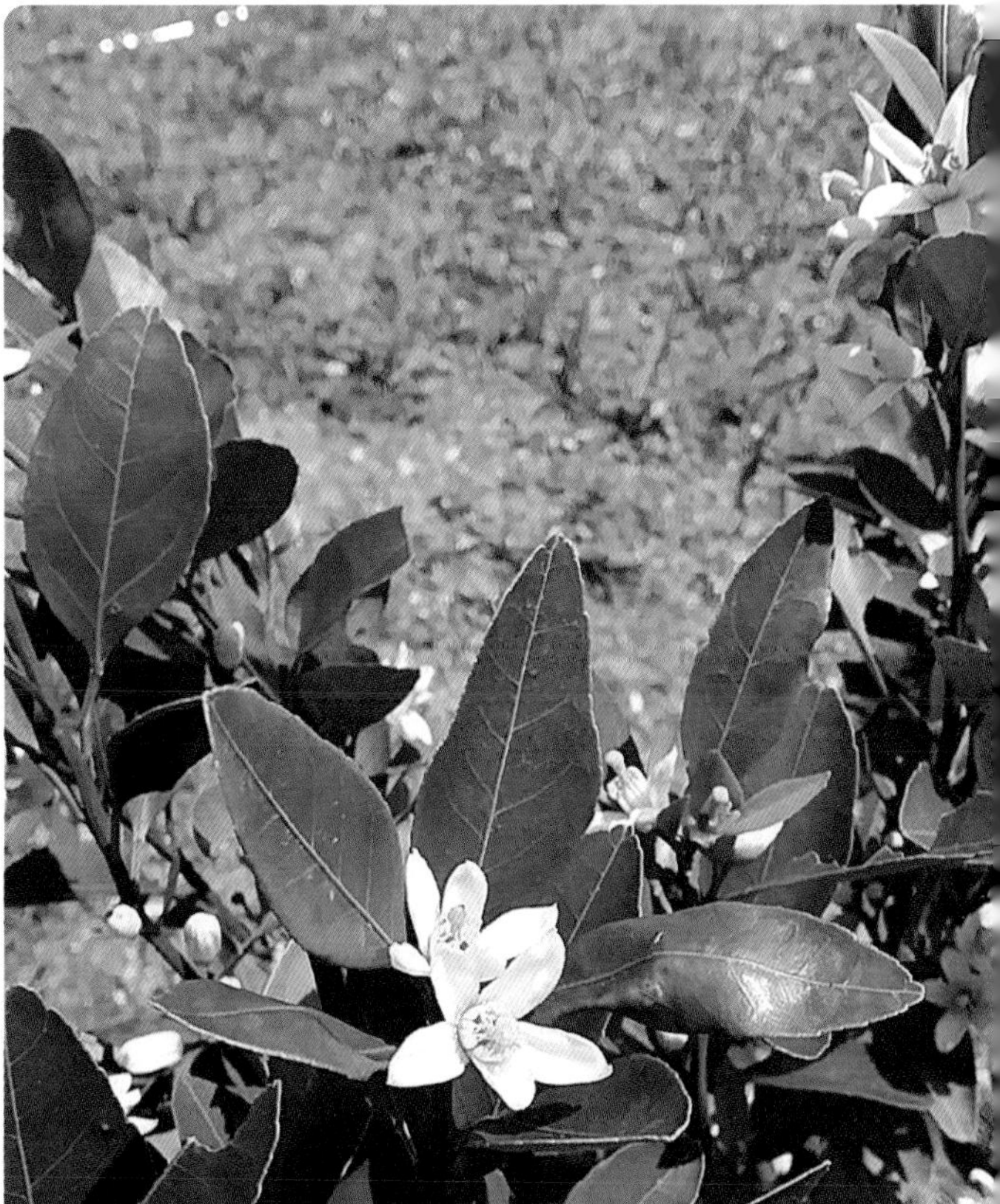

▲ウンシュウミカンの花

ミュージシャンは薬剤師

エビスグサ

科名
マメ科

生薬名
ケツメイシ

利用する部位
種子

薬効
緩下

成分名
オブツシフォリン

薬学部では、100種類近くの生薬について勉強します。そのなかから音楽グループの名前に選ばれたものがあります。それが生薬ケツメイシです。グループメンバーに薬剤師免許保有者がいるそうで、その関係で生薬名が選ばれたようです。数ある生薬のなかから、なぜケツメイシが選ばれたのでしょうか。

ケツメイシは、マメ科エビスグサの種子を基原とします。漢字で「決明子」と書く通り、目によいとされてきました。生薬キクカ（112ページ）とともに、洗肝明目湯に配合されています。現在では、センナなどと同様にアントラキノン類を含有しており、緩下薬とされます。

民間では、生薬ケツメイシと同じエビスグサの種子を用いた、ハブ茶が有名です。では、なぜハブ茶という名前なのか。じつは、もともとはハブソウというマメ科の薬草の種子を煎じてハブ茶として飲用していたものが、ハブソウの種子よりも収量が多いエビスグサの種子で代用されるようになり、今に至ったことが理由とされています。エビスグサは栽培も簡単で、収穫した種子を焙煎すれば手軽にお茶が楽しめます。ただし、お試しの際は、緩下作用があることをお忘れなく。

エビスグサは、熱帯アメリカ原産の草本です。和名は、七福神の「恵比寿草」ではなく、外国から来たという意味の「夷草」とされています。原産地では多年草ですが、日本などの温帯地域で栽培するときは一年草として扱います。夏になると、黄色い5弁花を下向きに咲かせ、秋になると、マメ科に特徴的な莢（さや）をつけます。2～4対の小葉からなるエビスグサの偶数羽状複葉は、就眠運動をすることで知られており、夜間に小葉を閉じます。

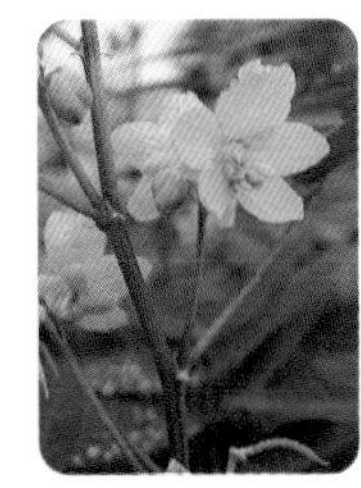
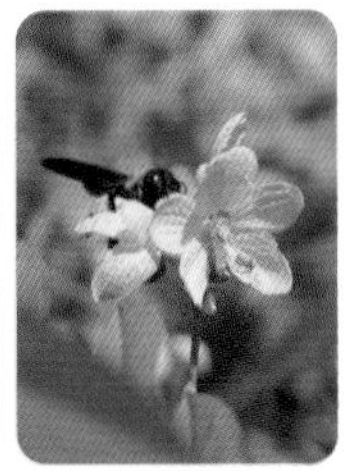
ハブソウの花

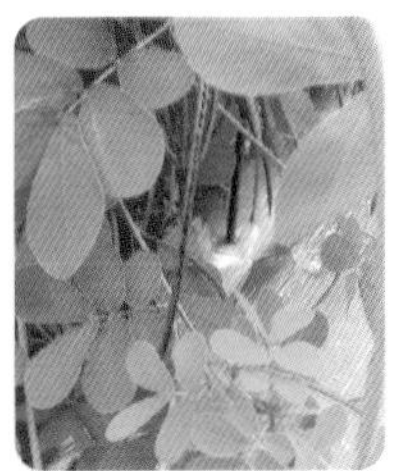
エビスグサの果実

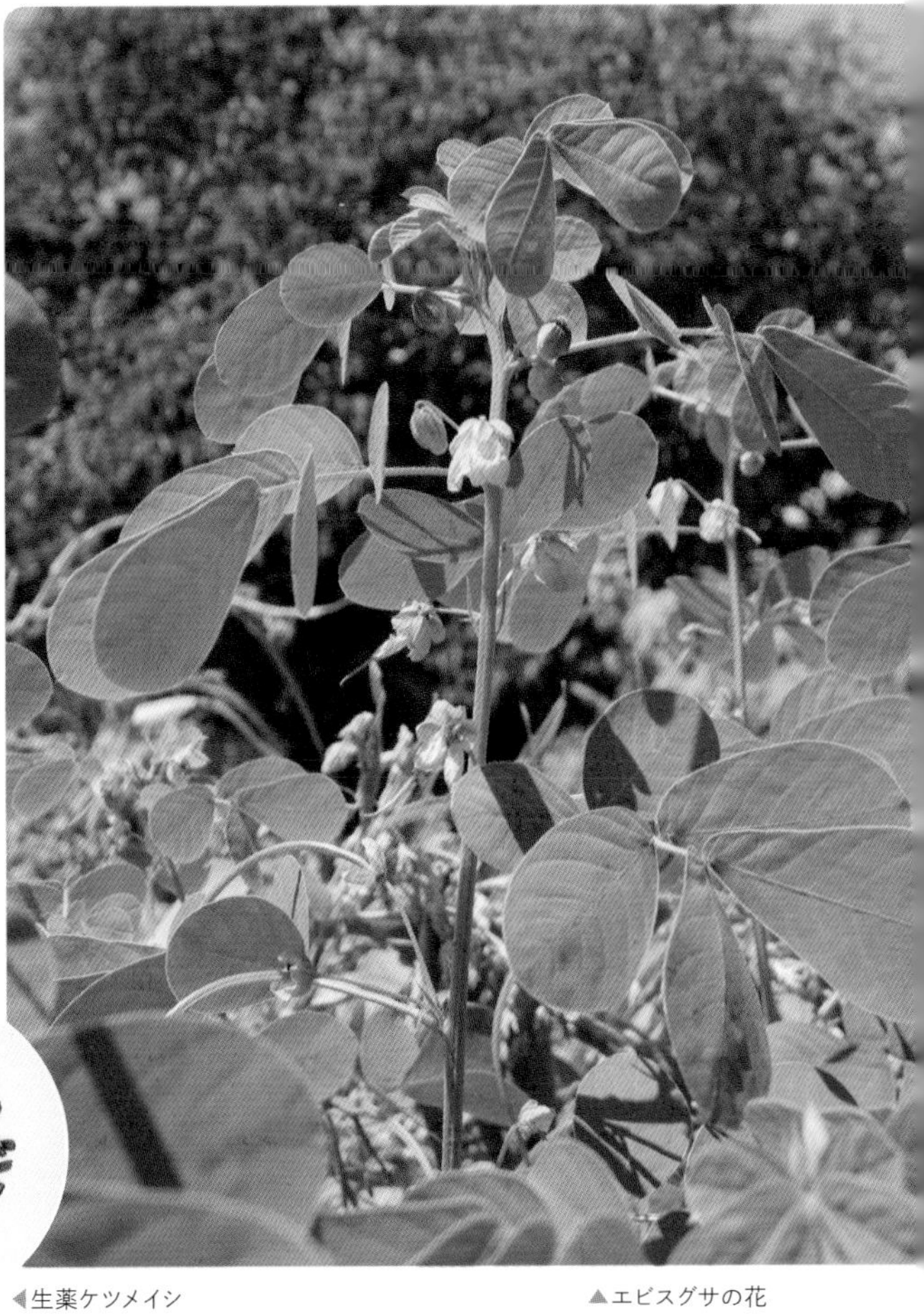

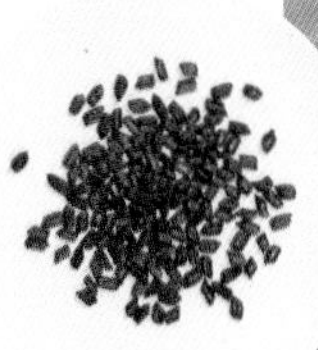

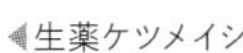
◀生薬ケツメイシ

▲エビスグサの花

カキノキ

柿食えば鐘が鳴るなり法隆寺

秋の果物の代表格、柿。日本ではあまりにもよく知られた存在ですが、じつは中国原産です。果実が樹上で自然に甘くなる甘柿と、そのままでは渋みが残る渋柿があります。厚みのある丸い果実は甘柿、先が尖っている果実は渋柿といいますが、最近は品種改良が進んで見分けが難しくなりました。

筆者が勤務する薬用植物園には、先の尖った典型的な渋柿をつける木があります。秋に果実を収穫して、皮を剥いて干しておくと、美味しい干し柿ができあがります。また、焼酎を使った渋抜きも知られていますし、樹上では、自然についた傷から渋味が抜けて、鳥に食べられています。渋柿や、同じく中国から渡来したマメガキの果実は、タンニンを豊富に含み、柿渋がとれます。この柿渋は、民間薬としてかぶれや外傷などに使われたり、和傘や渋紙などの防水、防腐に使われたりしていました。

果実にばかり目が行

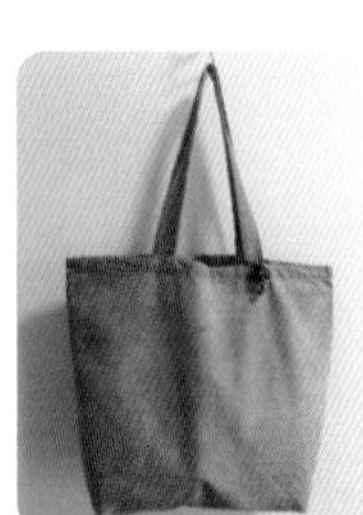

柿渋で染めたバッグ

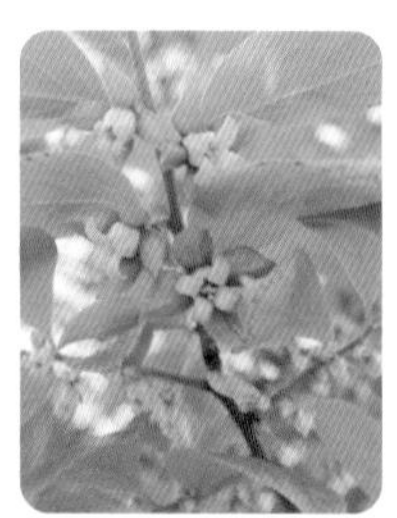

カキノキの花。
大きいものが雌花

科名
カキ科

生薬名
シテイ

利用する部位
ヘタ

薬効
しゃっくり止め

成分名
タンニン

◀生薬シテイ

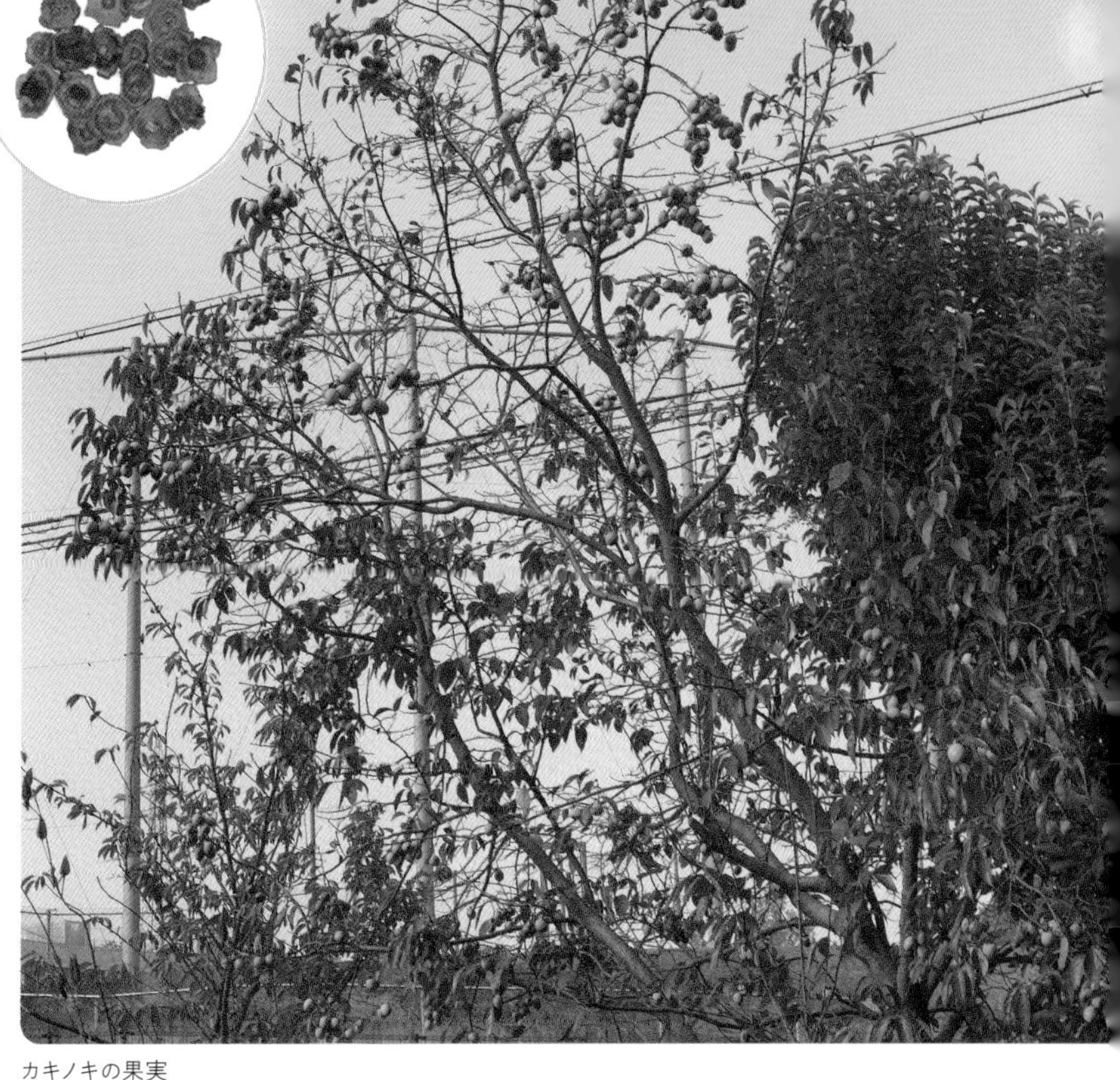

カキノキの果実

くカキノキですが、初夏にきれいな花を咲かせます。雌花と雄花があり、品種によって雌雄同株と雌雄異株のものがあります。当園の木は雌雄同株なので、一度に雌花と雄花を見ることができます。雌花は少し大きめで、萼片が目立つのですが、雄花はドウダンツツジのようなつぼ型で小さめです。

また、ビタミンCやポリフェノールが豊富な葉を使った柿の葉茶も有名です。当園では、初夏に葉を採取して、蒸してから乾燥させてつくっています。

薬学では、この柿のヘタを生薬シテイといい、しゃっくり止めに用います。柿のヘタを煎じて飲むほか、漢方薬の柿蒂湯（していとう）として服用します。

木になったササゲ？

キササゲ

キササゲは、大きいものでは10ｍにもなる大木で、中国原産とも日本の固有植物ともいわれます。近縁種に、北米東南部に産するアメリカキササゲや中国原産のシナキササゲが知られています。生物地理学では、このような分布を、東アジア－北米東部隔離分布といいます。地球が温暖であった時代に北極周辺に生息していたものが、その後の氷河期による寒冷化で南下し、それぞれ東アジアと北米東部で生き延びた、いわば氷河期の名残です。

和名の由来は、「マメ科ササゲに似た果実をつける木」です。たしかに、マメ科の莢に似た果実をつけます。し

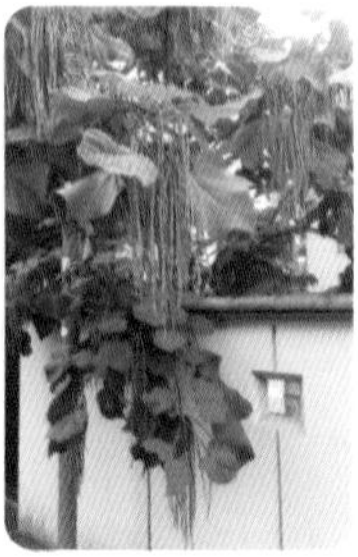

キササゲ（名古屋）

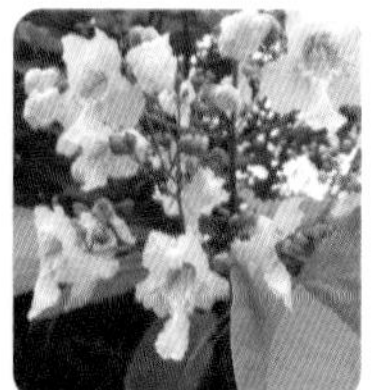
アメリカキササゲの花

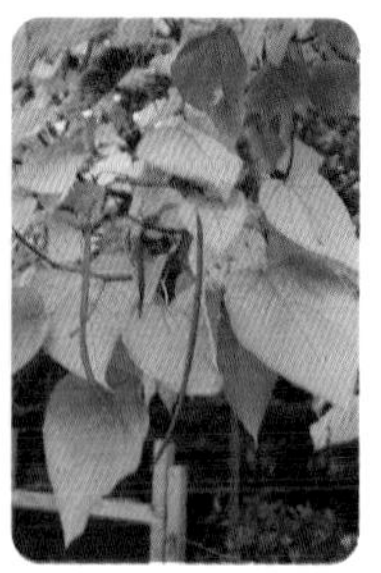
アメリカキササゲの果実

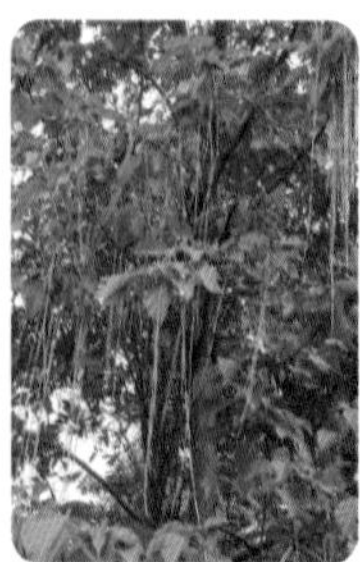
トウキササゲの果実

科名
ノウゼンカズラ科

生薬名
キササゲ・シジツ

利用する部位
果実

薬効
利尿

成分名
カタルポシド

かし、中にある種子は、ふさふさとした綿毛をつけており、ササゲの種子とは似ても似つかない見た目をしています。この毛は、おそらく果実が自然に弾けたとき、風を受けて種子を遠くに飛ばす役割があるのでしょう。

また、花の形態も大きく異なります。1枚の旗弁と2枚の翼弁、2枚の竜骨弁からなる蝶形花、つまり離弁花をつけるササゲに対し、キササゲは上2枚と下3枚の花弁が合着した唇形花、つまり合弁花をつけます。

薬学では、キササゲの種子を生薬キササゲ、またはシジツといい、民間では利尿薬に用います。含有成分をカタルポシド（catalposide）といい、キササゲ属の学名 *Catalpa* に由来しています。なお、本書には登場しませんが、ゴマノハグサ科アカヤジオウの塊茎を使う生薬ジオウの主要成分であるイリドイド配糖体（catalpol）も、もとはキササゲから見つかっています。

生薬キササゲ

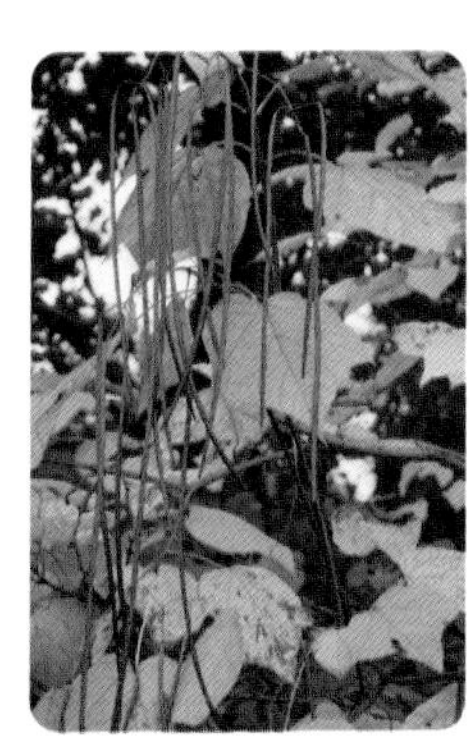
キササゲの果実

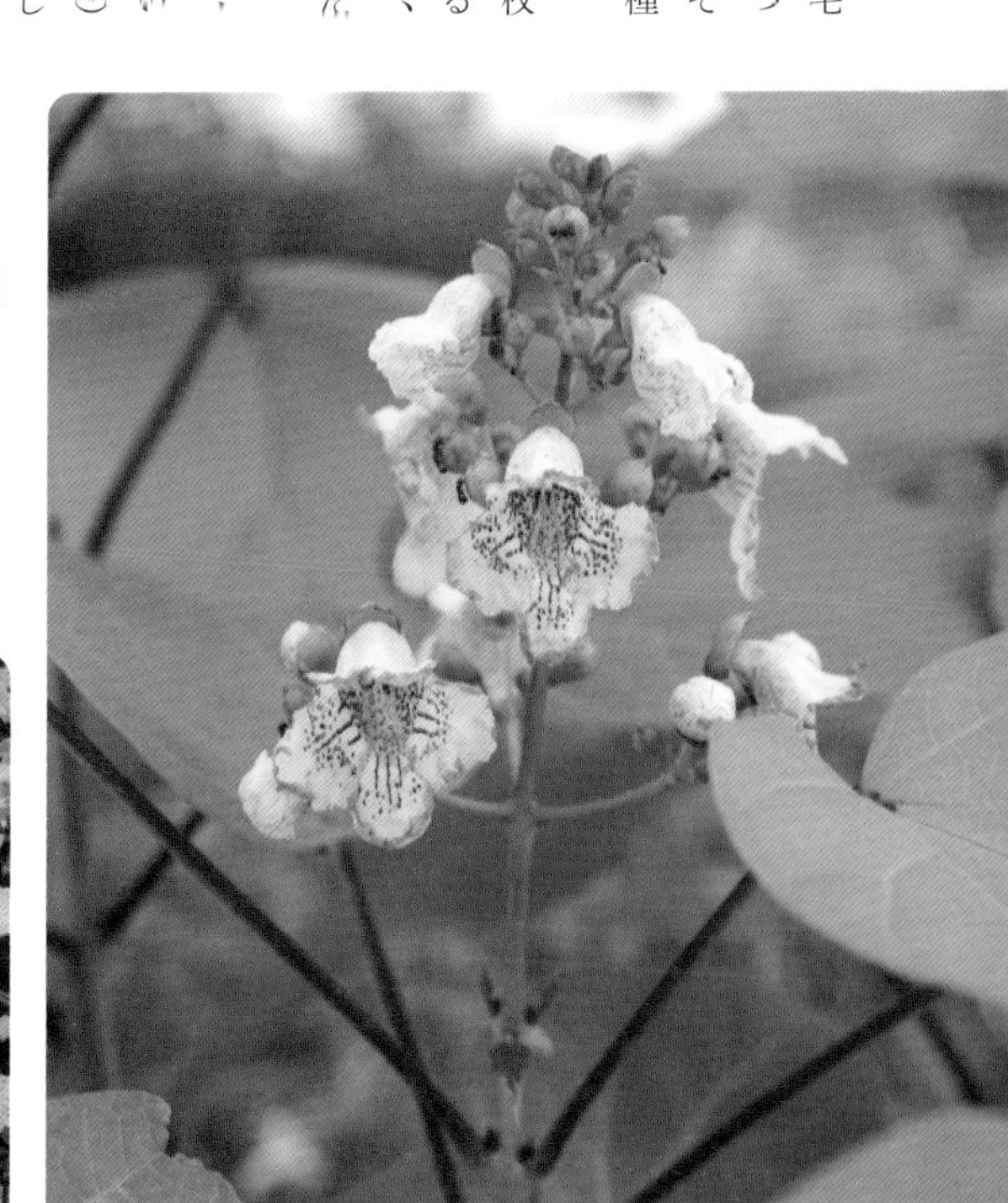
キササゲの花

クコ

果実もクスリ、根もクスリ

クコは、中国原産の落葉低木で、夏になると、ナス科らしい紫色の5弁花をつけます。栽培は容易ですが、葉を食害されることが多く、どうしても見栄えが悪くなるのが難点です。秋に熟す赤い果実はゴジベリーとも呼ばれ、杏仁豆腐の上に載っているほか、中華料理や薬膳料理などに幅広く使われています。

さて、薬学部では植物名と生薬名を覚えます。植物名は基本的にひとつの植物にひとつの名前ですが、生薬名は使用部位ごとにつけられるので、ひとつの植物が2つ以上の生薬名をもつ場合があります。クコはその代表例で、2つの生薬名があります。

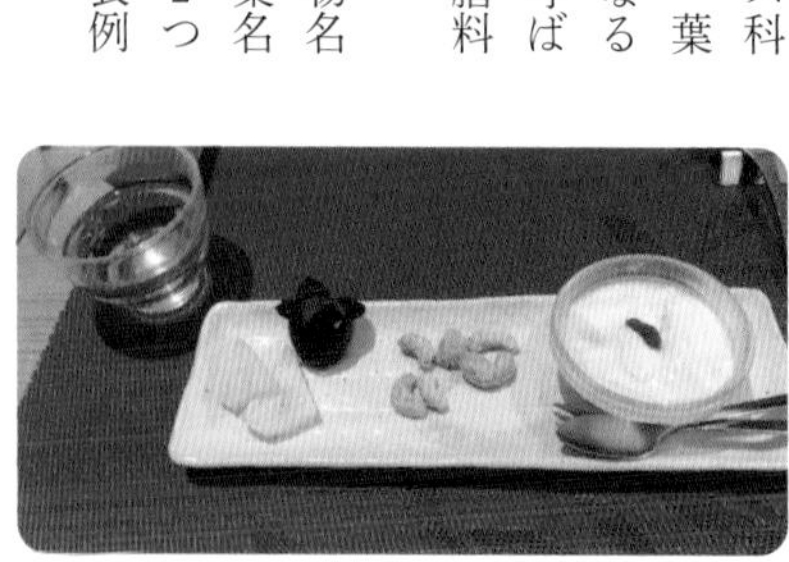

杏仁豆腐

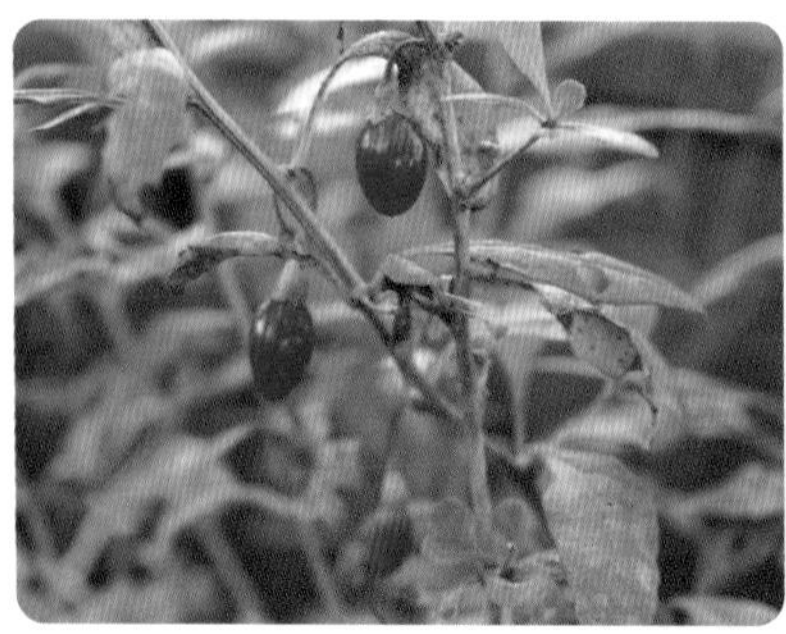

クコの果実

科名
ナス科

生薬名
クコシ、ジコッピ

利用する部位
果実、根皮

薬効
滋養強壮

成分名
ベタイン

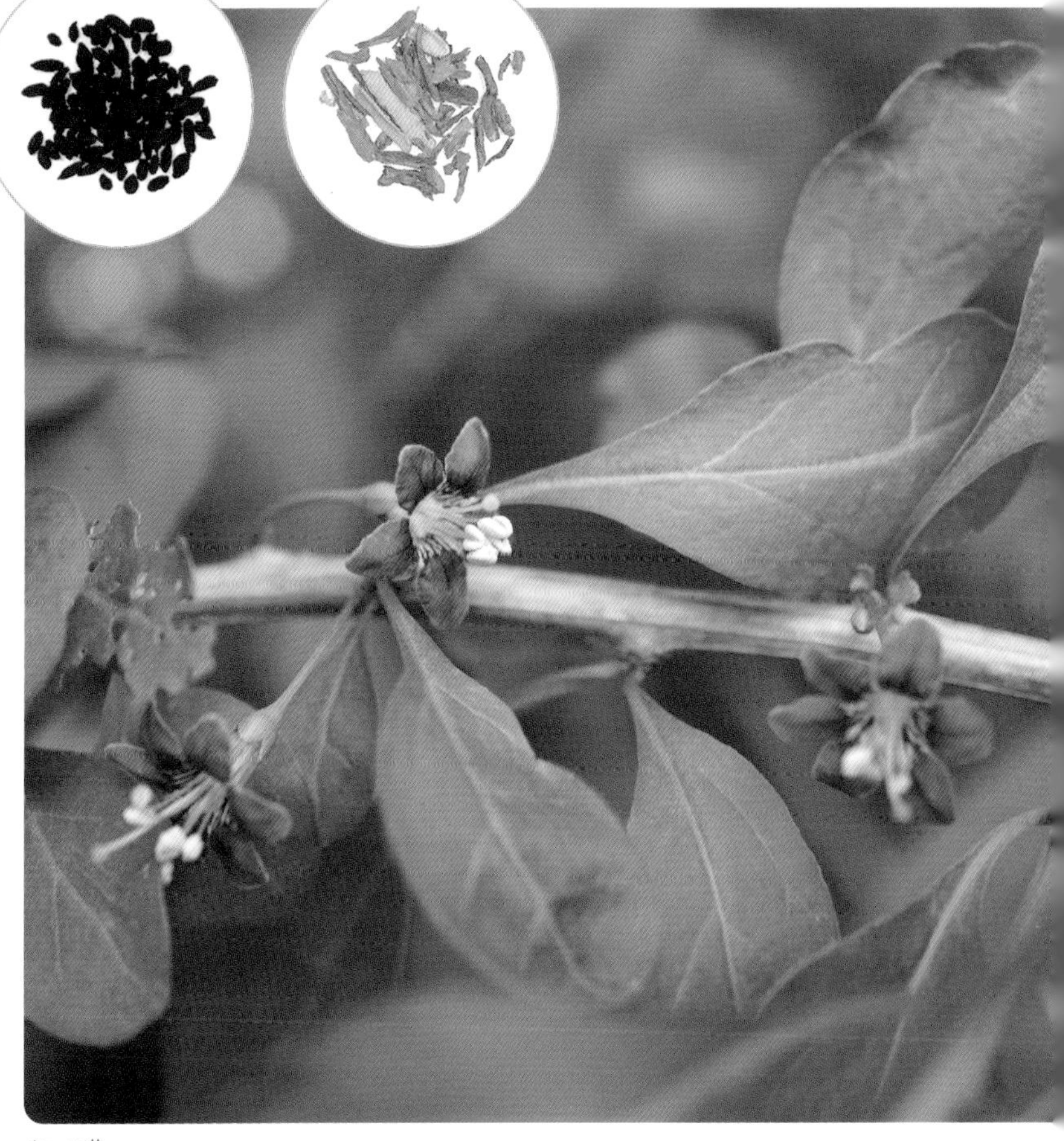

クコの花

ひとつ目は、果実を使う生薬クコシで、滋養強壮に用います。漢方では、杞菊地黄丸に含まれています。ふたつ目は、根皮で、根が骨のような形をしているとして、生薬ジコッピ（地骨皮）といいます。生薬クコシと同様に滋養強壮として栄養ドリンクに配合されます。また、解熱や血糖降下の作用も知られており、漢方処方は清心蓮子飲に含まれています。

　ちなみに、葉も生薬クコヨウといい、薬用として知られていますが、実際には健康茶としてよく利用されます。

根は野菜に、種子はクスリに
ゴボウ

きんぴらごぼうに、牛ごぼうのしぐれ煮。ゴボウは和食に欠かせない伝統野菜のひとつです。地中深く張った根を一気に引っこ抜くさまになぞらえた「ゴボウ抜き」という言葉があるなど、日本人の生活にも深くかかわってきました。

しかし、意外にも原産はユーラシア大陸で、欧米では、英名バードックルートの名でハーブティーとして広く飲まれています。水溶性食物繊維のイヌリンを豊富に含んでいるため、お通じがよくなるなどとして、日本でも飲まれる方が多いようです。

ところで、ゴボウの花は見たことない方が多いのではないでしょうか。農家さんでも花を見たことのある方は少ないそうです。それもそのはず。ゴボウ栽培では、春に種を蒔いて秋に根を収穫するので、植えてから2年目に咲くゴボウの花は珍しいそうです。キク科特有の複数の花が集まった頭花で、その見た目は、同じキク科のアザミそのもの

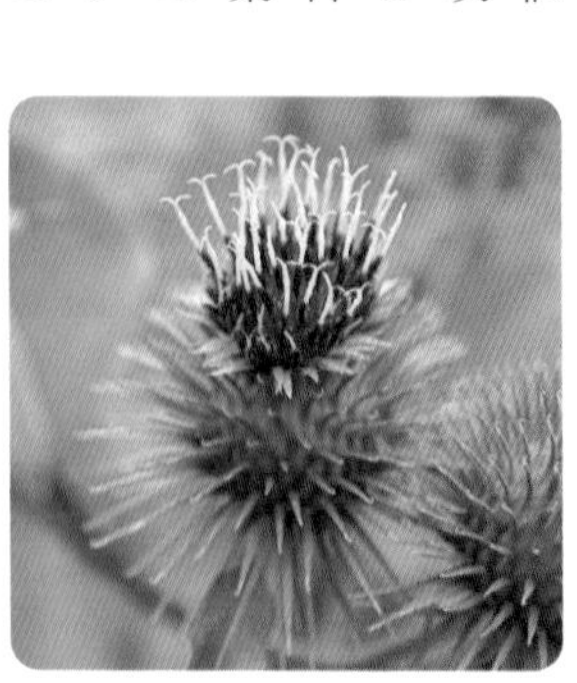

ゴボウの花序

科名
キク科

生薬名
ゴボウシ

利用する部位
果実

薬効
発汗、利尿

成分名
パルミチン酸

です。オケラのところ（84ページ）でも紹介した花序の周りにある総苞には、ゴボウの場合は鋭いトゲがあります。ゴボウの学名*Arctium lappa*の種小名も、このトゲのあるさまを示しています。

薬学では、根ではなく果実を用います。生薬ゴボウシといい、発汗や利尿作用が知られています。

ところで、ゴボウはゴボウでも、ヤマゴボウ科に属する外来種で有毒植物のヨウシュヤマゴボウが雑草化しています。ブドウやブルーベリーのような一見おいしそうな果実をつけますが、食べられないのでご注意を。根も有毒です。一方で、岐阜県を中心に、菊ごぼうや山ごぼうという名の山菜が食されています。こちらはゴボウの近縁種でキク科アザミ属のモリアザミの根で、ゴボウのように用いるようです。

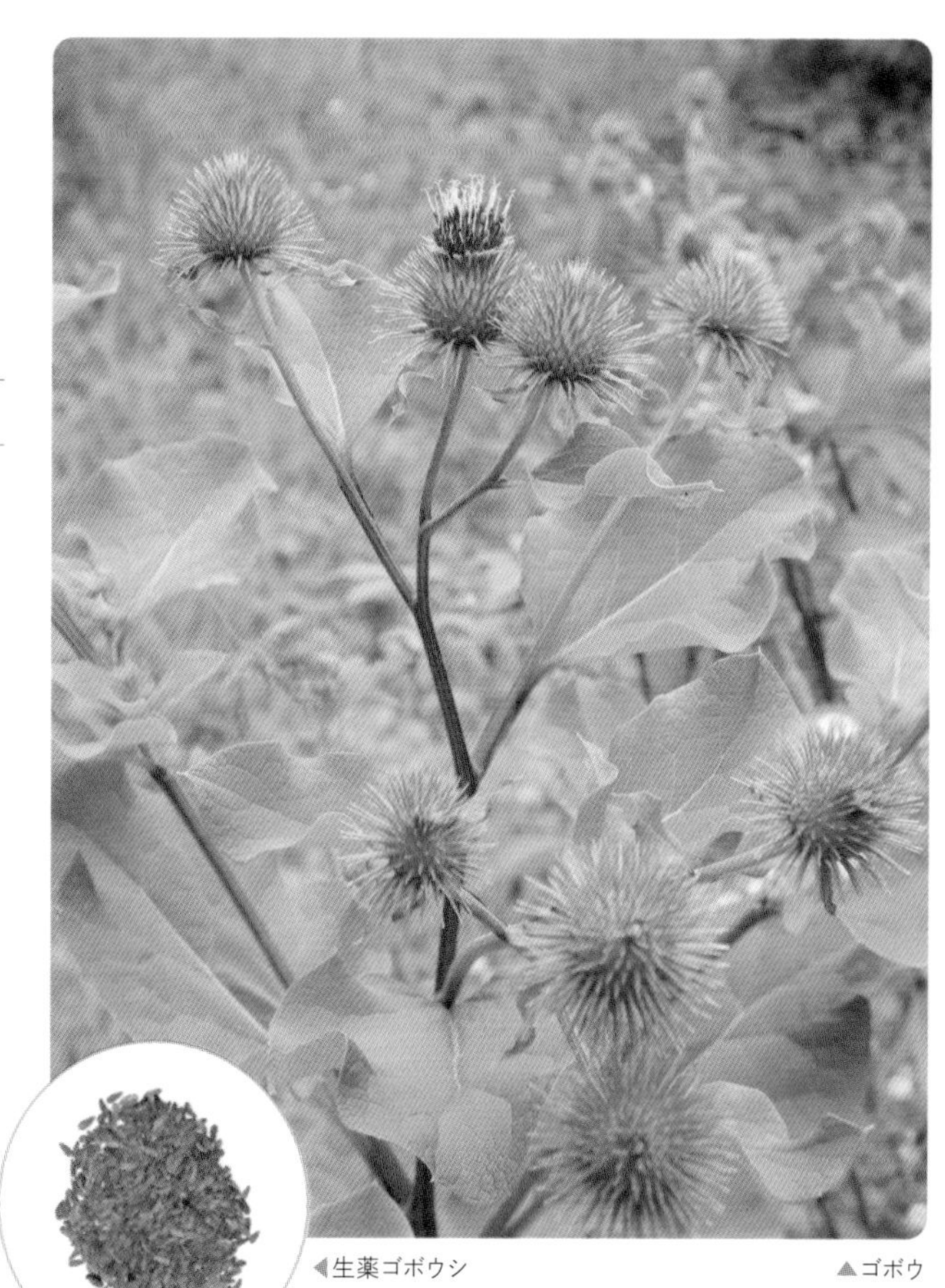

▲ゴボウ

◀生薬ゴボウシ

ゴマ

あなたの好みは金のゴマ？　白のゴマ？　黒のゴマ？

科名
ゴマ科

生薬名
ゴマ

利用する部位
種子

薬効
滋養強壮

成分名
セサミン

ゴマは日本の食卓に欠かせない食材ですが、じつはアフリカ原産の植物で、古くは古代エジプトなどでも栽培されていました。現在の主要産地はミャンマーで、雨が少なく高温な気候が栽培に適していると思われます。「Open the sesame」に「sesame street」と、西洋でも知られた存在です。

日ごろ食卓でよく目にするゴマですが、その花を見たことはあるでしょうか。夏にかけて、淡紫色の筒状花を下向きに咲かせます。ミツバチが訪花することがあり、最近ではゴマハチミツが売られているのを見かけるようになりました。

私たちが普段食べているゴマは、植物学的には種子にあたります。そのまま用いるほか、種子を絞ってゴマ油を採取します。一般に見かけるゴマは、いわゆる白ゴマと黒ゴマでしょうか。トルコなどでは金のゴマも栽培されていますが、生産量が少なく希少価値があります。

薬学では、ゴマの種子を生薬ゴマといい、滋養強壮に用います。また、ゴマ油が、生薬シコン（140ページ）とともに、漢

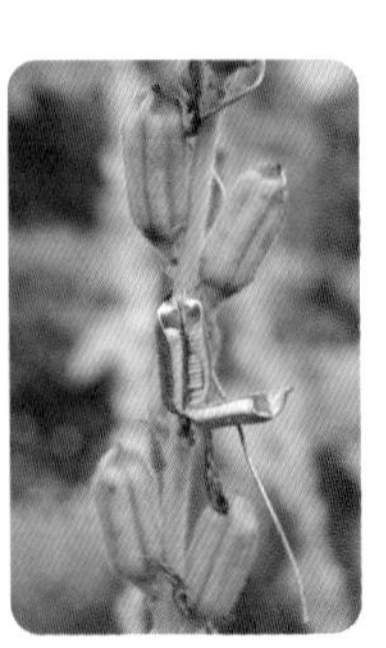

ゴマの果実

方処方の紫雲膏に含有されています。

ところで、焼き肉を包むときに使う香りのよい葉をエゴマといいます。名前は似ていますが、ゴマとはまったく別の植物で、シソ科シソの一種であるエゴマ（186ページ）の葉です。エゴマは、種子に見える果実から採取したエゴマ油が知られています。花も葉もゴマとは似ても似つかないので、種子あるいは果実から油が採れることから似たような名前がついたのでしょうか。

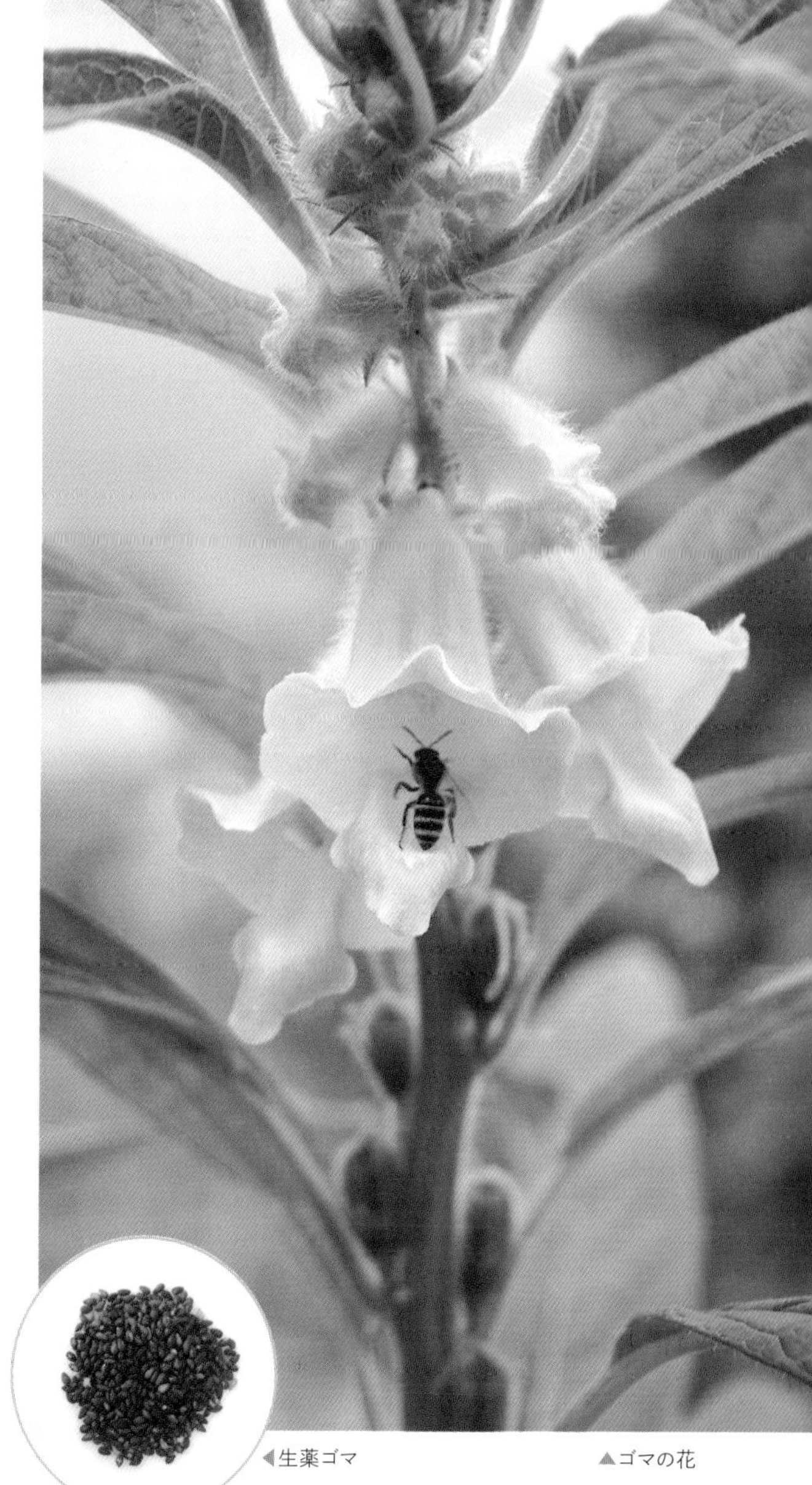

◀生薬ゴマ

▲ゴマの花

ザクロ

中東イランの宝石は薬に果物に

科名
ミソハギ科

生薬名
ザクロヒ

利用する部位
樹皮

薬効
条虫駆除

成分名
イソペレチエリン（アルカロイド）

日本ではあまり見かけませんが、世界的にはよく知られた果物で、ユダヤの世界では３０００年前から栽培されていたといわれる、最も古くから人類が栽培してきた果樹のひとつです。イランなどの中東が原産ですが、乾燥地を好むため、現在ではアメリカ・カリフォルニアなどで栽培されています。以前はザクロ科とされたこともありましたが、現在では街路樹でよく見かけるサルスベリなどと同じミソハギ科です。

　初夏に咲く赤色の花がきれいなため、観賞用に八重咲の花ザクロも植えられています。一方、果実を収穫するための実ザクロでは、夏以降にこぶし大の果実が赤熟します。この外果皮が自然に裂開すると、食用になる赤色多汁の外種皮に包まれた多数の種子が見えます。ザクロの果実は、種子があって食べにくいのが難点ですが、東南アジアでは、道沿いにザクロジュース売りがたくさんいて、手軽に楽しむことができます。なお、ザクロ石と呼ばれる鉱物は、赤いものが多いために、ザクロの果実に見立て名

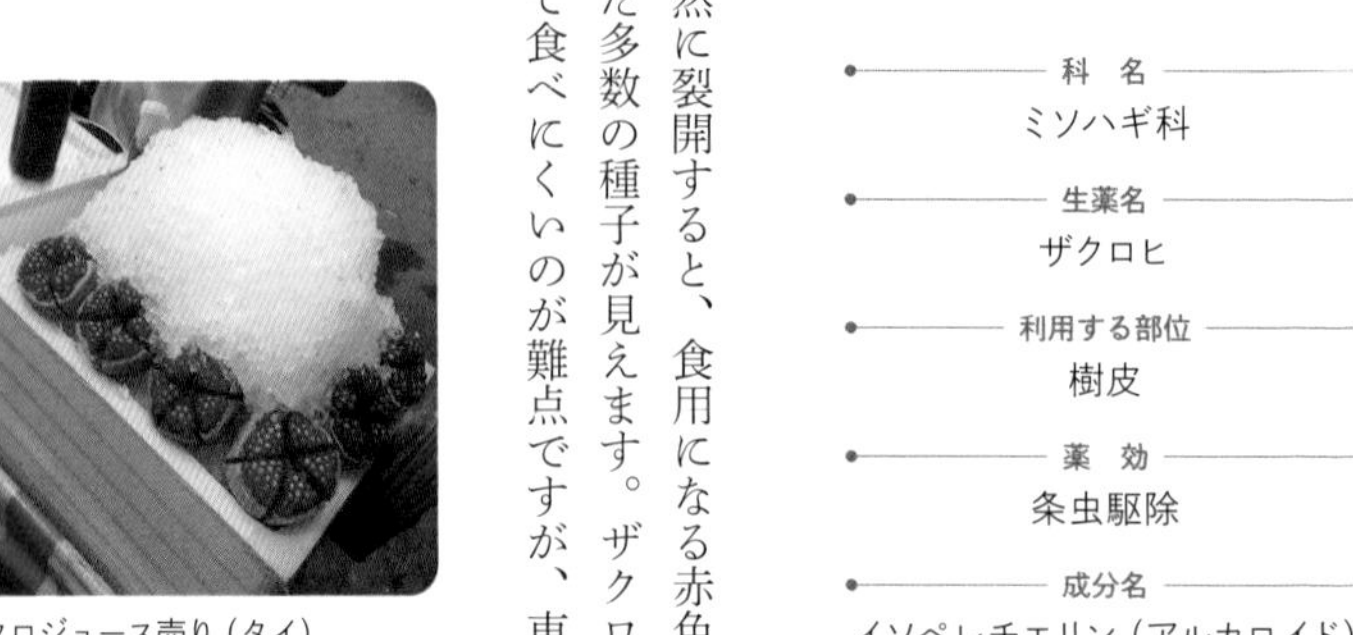

ザクロジュース売り（タイ）

◀ザクロの花

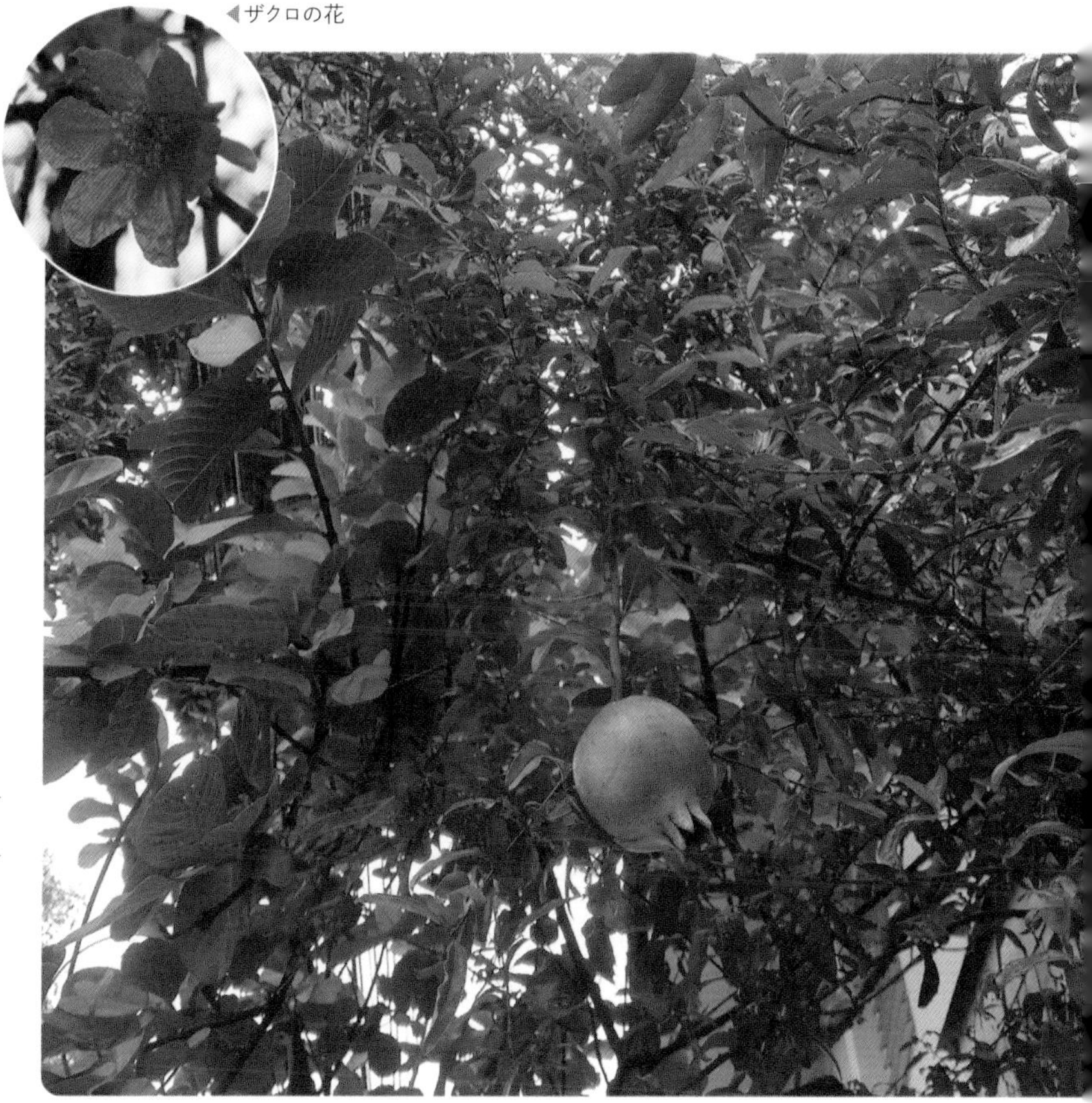

ザクロ

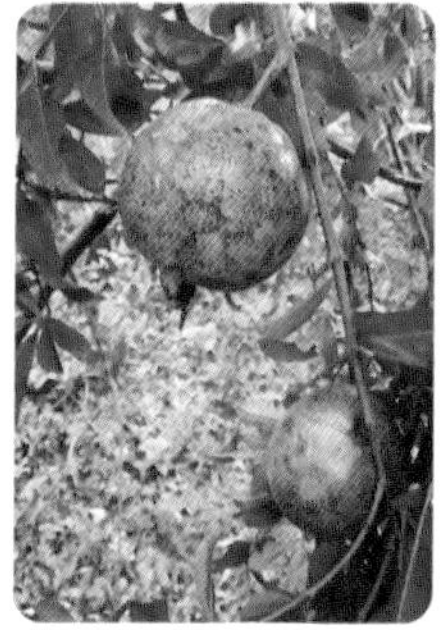

ザクロの果実

づけられました。別名のガーネットは、ラテン語でたくさんの種子を意味するザクロの学名*Punica granatum* の種小名に由来しています。

日本では、ザクロの樹皮を生薬ザクロヒといい、条虫駆除薬として用いていました。衛生環境が改善された現在では、用いられることはないようです。一方、中国では、本種の果皮を柘榴皮といい、止血などに用いられてきました。

この世で最も高価なスパイスは？

サフラン

科名
アヤメ科

生薬名
サフラン

利用する部位
雌しべ

薬効
駆瘀血

成分名
クロシン

スペインの郷土料理パエリア。あの鮮やかな色と香りのもとになっているのがサフランです。欧州から中国内陸部の乾燥地が原産の、アヤメ科の多年草です。単子葉植物のため、花は3数性、つまり萼片と花弁に相当する花被片が合わせて6枚、雄しべと雌しべがそれぞれ3本と、3の倍数になっています。スパイスとして使用する部位は、一花から3本しか採取できない雌しべで、収穫が機械化できず人手がかかることから、高価なスパイスとなっています。

薬学では、スパイスと同様に、サフランの雌しべを生薬サフランといい、婦人薬、つまり駆瘀血薬とします。

サフランは、日本でも球根を使って簡単に栽培することができます。最も簡単な方法は、球根を入手して、水を張ったコップに入れておく水栽培です。テーブルの上で、窓際で、簡単に花を咲かせることができます。また、日本のサフラン生産現場では、大分県竹田市で続く竹田式

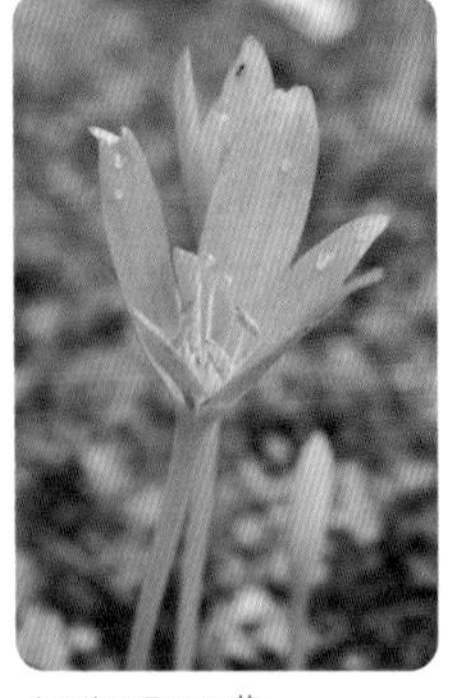
イヌサフランの花

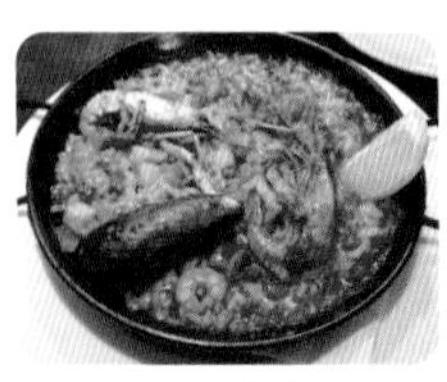
パエリア（スペイン）

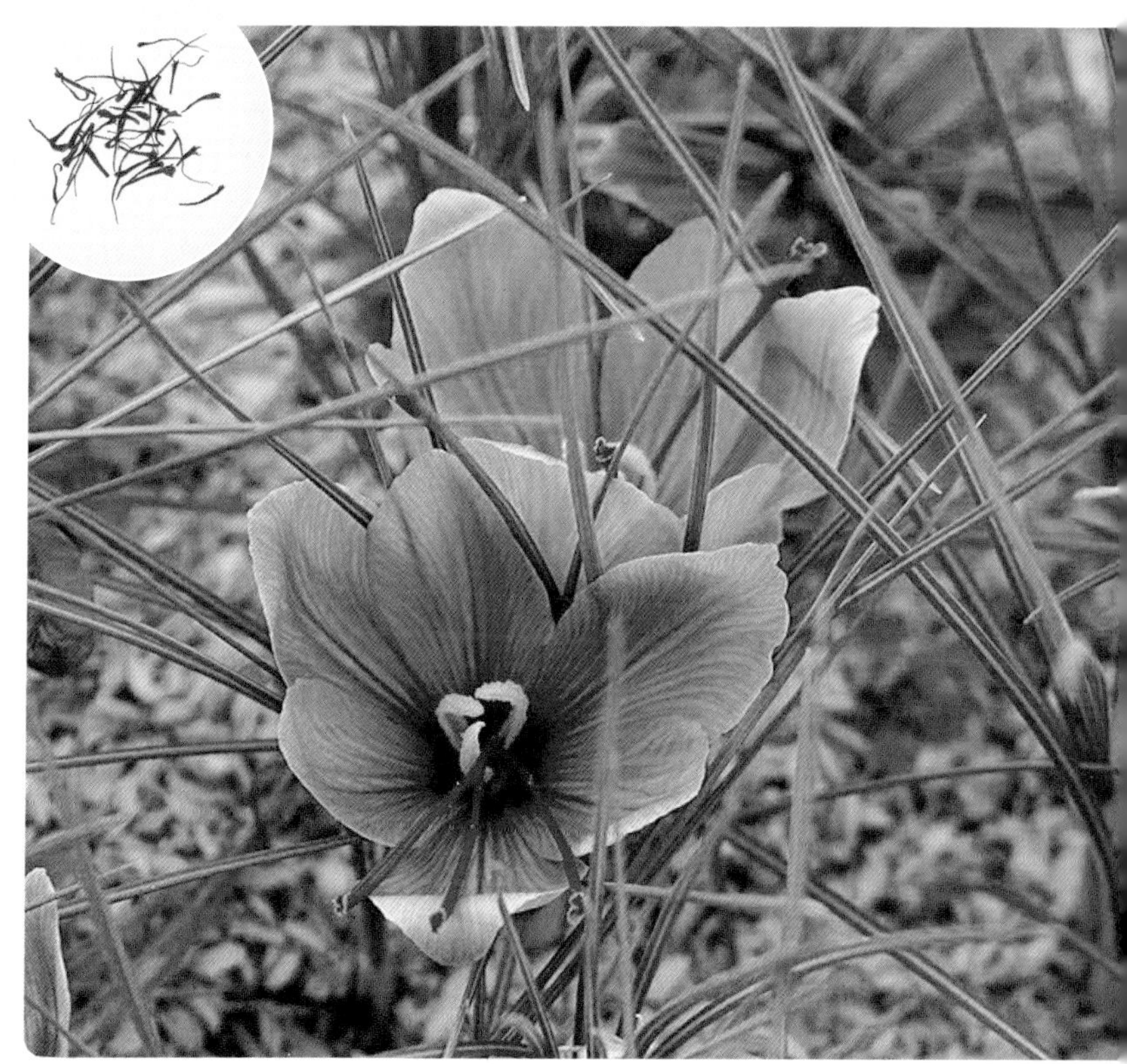

リフランの花

農法が有名で、海外で一般的な露路栽培ではなく、室内で花を咲かせる日本独自の方法で栽培されています。

　サフランとよく似た名前の植物に、イヌサフラン科イヌサフランがあります。こちらは、サフランによく似た花を咲かせますが、スパイスなどとしては利用できないことから、イヌハッカ（131ページ）と同様に、和名の頭にイヌがつきました。花がきれいなためどこにでも栽培されていますが、コルヒチンという有毒成分を含んでいます。毎年、開花前の外観がよく似た山菜ギョウジャニンニクと間違ってイヌサフランを口にしてしまい、中毒になる例が報道されます。イヌサフランの葉には、ギョウジャニンニクのようなにおいがないので、少し気をつければ防げる事故でもあります。

北京の冬の風物詩
サンザシ

中国原産の落葉樹で、栽培が容易なため、日本でも庭木として各地で植栽されています。秋に熟す赤色の果実は、北京の冬の風物詩であるサンザシ飴、冰糖葫芦（ビンタンフール）をはじめ、各種お茶請けなどとして中国では広く知られた存在です。中国で栽培されているものは、葉に切れ込みがあり果実が大きい（とされている）オオミサンザシ（*Crataegus pinnatifida* var. *major*）です。赤い果実の表面にスポットがあるのが特徴です。

一方で、国内の薬用植物園などでは、葉に切れ込みが少なく果実が小さいサンザシ（*Crataegus cuneata*）も植栽しています。こちらは赤い果実の表面にスポットはありません。ちなみに、筆者が勤務する薬用植物園には、果実が小さいサンザシと大きいサンザシがあるので、呼称がややこしいです。また、西洋では果実が小さいセイヨウサンザシが知られていて、ホーソンベリーの名でハーブティーとして飲まれ

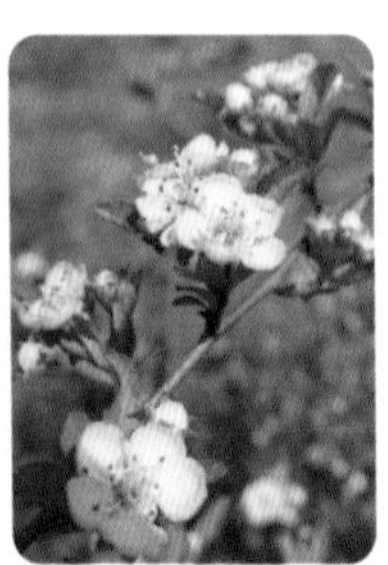
サンザシの花

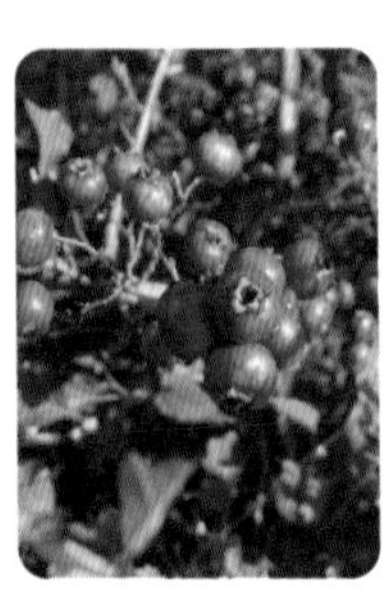
サンザシの果実

科名
バラ科

生薬名
サンザシ

利用する部位
偽果

薬効
健胃整腸

成分名
ケルセチン（フラボノイド）

◀生薬サンザシ

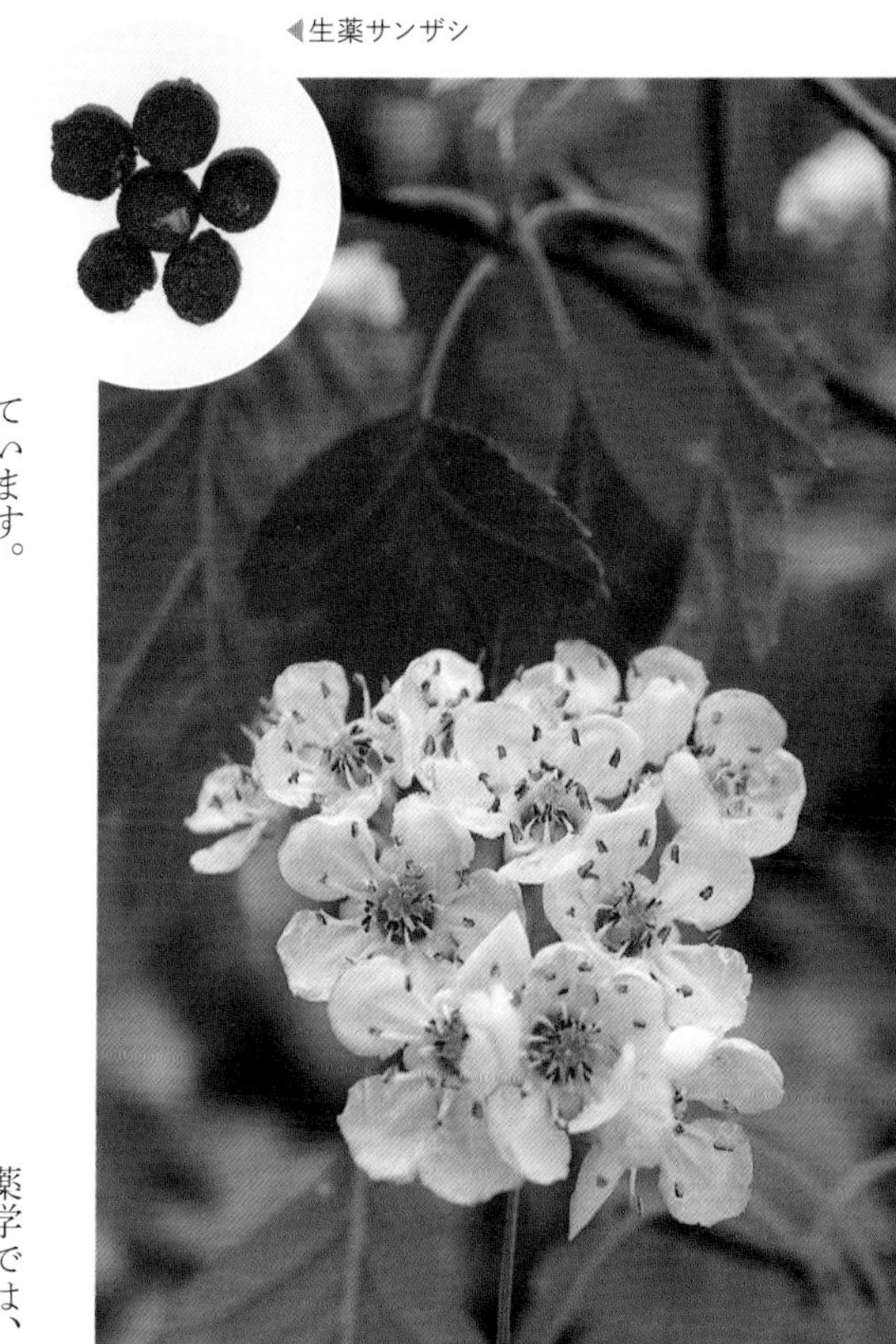
オオミサンザシの花

ています。

ところで、先ほど「果実」と書きましたが、正確には偽果といいます。ノイバラ（44ページ）のところでも説明したように、雌しべの中の心皮と呼ばれる部分が膨らんだものを果実と呼び、それ以外の部分が含まれている場合は偽果と呼びます。生食もできて加工しても美味しいサンザシが、ニセモノ扱いされるのは不憫です。

薬学では、サンザシやオオミサンザシの果実を生薬サンザシといい、健胃整腸に用いられます。医食同源、もとい医薬同源のひとつとして覚えておきたいところです。

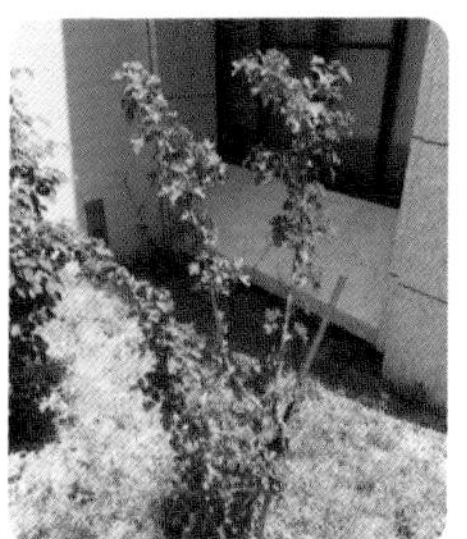
セイヨウサンザシの花

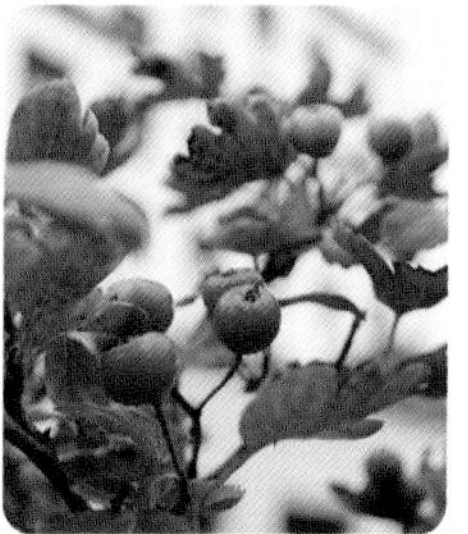
セイヨウサンザシの果実

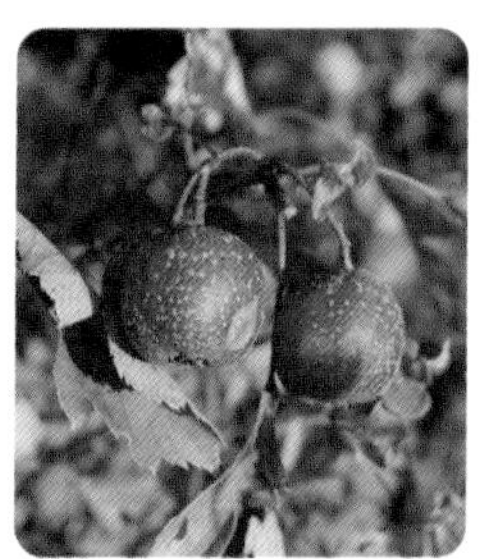
オオミサンザシの果実

薬樹で庭木、一人二役の名選手
サンシュユ

科名
ミズキ科

生薬名
サンシュユ

利用する部位
果肉

薬効
滋養強壮

成分名
ロガニン

春に黄色い花が咲き、秋に赤い果実がなります。和名はサンシュユ。原産は朝鮮半島から中国大陸で、日本には薬用に導入されたのですが、樹高もほどよく、性質も強健なため、現在は各地で庭木として植栽されています。学名は*Cornus officinalis*で、種小名は薬用を意味しています。

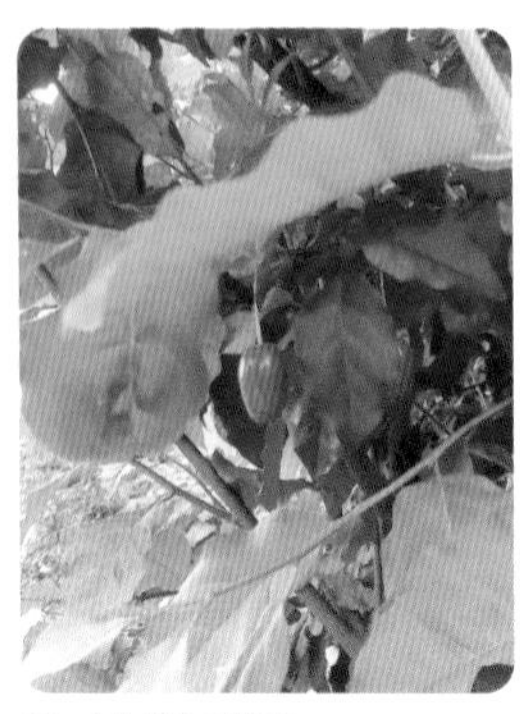

ビックリグミの果実

植物学的には、同じく庭木や街路樹として知られるハナミズキやヤマボウシが近縁です。いずれの植物も、葉をちぎると糸を引くのが特徴です。トチュウ科トチュウ（200ページ）とは異なり、維管束が引きずり出されているそうです。

さて、このサンシュユという和名、何を意味するのでしょうか。似た名前にゴシュユという植物があるため、数字の三を当てたくなりますね。正解は山茱萸。茱萸はグミ科グミの果実のことで、グミの果実に似ていることに由来しています。

赤く色づいたサンシュユの果実はいかにも美味しそう

ですが、渋みが強いため、生食には向きません。お酒につけて薬酒とするのがいいでしょう。薬学では、種子を除いた果肉を生薬サンシュユといい、滋養強壮を目的として八味地黄丸（はちみじおうがん）などに配合します。

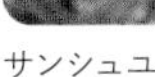
サンシュユ

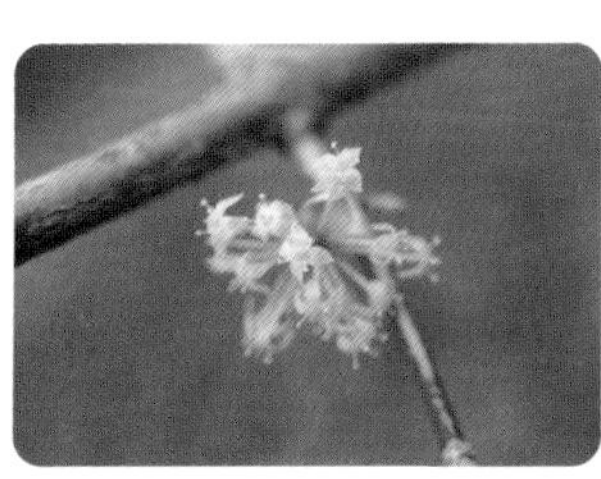
セイヨウサンシュユの花

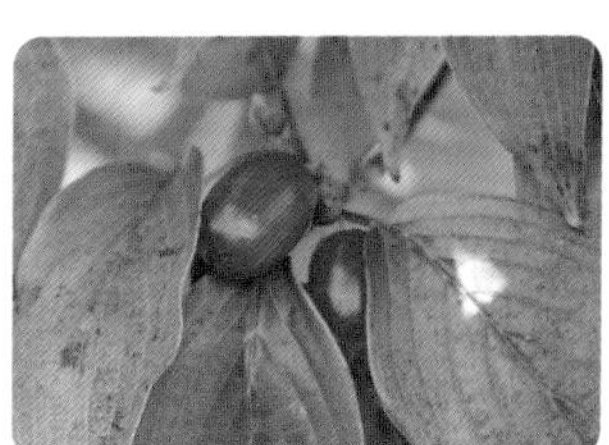
サンシュユの偽果

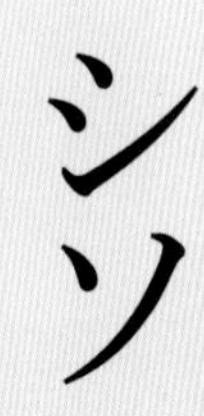

ジャパニーズハーブで夏の定番ドリンク

日本人にはたいへんなじみ深い食材のひとつ、シソ。青じその葉（大葉）や芽じそ、花穂じそは刺身のつまに、赤じその葉は梅干しの色づけやシソジュースに、実じそは佃煮などにと、さまざまに利用されています。

シソは、シソ科シソ属の唯一の種で、いわゆる赤じそと青じそも、葉が縮れるチリメンジソも、韓国焼き肉で有名になったエゴマも、どれも種としてはシソになります。原産地は、中国からミャンマーやヒマラヤにかけての大陸部です。学名は *Perilla frutescens* で、種小名は「木本のような（草本）」を意味しています。同様の学名に、ナス科トウガラシの近縁種キダチトウガラシ *Capsicum frutescens* があります。

メハジキのところ（52ページ）で紹介したとおり、シソも茎の断面が四角になる、葉が対生する、葉を揉むと香りがする、などのシソ科の特徴をもっています。特に、花が左右相称の唇形花であることは重要で、以前はシソ科を *Labiatae*、日本ではその訳語として唇形科と呼んでいました。

薬学では赤じその葉を生薬ソヨウといい、抗菌作用があるとして、香蘇散（こうそさん）などに配合されています。香りのよい、新しく調製されたものが良品とされており、生薬ハッカ（130ページ）などとともに、八新として知られています。

科名
シソ科

生薬名
ソヨウ

利用する部位
葉

薬効
抗菌

成分名
ペリルアルデヒド

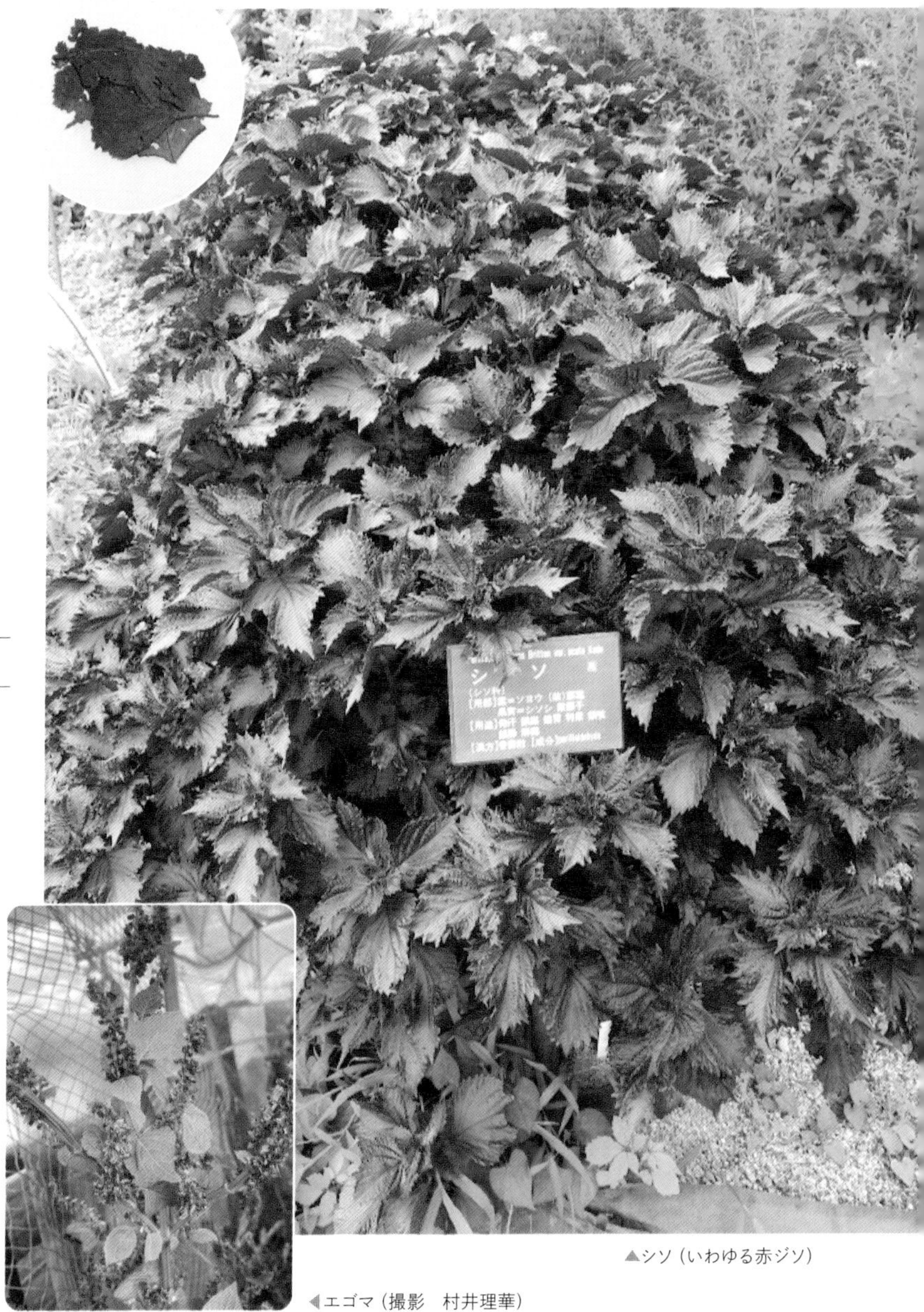

◀生薬ソヨウ

▲シソ（いわゆる赤ジソ）

◀エゴマ（撮影　村井理華）

ジンジャーエールにガリに生姜湯に
ショウガ

科名
ショウガ科

生薬名
ショウキョウ／カンキョウ

利用する部位
根茎

薬効
健胃／解熱

成分名
ギンゲロール／ショウガオール

日本を含む東アジアではスパイスとして、西洋ではジンジャーエールとして有名なショウガも、重要な薬用植物です。学名は*Zingiber officinale*。種小名は薬用を意味し、シソ科のハーブであるローズマリーやセージ、前述したサンシュユ（184ページ）などに使われています。えんじ色のきれいな花を咲かせますが、めったに咲かないので、ショウガ農家でもあまり見たことがないそうです。ショウガと同じショウガ属には、固く締まったえんじ色の花穂を食べるミョウガもあります。

薬学では、ショウガの根茎をそのまま乾燥させたものを生薬ショウキョウ、収穫後に蒸してから乾燥させたものを生薬カンキョウといい、前者は健胃、後者は解熱に用います。講義では、生薬ショウキョウは、お寿司のガリやショウガのすりおろしに似た効果があり、一方の後者は冬に風邪気味のときに飲む生姜湯に近い使われ方です、と説明しています。含有成分にも違いがあり、生薬ショウキョウには、英名のジンジャー（Ginger）に由来するギンゲロール、生薬カンキョウには、和名に由来するショウガオールが多く含まれています。

東南アジアへ行くと、ショウガを使うことが少なくなり、代わりにガランガをよく見かけます。どちらも根茎を用いるため、スパイスとしての姿かたちはよく似ているの

ショウガ

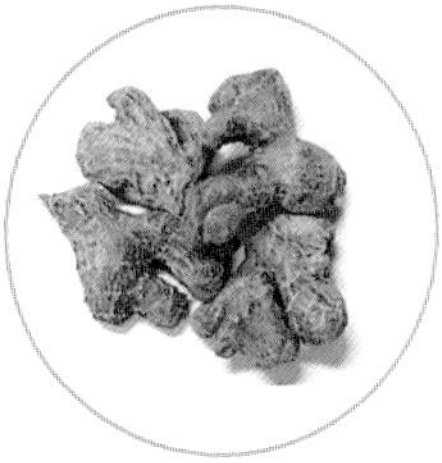

生薬カンキョウ

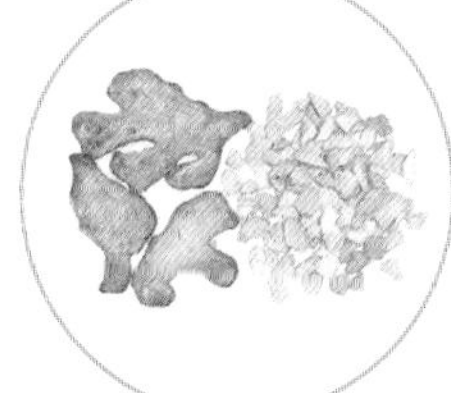

生薬ショウキョウ

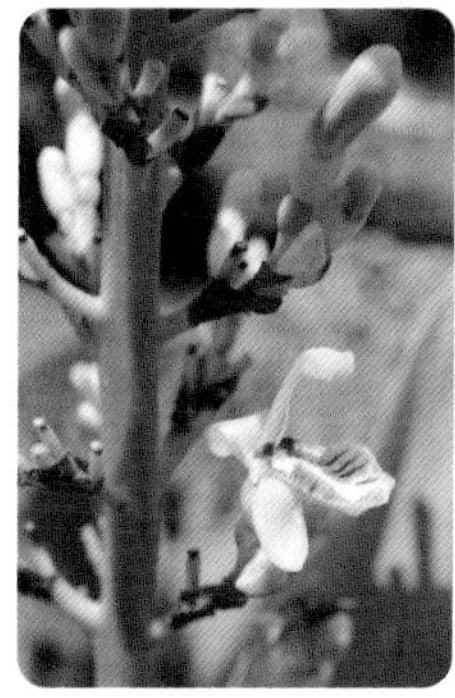

ガランガの花

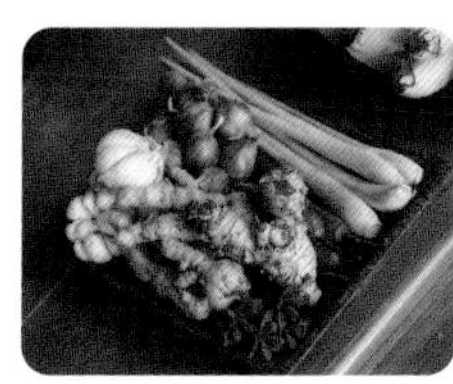

左手前にあるのがガランガ。
右がレモングラス（221 ページ）
（カンボジア）

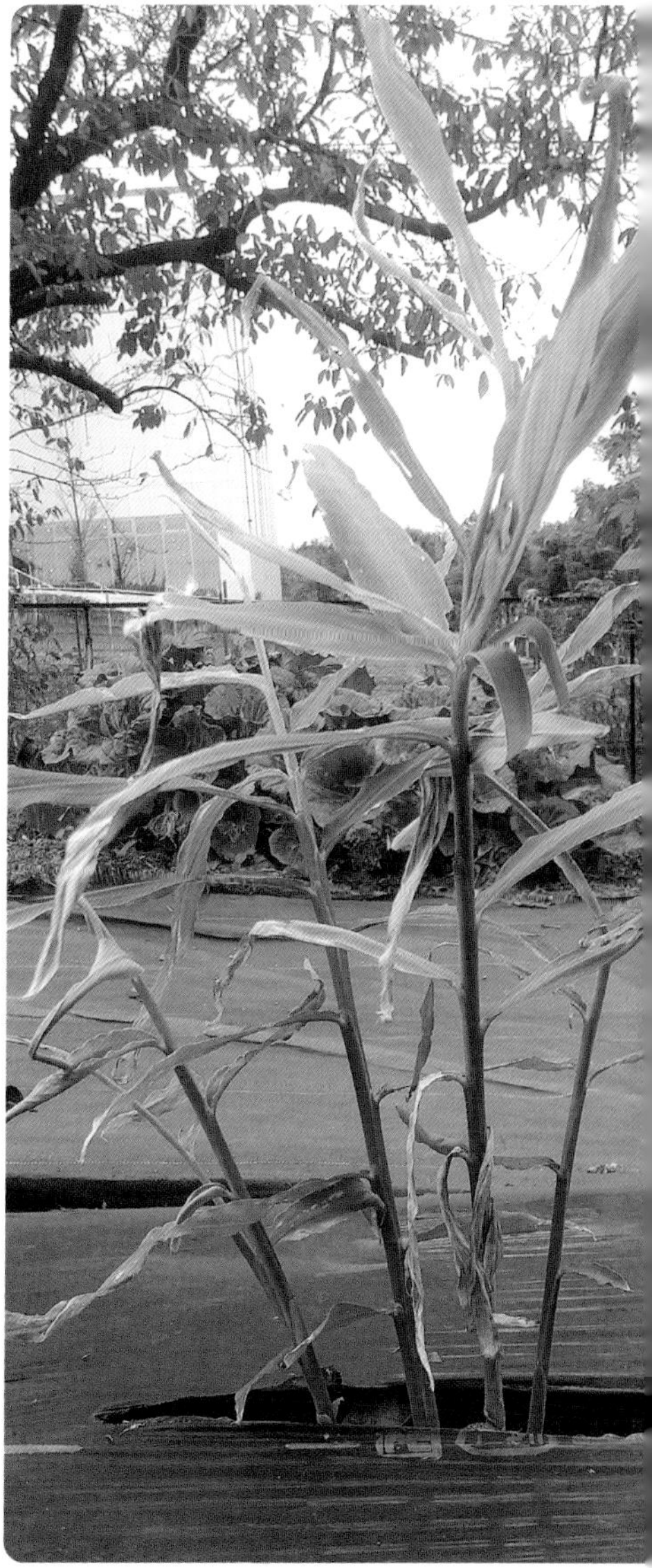

ですが、ショウガとは異なるハナミョウガ属に属していることから、花の付き方などに違いがあります。さらに、このガランガの近縁種にリョウキョウという植物があります。根茎を生薬リョウキョウといい、健胃に用います。

ホップ、ステップ、ジャンプ！

セイヨウカラハナソウ

科名
アサ科

生薬名
ホップ

利用する部位
成熟前の雌花穂

薬効
健胃

成分名
ルプリン

夏、暑くなってくると飲みたくなるあの味。決め手はずばり、芳醇な香りと独特の苦味、そして泡立ち。それらのもととなるのが、セイヨウカラハナソウ、あるいはホップと呼ばれるつる植物の雌株につく、楕円形の毬状の房（花穂）に含まれる黄色い成分、ルプリンです。手に取って舌先で舐めるだけで、あの香りと苦味を感じられます。独特の苦みと香りで、夏や秋の薬草見学会のレギュラーメンバーです。

家庭ではあまり栽培されない植物ですが、以前、大阪アベノハルカスの植栽コーナーで見かけました。近年は、国内でもホップの栽培が盛んになっており、それらホップを使った地ビールも見かけます。

原産地は西アジアで、日本には近縁種のカラハナソウが自生しています。つる植物のため、商業栽培では5～6mの棚に縄をつるして栽培します。筆者が勤務する薬

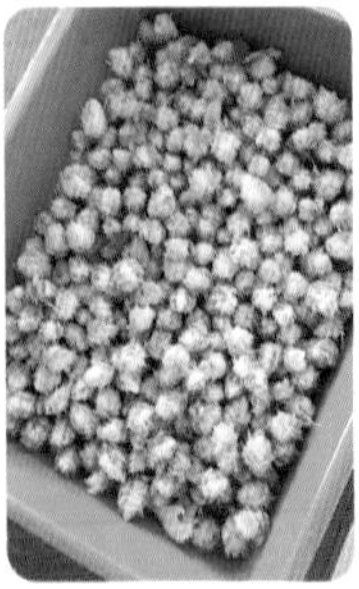

収穫したホップ

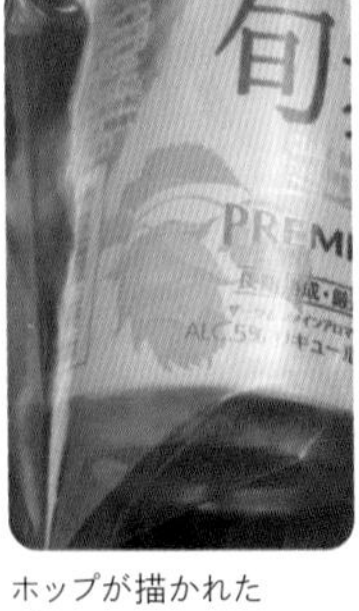

ホップが描かれたビールのラベル

用植物園では、展示用の栽培のため、ベンチにホップのつるをからませています。
　薬学では、いわゆるホップと呼ばれるセイヨウカラハナソウの雌花穂を、芳香性苦味健胃薬として用います。

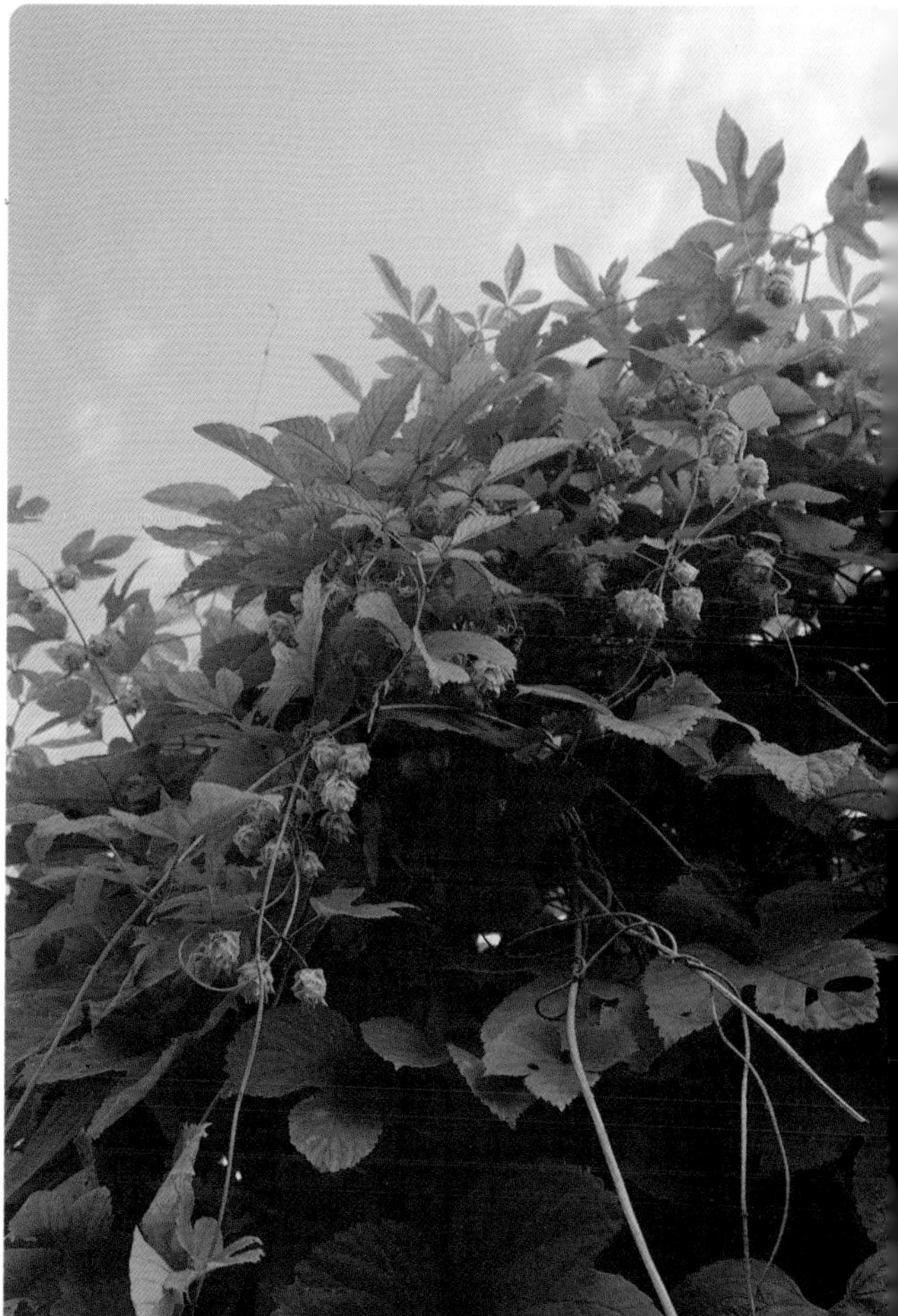

抗菌作用が知られており、ビールに入れれば腐敗を防ぎ、薬として用いれば健胃作用を示します。ちなみに筆者は、熱帯アジアでの植物調査でお腹を壊すと、ひたすらビールを飲む荒療治で治します。

セイヨウカラハナソウ

橙色
ダイダイ

ウンシュウミカンにキンカンにハッサク。秋になると、柑橘類が次々に色づいてきます。しかしこれらの果実は、冬までに収穫され、翌年まで残ることはありません。そんななか、春先までミカン園で橙色の果実をつけているのが、ダイダイです。皮をむいてすぐにおいしく食べられるものが多い柑橘類にあって、酸味が強いダイダイは、ポン酢やマーマレードなどの加工向きです。原産地はインドのヒマラヤ地方で、日本へは中国経由で渡来したようです。

和名の由来は、一本の木に、オレンジ色になった前年の果実と、緑色の今年の果実が連なるさまを、「代々実がなる」、つまりダイダイと呼んだのが始まりです。縁起のいい植物として、鏡餅などの正月の飾りにも使われます。なお、色鉛筆の橙色は、「ダイダイの果実のような色」として使われるようになったそうです。

薬学では、ウンシュウミカンと同様に、精油やフラボノイドを含み、健胃作用のある果皮を胃腸薬として用います。

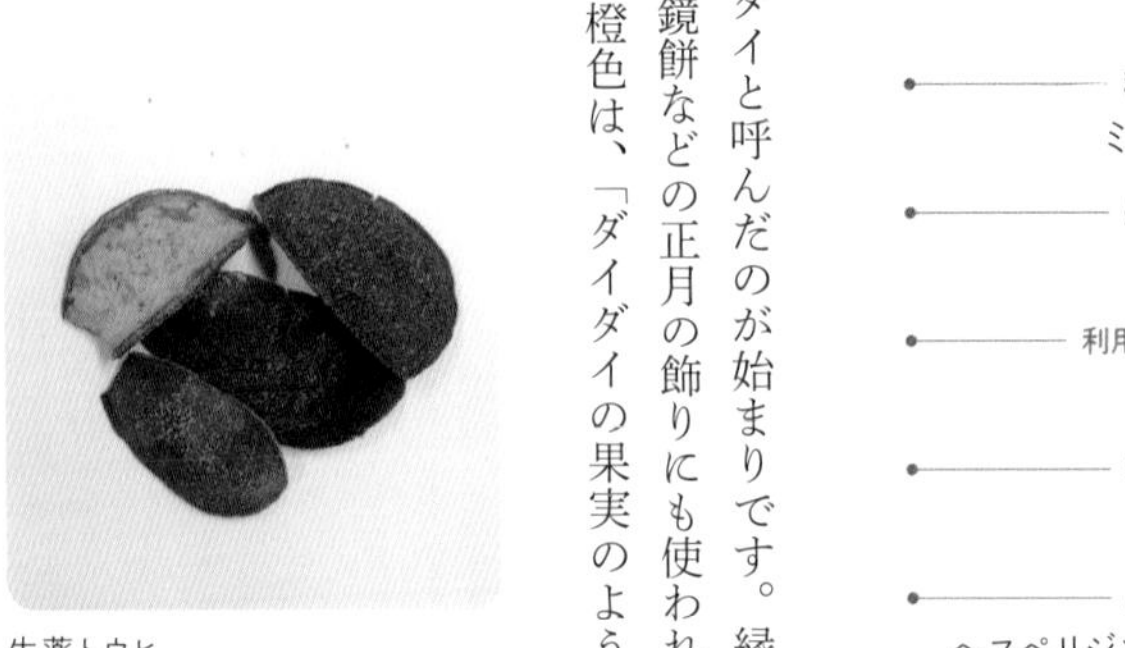
生薬トウヒ

科名
ミカン科

生薬名
トウヒ

利用する部位
果皮

薬効
健胃

成分名
ヘスペリジン（フラボノイド）

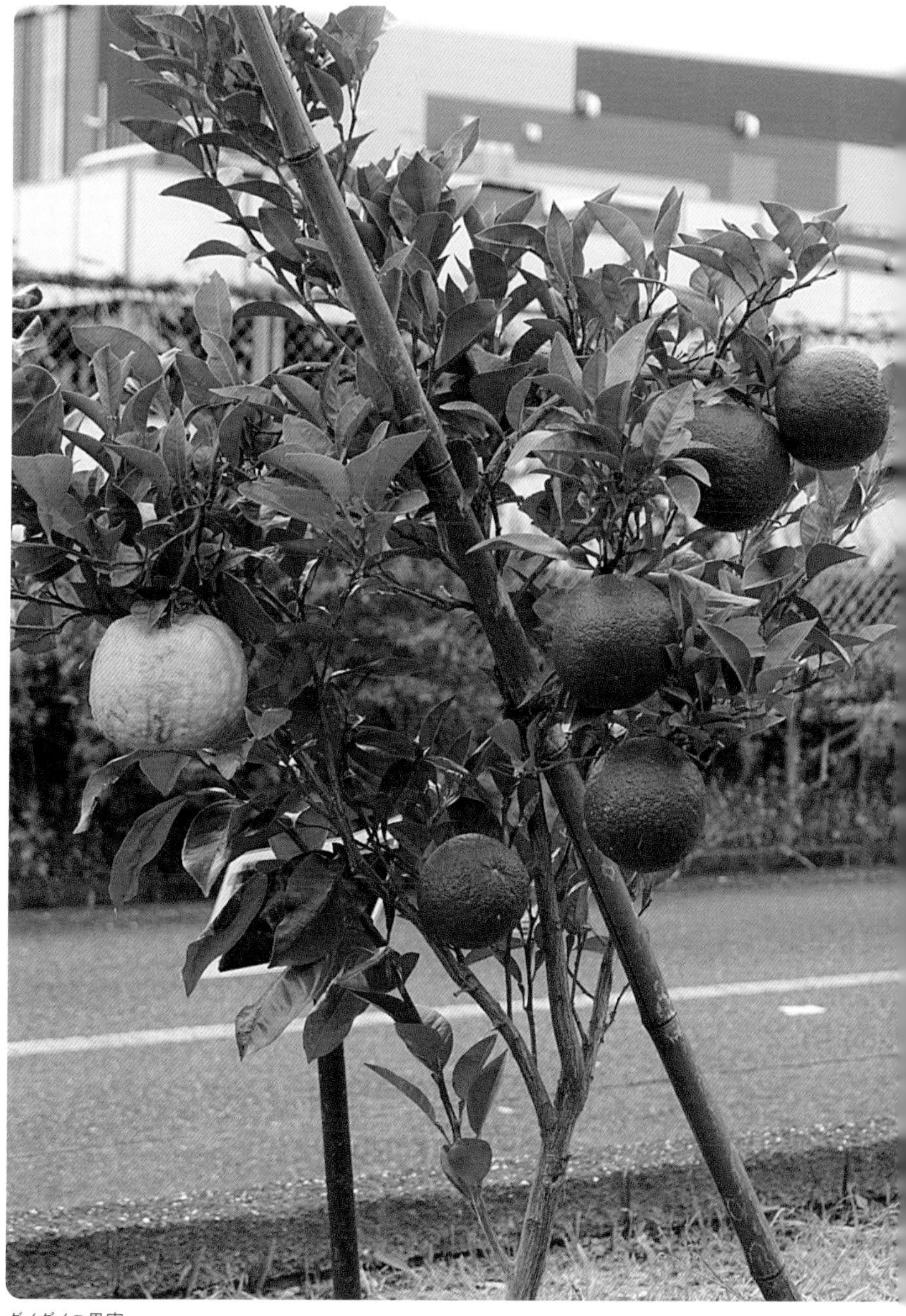

ダイダイの果実

他人の空似

ツルドクダミ

もともとは中国の植物ですが、薬用栽培のために日本に導入された後、地域によっては半野生化している薬用植物です。

名前のとおり、たしかに葉がドクダミ科ドクダミ（42ページ）によく似ています。一方で、葉のつき方を観察すると、ドクダミにはないタデ科の特徴が見られます。それは、葉の基部にある葉鞘です。もっとも、葉をもんでもちぎってもにおいはしませんし、つる植物ですし、花もドクダミのそれとは大きく異なりますし、見分けがつかないことはないでしょう。

薬学では、ツルドクダミの地下にある塊根を生薬カシュウといい、滋養強壮に用いるほか、同じタデ科のダイオウと同様の成分を含有していることから、緩下剤としても用いられます。古くは不老長寿に効くとされており、また、髪を黒く染めるとして重宝されてきました。たしかに、以前、台湾で食べたカシュウ入り薬膳スープは真っ黒で、いかにも髪を黒くしてくれそうでした。現在では、頭皮の余分な脂質を除去する作用を期待して、育毛剤に配合されています。

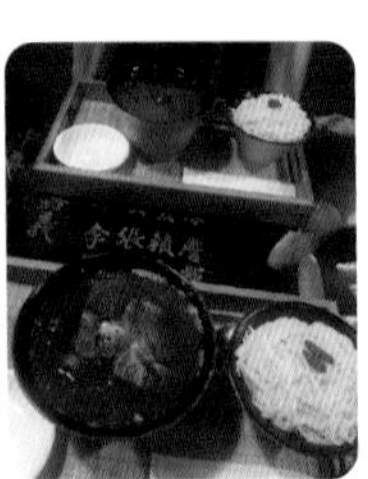

カシュウ入り薬膳スープ（台湾）

科名
タデ科

生薬名
カシュウ

利用する部位
塊根

薬効
滋養強壮

成分名
クリソファノール

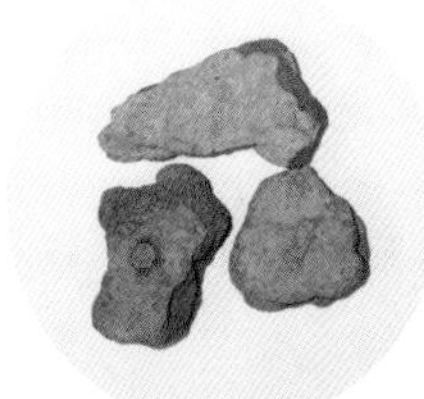

生薬カシュウ

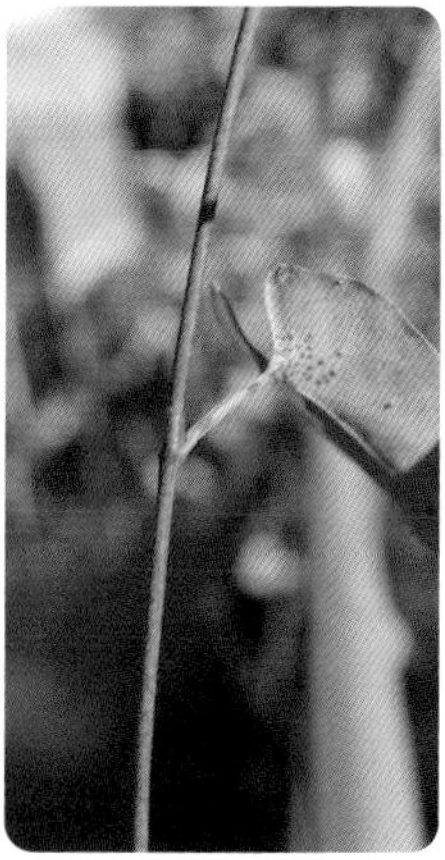

ツルドクダミの葉鞘

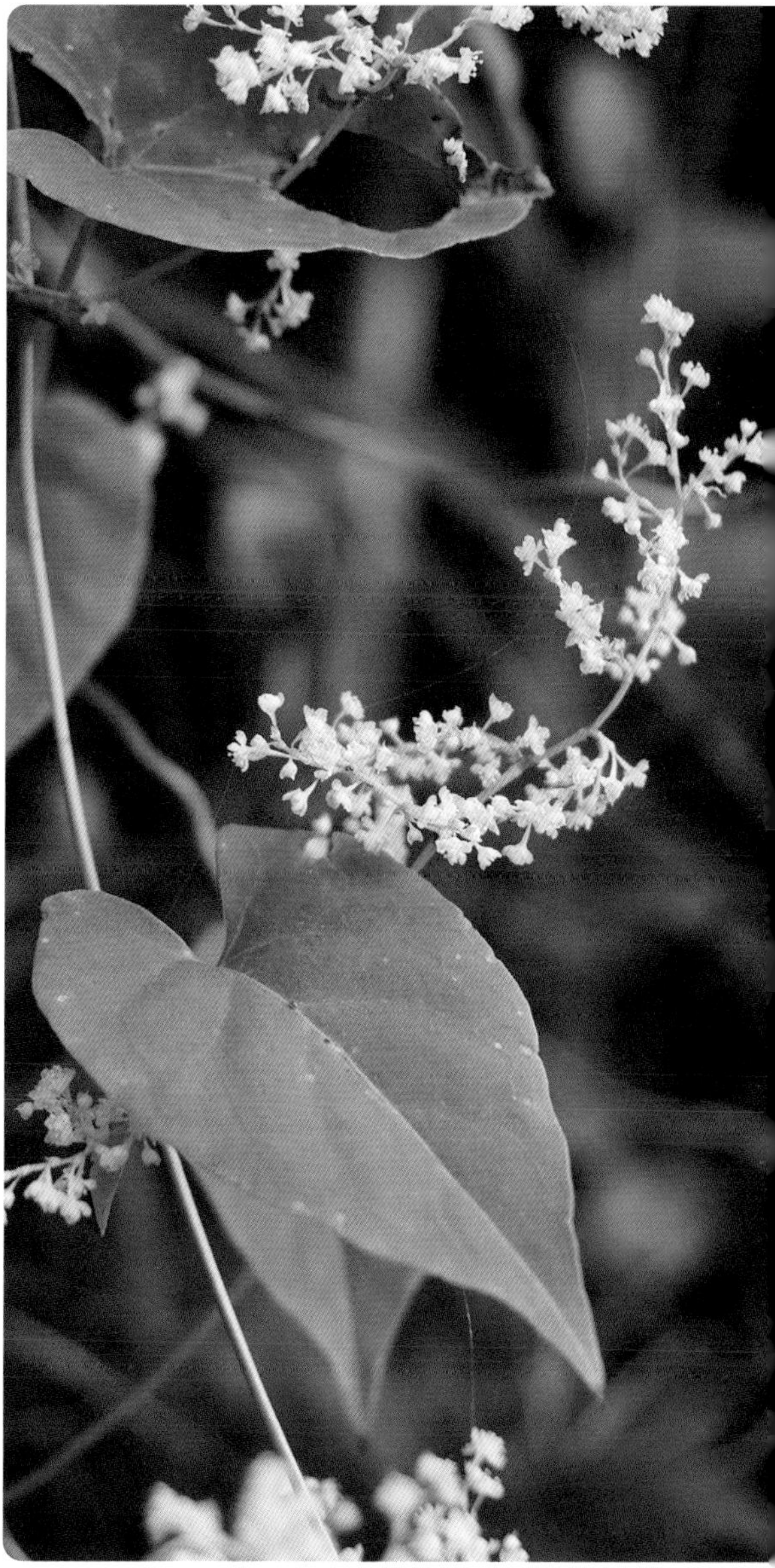

ツルドクダミ

不老不死の薬木？

テンダイウヤク

科名
クスノキ科

生薬名
ウヤク

利用する部位
根

薬効
健胃

成分名
ボルネオール

テンダイウヤクは、樹高が低く栽培が容易なため、最近では庭木としてよく見かけます。和名は、中国浙江省にある天台山に、薬効のよい株があるとされたことに由来しています。中国原産の植物とされている一方、不老不死の薬を求めて中国からやってきた徐福が日本で見つけた薬木ともいわれています。

学名 *Lindera strychnifolia* の種小名は、strychinus のような folia、つまり「葉」という意味で、有毒成分として知られるストリキニーネを含有する生薬ホミカの基原植物マチンに葉が似ていることにちなみます。葉は、ニッケイのところ（124ページ）で紹介したクスノキ科の特徴である、3本の脈が並行し

マチンの葉

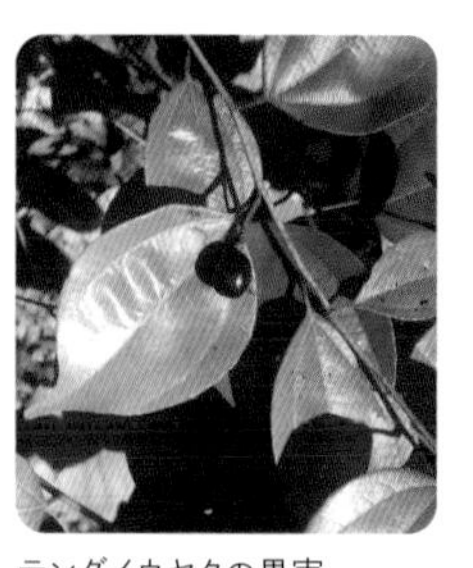
テンダイウヤクの果実

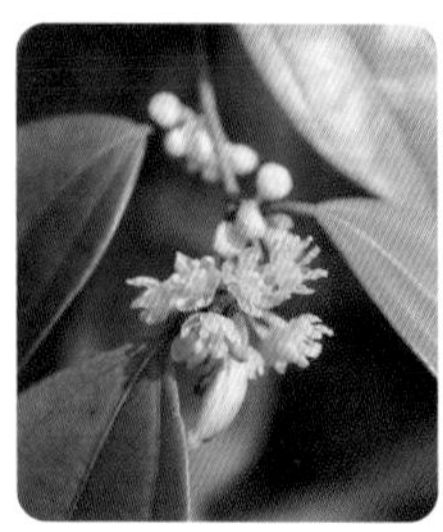
テンダイウヤクの花序

て走る三行脈をもっています。ニッケイと同様に、本種の葉もちぎるとかすかに芳香があります。この葉を使った天台烏薬茶も知られています。

薬学では、テンダイウヤクの根を生薬ウヤクといい、健胃薬として用います。この薬用部位が烏の頭に似ているのでウヤク（烏薬）といわれますが、真偽のほどはいかに。

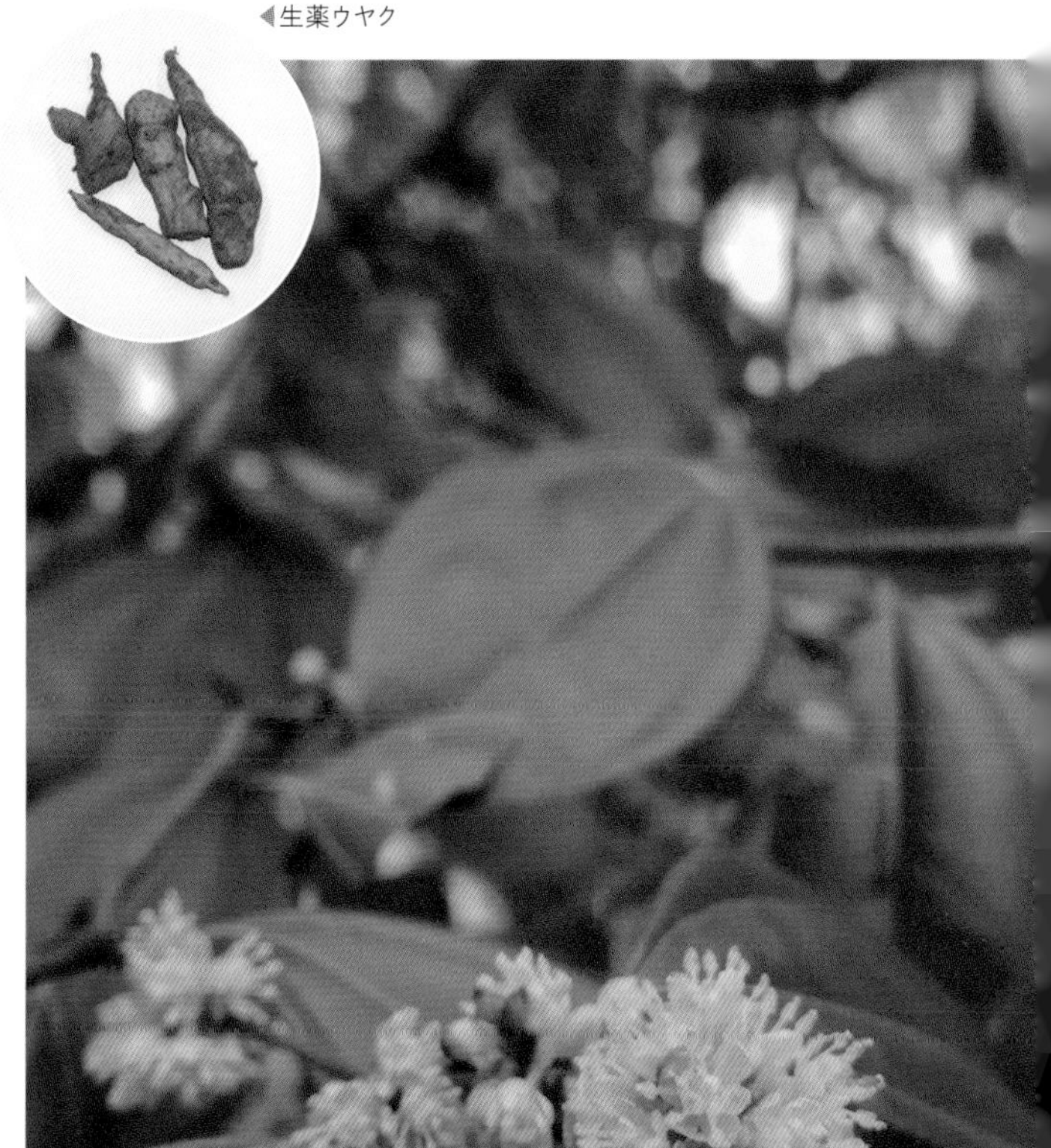

◀生薬ウヤク

テンダイウヤク

果実は食用に、種子は薬用に
トウガン

「冬の瓜」と書いて「トウガン」と読みます。名前を見ると、冬に収穫する作物と思われるかもしれませんが、実際の収穫期は夏です。そのまま冬まで貯蔵できることからついた和名です。日本では一口大に切って煮物にして食しますが、台湾などの中華圏では、暑い夏に体を冷やすために冬瓜茶として飲みます。

トウガンは、インドや東南アジアが原産地といわれ、日本には中国を経由して持ち込まれたようです。植物学的には、一属一種の少し変わった植物ですが、同じウリ科のゴーヤやキュウリ、ヘチマ、カボチャ、スイカにそっくりの黄花を咲かせます。

花は雌花と雄花の2タイプがあり、農家さんは人工的に雄花の花粉を雌花につける人工交配を行なうことが多いようですが、筆者が勤務する薬用植物園では自然に任せています。花はたくさん咲くため、昆虫が自然に花粉を運んでくれているのだと思います。

薬学では、このトウガンの種子を生薬トウガシといい、消炎や排膿作用があるとして、漢方処方の大黄牡丹皮湯(だいおうぼたんぴとう)に配合します。

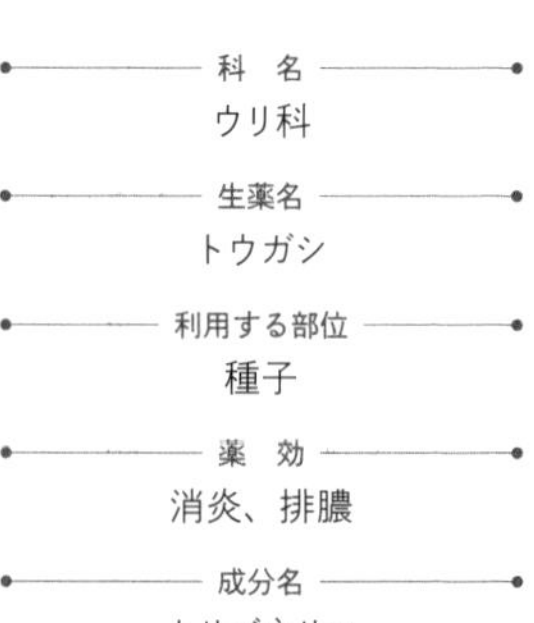
トウガン茶を売る店（台湾）

科名
ウリ科

生薬名
トウガシ

利用する部位
種子

薬効
消炎、排膿

成分名
トリゴネリン

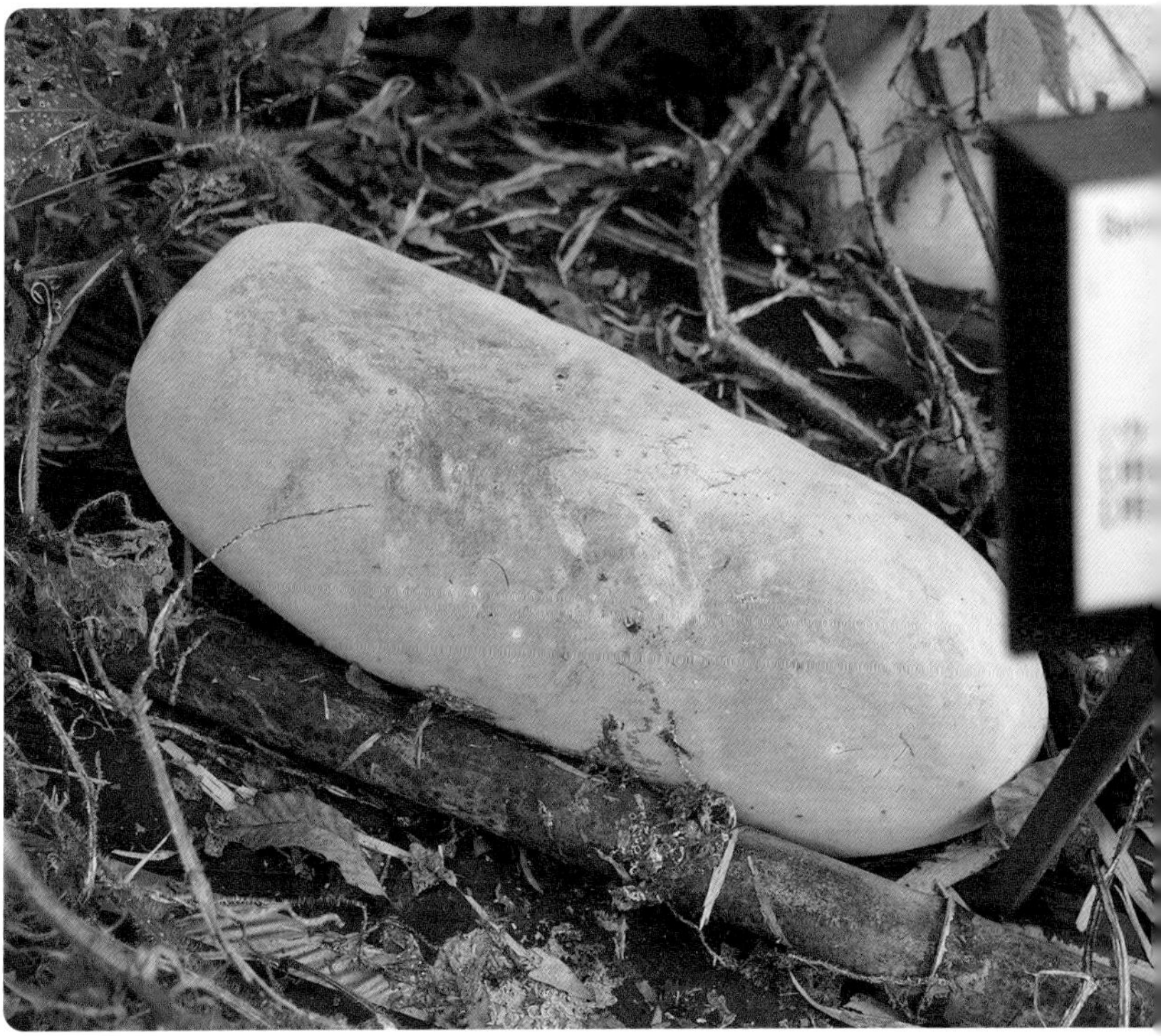

トウガンの果実

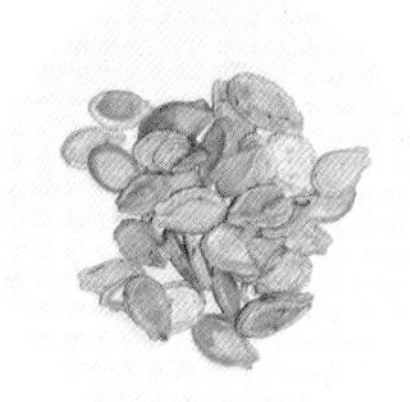

生薬トウガシ

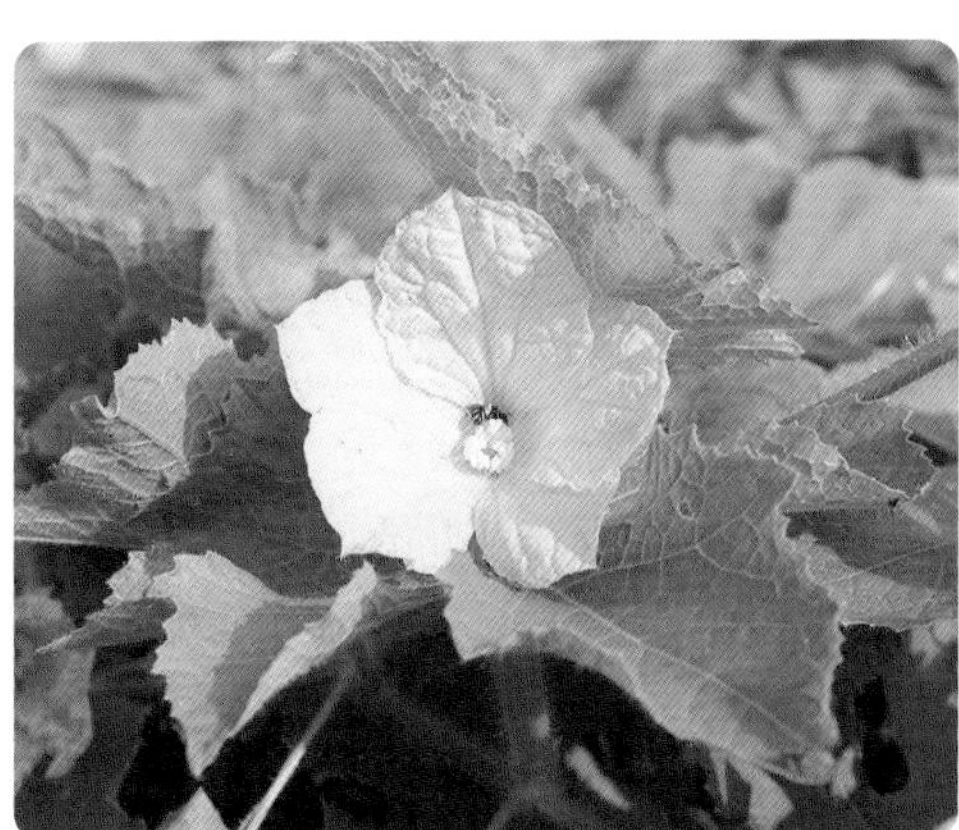

トウガンの花

ゴムが伸びる不思議な葉っぱ

トチュウ

科名
トチュウ科

生薬名
トチュウ

利用する部位
樹皮

薬効
滋養強壮

成分名
グッタペルカ

杜仲茶として近年有名になったトチュウ。最近では苗木も販売されており、家庭で植栽されている方もいるかもしれません。植物学的には一科一属の珍しい植物で、原産地は中国です。

このトチュウの葉を少しずつちぎっていくと、あら不思議、葉っぱは千切れることなく、それぞれが繋がった階段状の葉ができあがります。このときばかりは、薬草園実習に興味の薄い学生も注目してくれます。ミズキ科サンシュユ（184ページ）と異なり、トチュウの場合は、葉や枝、樹皮、果実に含まれているゴム質のグッタペルカが伸びているそうです。歯医者さんの詰め物として、またカメラの貼り革としても使われます。もっとも、今の学生はカメラを知らないのか、当たり前のようにポケットからスマホを取り出して、「映える」トチュウの葉をパシャリ。SNSにアップするときは、「#グッタペルカ」をお忘れなく。

薬学では、トチュウの樹皮を生薬トチュウといい、滋養強壮に用います。ベトナムでは、トチュウに種々の生薬が混じった漢方のようなセット商品が売られていました。一方、杜仲茶はトチュウの葉を使った健康茶で、血圧降下作用が知られています。

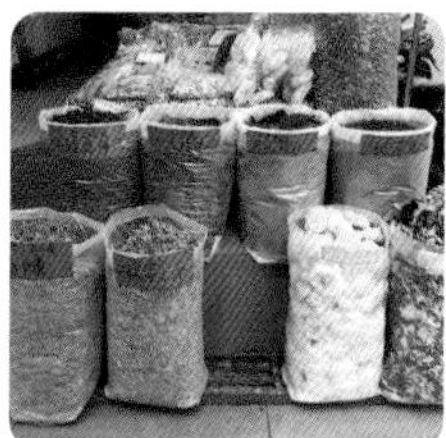

台湾で売られていたトチュウ

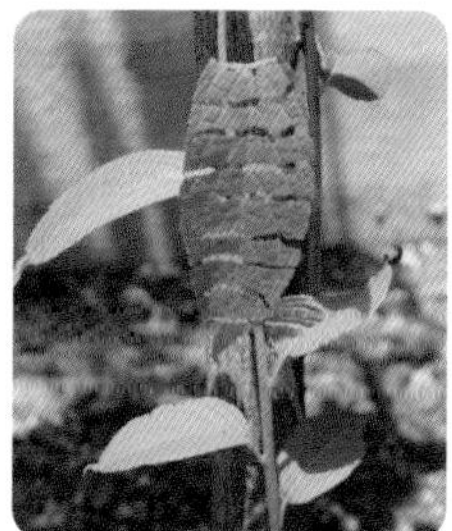

トチュウの葉

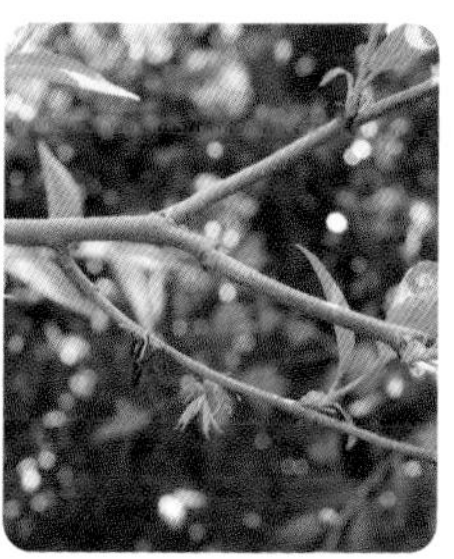

トチュウの雄花

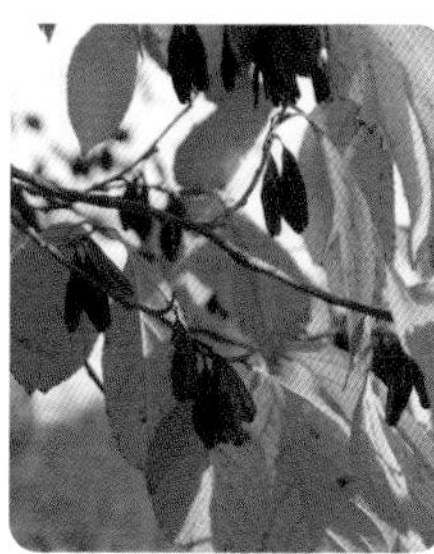

トチュウの果実

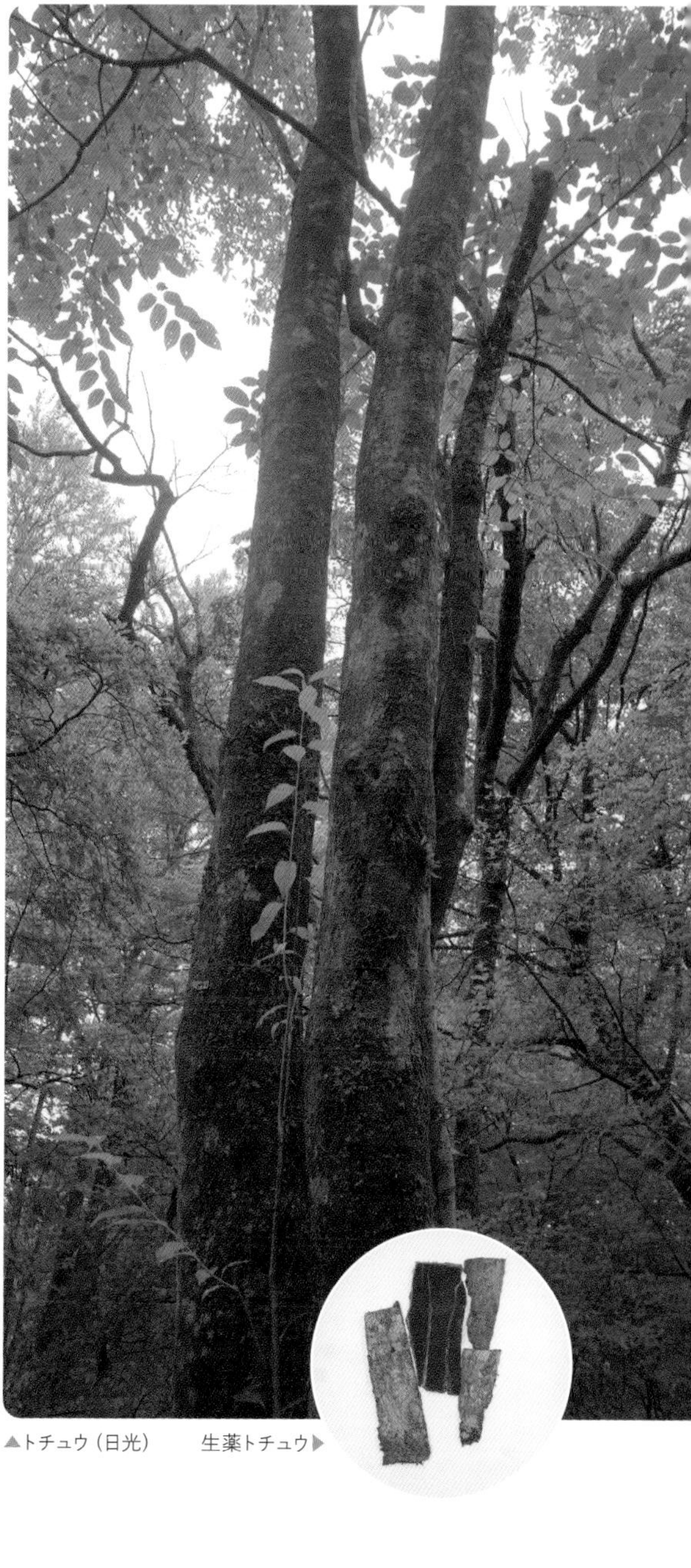

▲トチュウ（日光）

生薬トチュウ▶

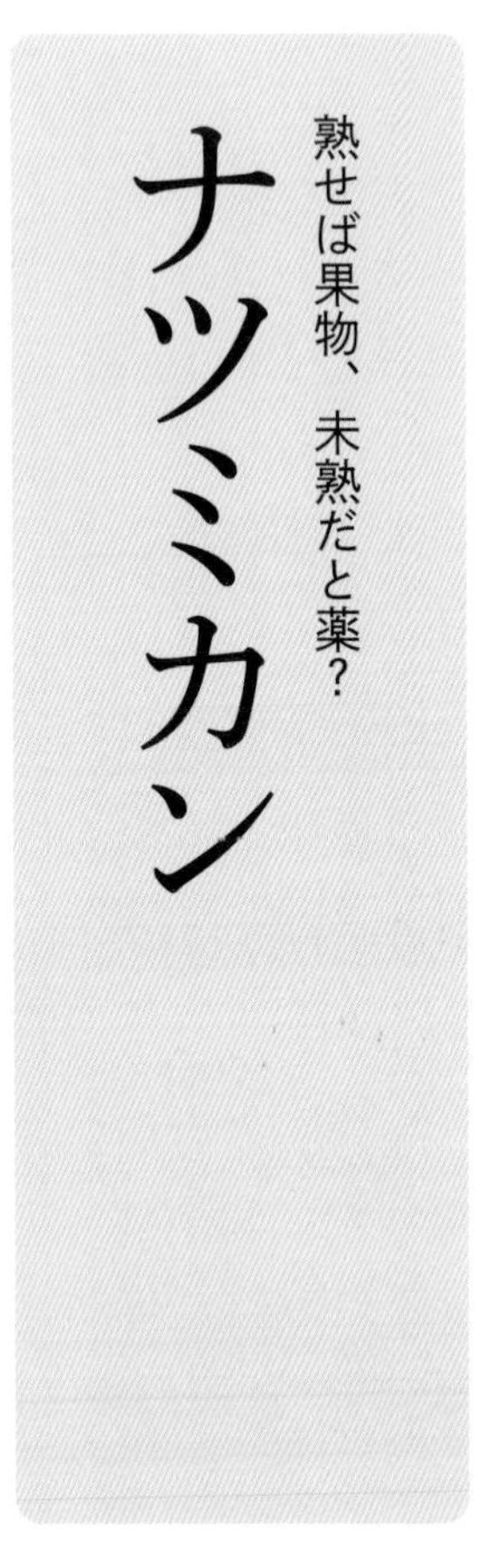

熟せば果物、未熟だと薬？

ナツミカン

科名
ミカン科

生薬名
キジツ

利用する部位
未熟果実

薬効
健胃

成分名
ナリンギン（フラボノイド）

山口県の県花として知られる柑橘類です。山口県に漂着した柑橘類が起源とされ、自然雑種として生じたと考えられています。初夏に白花を、冬に果実をつけます。初夏まで木成りで完熟させることから漢字で夏蜜柑と書きますが、ほどよく酸味が残った冬から春に収穫したほうが瑞々しさを味わえます。なお、ナツミカンは酸味が勝ってしまうということで、近年はより甘味が楽しめるアマナツが好まれるそうです。

薬用には、完熟ではなく未熟果実を半分に切ったものを利用します。柑橘類を基原とする生薬は、苦みの成分であるフラボノイドと、香りの成分である精油を含有し、芳香性苦味健胃薬として用いられます。ナツミカンと同様に、同じく柑橘類のダイダイの未熟果実も生薬キジツとして使われますが、生薬の形状だけでは、どちらの基原植物か見分けがつきません。

アマナツの果実

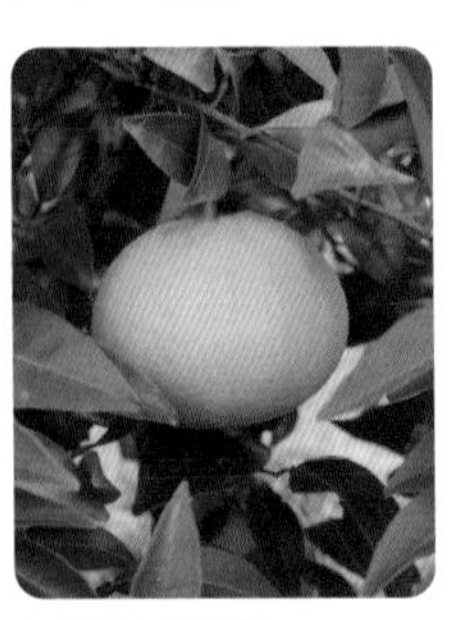

ナツミカンの果実

◀生薬キジツ

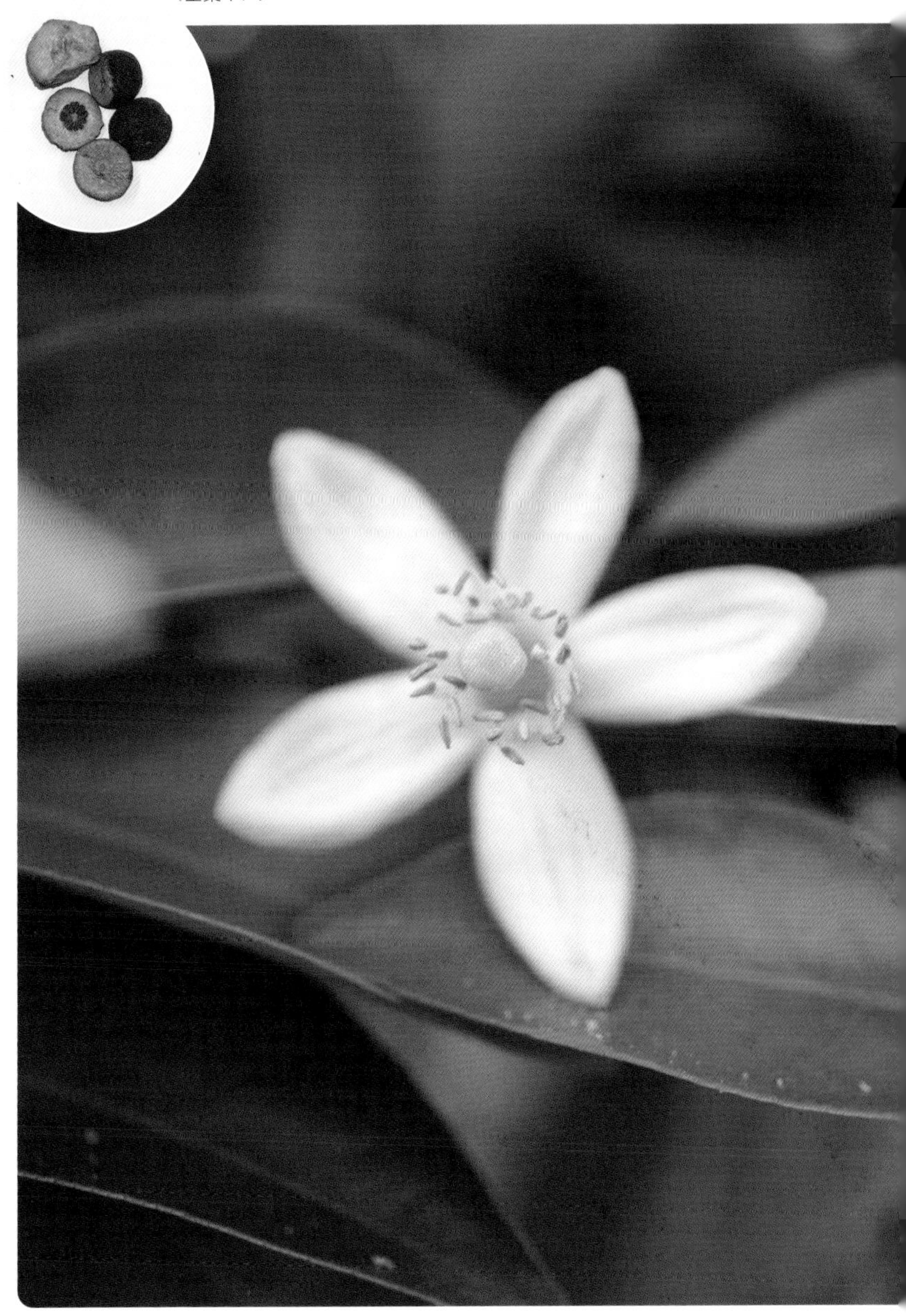

ナツミカンの花

ナツメ

夏に芽が出るスロースターター

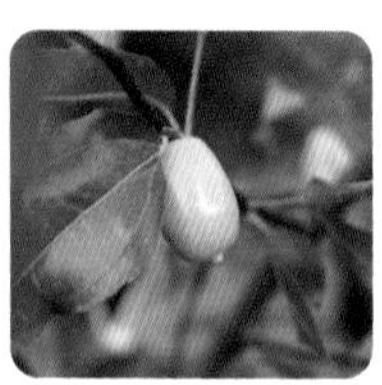

ナツメの果実

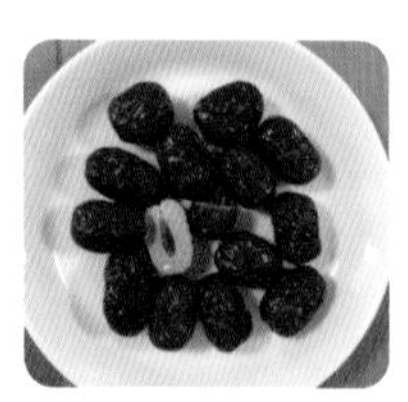

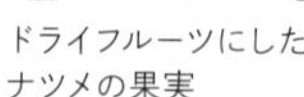

ドライフルーツにした
ナツメの果実

春、桜が咲く頃になると、秋に葉を落として厳しい冬を乗り切った落葉樹が一斉に新芽の時期を迎えます。そんななか、マイペースにトゲだらけの幹を見せ、初夏になってやっと芽が出る植物があります。中国原産のその樹木は、その名もナツメ。「夏芽」としたいところですが、「棗」が正解です。ケンポナシ（102ページ）と同じクロウメモドキ科に属し、野生では10mを超える大木になります。

家庭で栽培している方は、葉を一枚ちぎって噛んでみてください。そのあとチョコレートを食べると、砂をかじっているような味に変わると思います。これは、葉に含まる味覚修飾物質ジジフスサポニンが、甘味を感じにくくさせるからです。

秋になると、赤い果実がぶら下がっている様子を観察できます。日本ではあまり知られていませんが、中国や東南アジアでは、ナツメの果実は果物として有名です。その味は、さしずめ小さいリンゴといったところでしょ

科名
クロウメモドキ科

生薬名
タイソウ

利用する部位
果実

薬効
滋養強壮、鎮静

成分名
サポニン・糖質

うか。ドライフルーツのナツメは日本でも有名です。中国の新疆ウイグル自治区や韓国が有名な産地です。なお、ドライフルーツで近年人気のナツメヤシは、ナツメとは無関係の、ヤシ科植物の果実です。

薬学では、この果実を「大きい棗」と書いて生薬タイソウといいます。滋養強壮に用いられ、漢方では補中益気湯（ほちゅうえっきとう）などに配合されています。一般には、韓国の伝統料理サムゲタンに、同じく滋養強壮の生薬ニンジンや生薬クコシと一緒に使われます。また、鎮静などの作用もあるので、風邪のひき始めなどに用いられる葛根湯などにも配合されています。

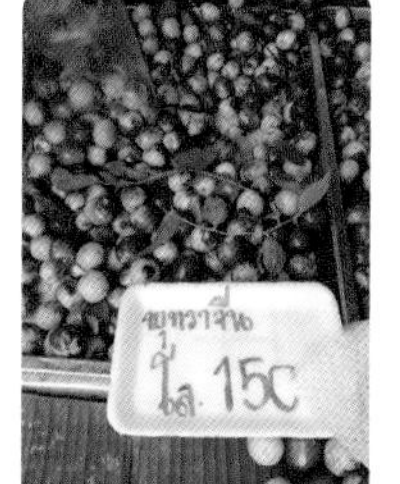
タイで売られていたナツメの果実

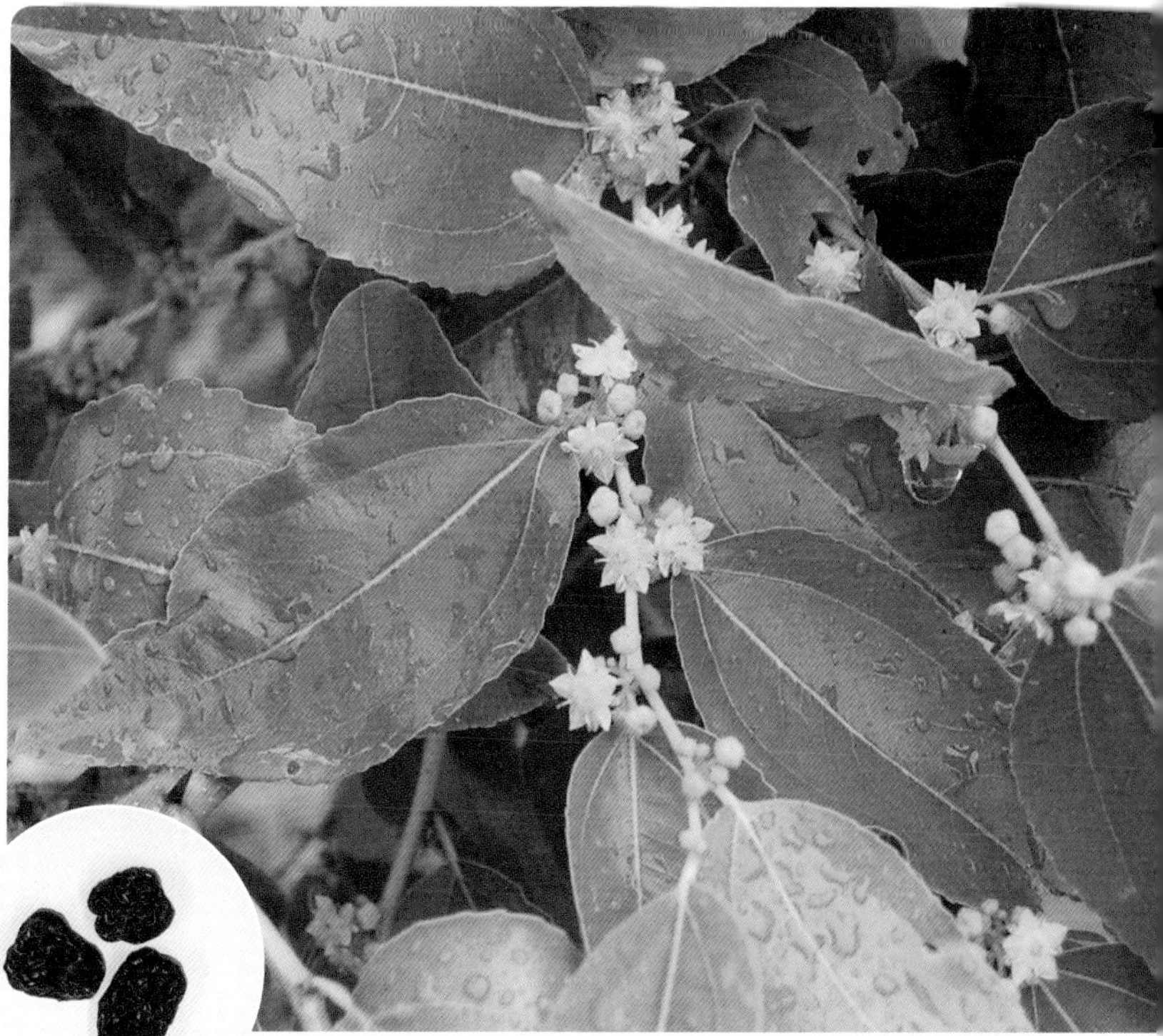

◀生薬タイソウ

▲ナツメ（韓国）

紅白どちらがお好きですか？
ナンテン

「難を転じて福となす」。ナンテンの語源とされ、縁起のいい植物であることがうかがえます。葉に抗菌作用があることから、お赤飯の上に本種の葉を載せてあることがあります。最近は抗菌シートに取ってかわられてしまったのが少し残念です。

以前どこかの神社で、ナンテンでつくられた箸を買ったことがあります。あまり大きく成長しないため、庭木としては重宝されますが、木材としての利用は限られるようです。オタフク（お多福）ナンテンという、園芸用に改良された矮小型品種も広く植栽されています。勝手に生えている個体もよく見かけますが、原産地は中国で、日本の個体は野生化したもののようです。

秋になると、そこかしこでナンテンの赤い果実が目につきます。薬学では、この果実を生薬ナンテンジツといい、鎮咳去痰に用います。特に、生薬キキョウとともに、咳止めシロップやのど飴に用い

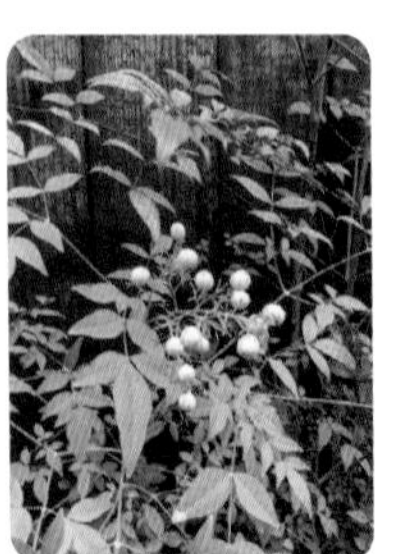
ナンテンの白実

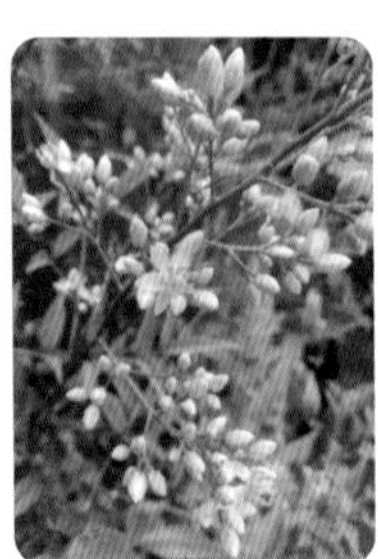
ナンテンの花

科名
メギ科

生薬名
ナンテンジツ

利用する部位
果実

薬効
鎮咳去痰

成分名
ドメスチン

◀生薬ナンテンジツ

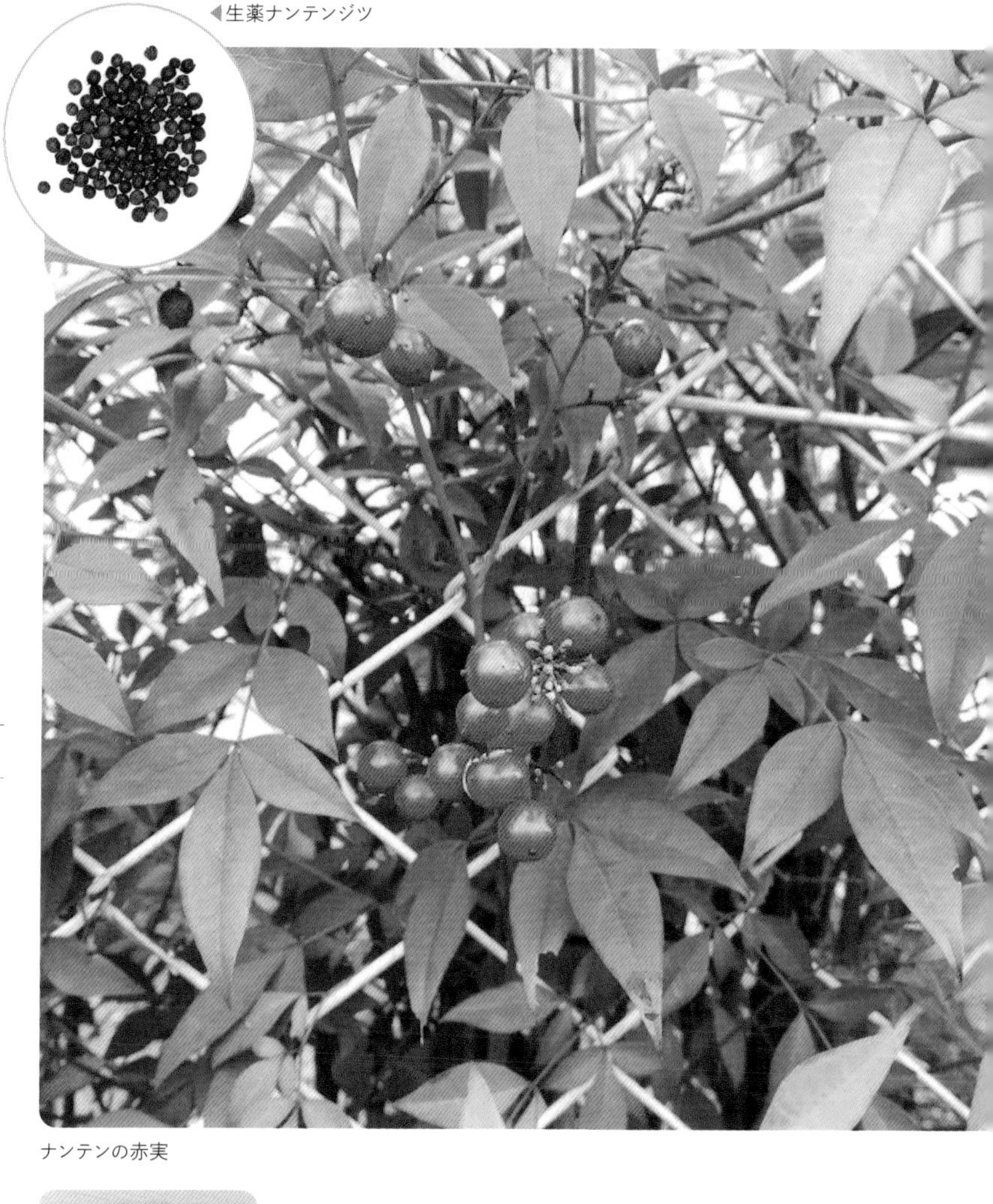

ナンテンの赤実

られることが多い生薬です。

なお、果実が白色のシロミナンテンも知られており、一説では赤実よりも薬効がよいとされています。真偽のほどはわかりませんが、個人的には、より目立つ赤実をつけるナンテンが好みです。

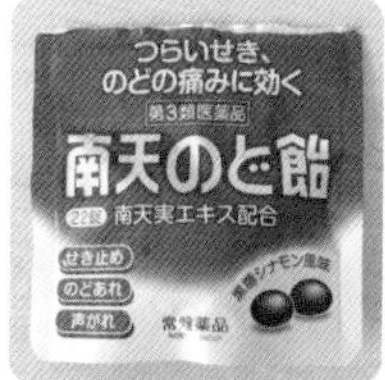

ナンテンのど飴

ハス

花は国花、根茎は野菜、種子は生薬

科名
ハス科

生薬名
レンニク

利用する部位
種子

薬効
滋養強壮

成分名
ロツシン（アルカロイド）

各地の池に生え、仏像の台座である蓮華座（れんげざ）としても有名なハスも、重要な薬用植物です。水の中の泥の下にある根茎がいわゆるレンコンになります。「蓮根」と書きますが、可食部は根茎なので、正しくは「蓮根茎」と書くべきです。

輪切りにしたレンコンをお正月に食べる習慣があります。これは、丸い穴があいていて、先を見通せる、ということで、縁起のいい食べ物とされているからです。この丸い穴は、水中生活を行なう植物に特有の組織である通道組織で、泥の中にあるレンコンに酸素が行き渡るようにできています。

ハスのもうひとつの特徴が、水面や水上にある大きな丸い葉です。雨上がりにハスの生えている池を見ると、葉の上（表面）に大きな水滴を見ることができます。じつは、ハスの葉の表面には無数の毛が

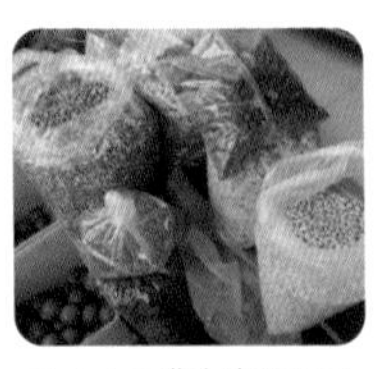
ベトナムの漢方市場にて。
真ん中の緑色が胚、
右側の白色がレンニク

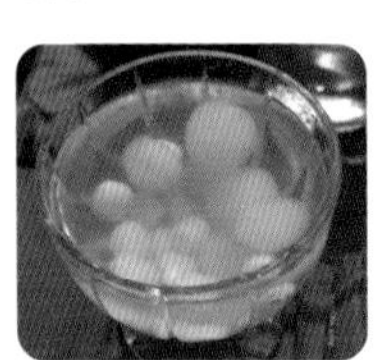
レンニクの入った
ベトナムスイーツ
（ベトナム・ホーチミン）

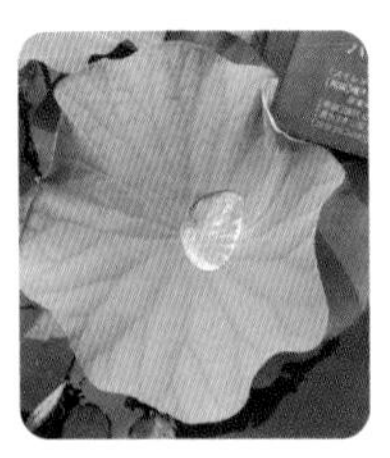
ロータス効果

生えていて、水をはじく構造になっているのです。この現象を、ハスの英名Lotusから、ロータス効果といいます。レインコートやヨーグルトのふたの裏け、このロータス効果を応用しているそうです。ハスを国花とする東南アジアのベトナムでは、ハスの花にチャノキの茶葉を詰めて香りを移した蓮花茶が知られています。これとは別に、ハスの葉を乾燥させる、ハスの葉茶もあります。

植物学的には、ハスは、似たような花を水面に咲かせるスイレン科スイレンの仲間とされてきました。ところが、DNA解析の結果、オーストラリアなどに自生する樹木ヤマモガシに近縁な植物であることが判明しました。ハスとスイレンは、どうやら他人の空似だったようです。

薬学では、このハスの花が咲いた後の種子を生薬レンニクといい、滋養強壮に用います。この生薬レンニクは、正確には「内果皮のついた種子で、ときに胚を除いたもの」と定められています。何のことかと不思議に思っていたのですが、ベトナムのホーチミン郊外にある漢方市場に行ったときにその理由がわかりました。現地では、ハスの種子から胚をくりぬいて、種子と胚を別々の生薬として用いていました。

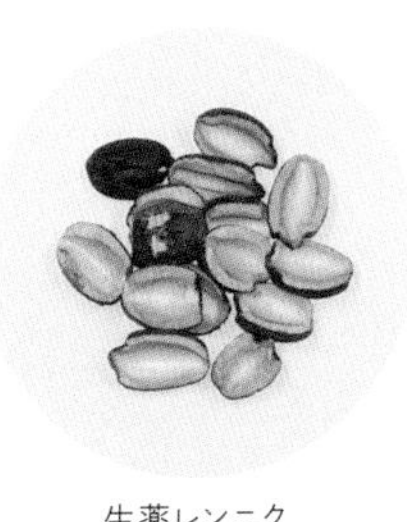
生薬レンニク

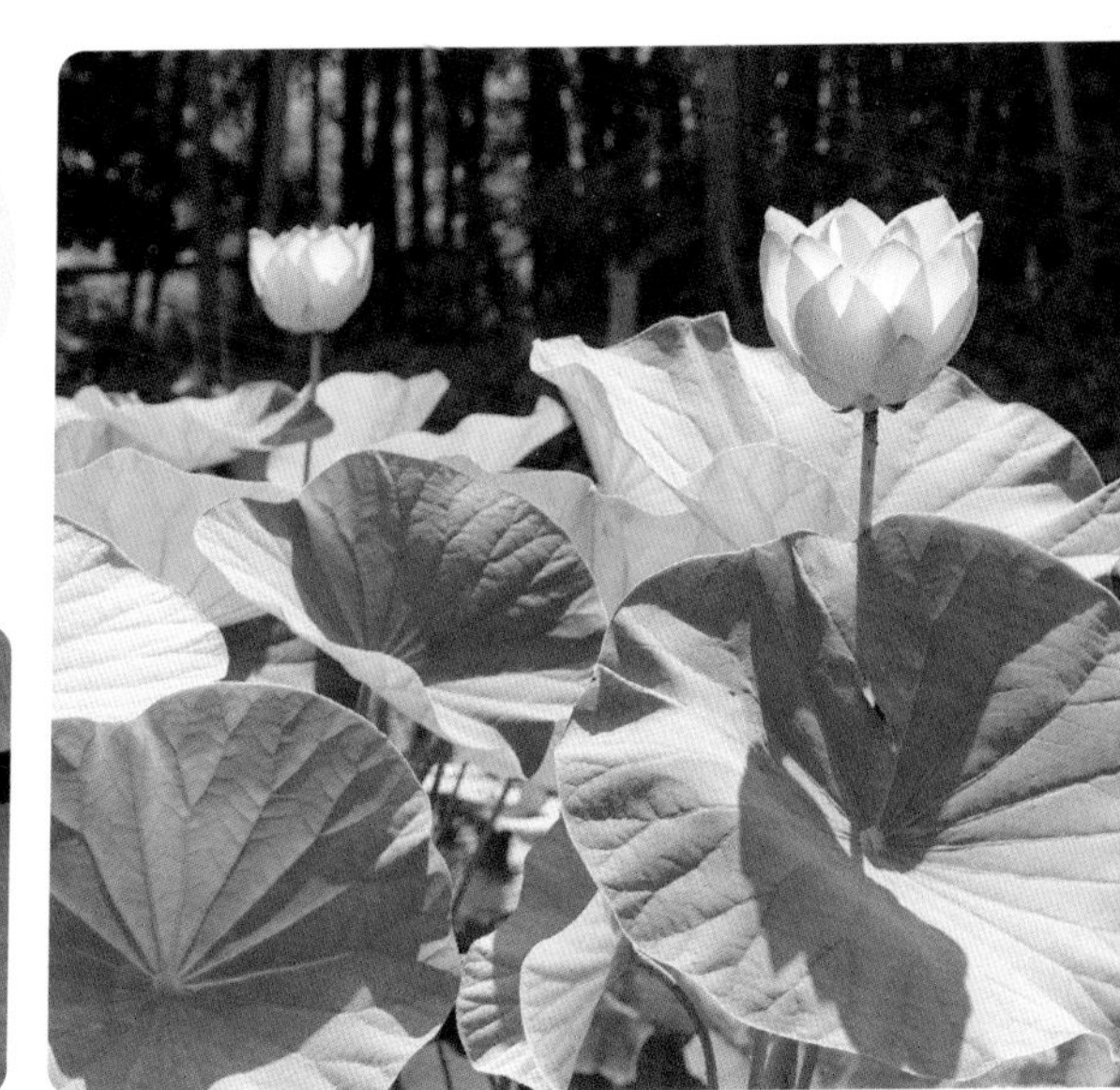
ハス

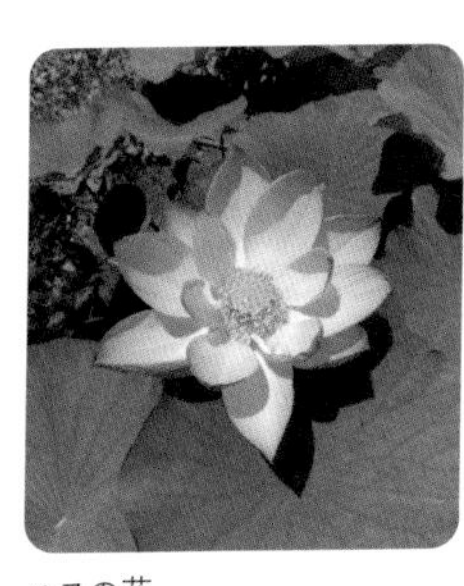
ハスの花

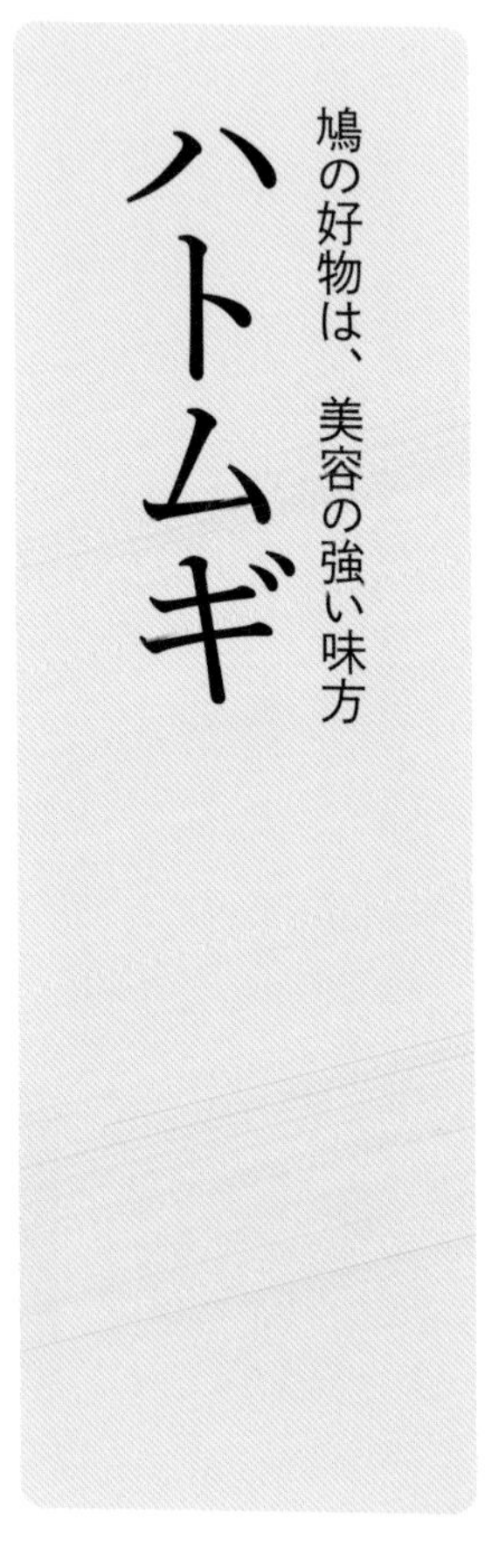

鳩の好物は、美容の強い味方
ハトムギ

科名
イネ科

生薬名
ヨクイニン

利用する部位
種子

薬効
滋養強壮、イボ取り

成分名
コイキセノリド

和名はそのまま、本種の種子を鳩が好んで食べることに由来しています。また、数珠玉のようにも見えることから、ハトムギの変種をジュズダマといいます。東南アジアが原産とされており、現在でもミャンマーなどで商業栽培されています。

ハトムギとジュズダマは、学名を*Coix lacryma-jobi* といいます。直訳すると「ヨブの涙」となります。旧約聖書のひとつであるヨブ記の一説「My face is foul with weeping, and on my eyelids is the shadow of death（私の顔は泣いて赤くなり、私のまぶたには死の陰がある）」を引用した、たいへん珍しい学名で、

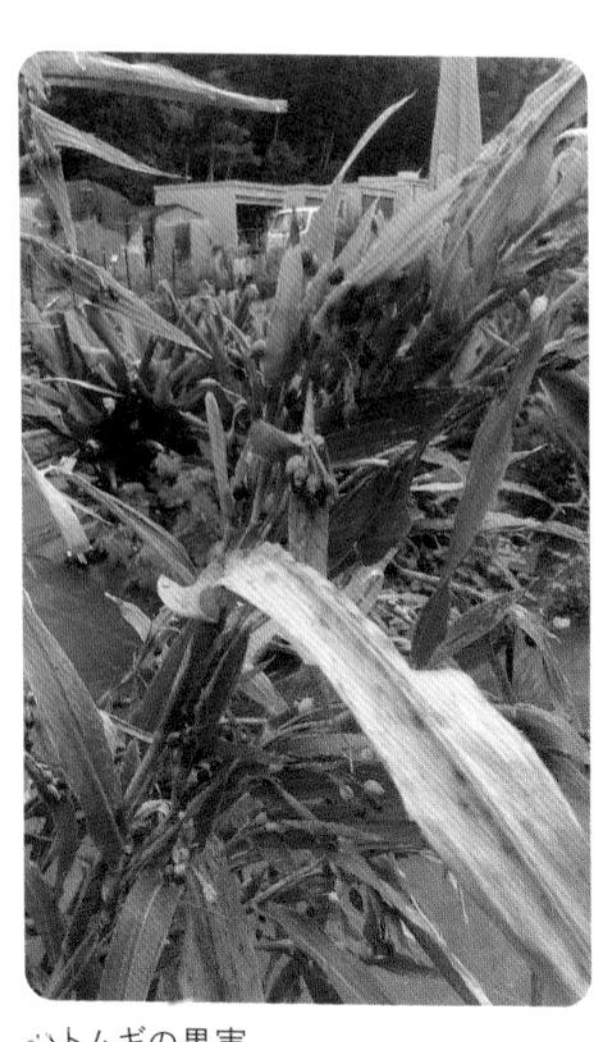

ハトムギの果実

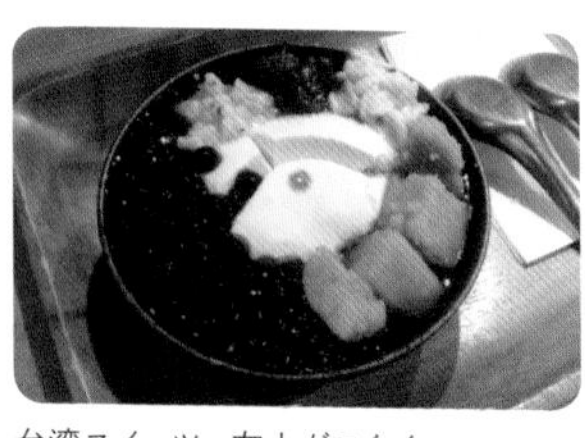

台湾スイーツ。左上がヨクイニン。右上がレンニク（208ページ）

おそらく種子の形状を涙に例えたのでしょう。

薬学では、ハトムギの種皮を除いた種子を生薬ヨクイニンといいます。古くはイボ取りの妙薬として、現在では美肌効果があるとして化粧水などに使われており、美容に関心のある方の間で高い認知度をほこります。また、ハトムギ茶としても利用されており、とある学生は、しばらく継続的に飲んだところ、肌の調子がよくなったそうです。

一方で、滋養強壮の食材としても広く知られており、台湾スイーツ「豆花」などでは、タピオカやタロイモなどとともに、欠かせない材料となっています。

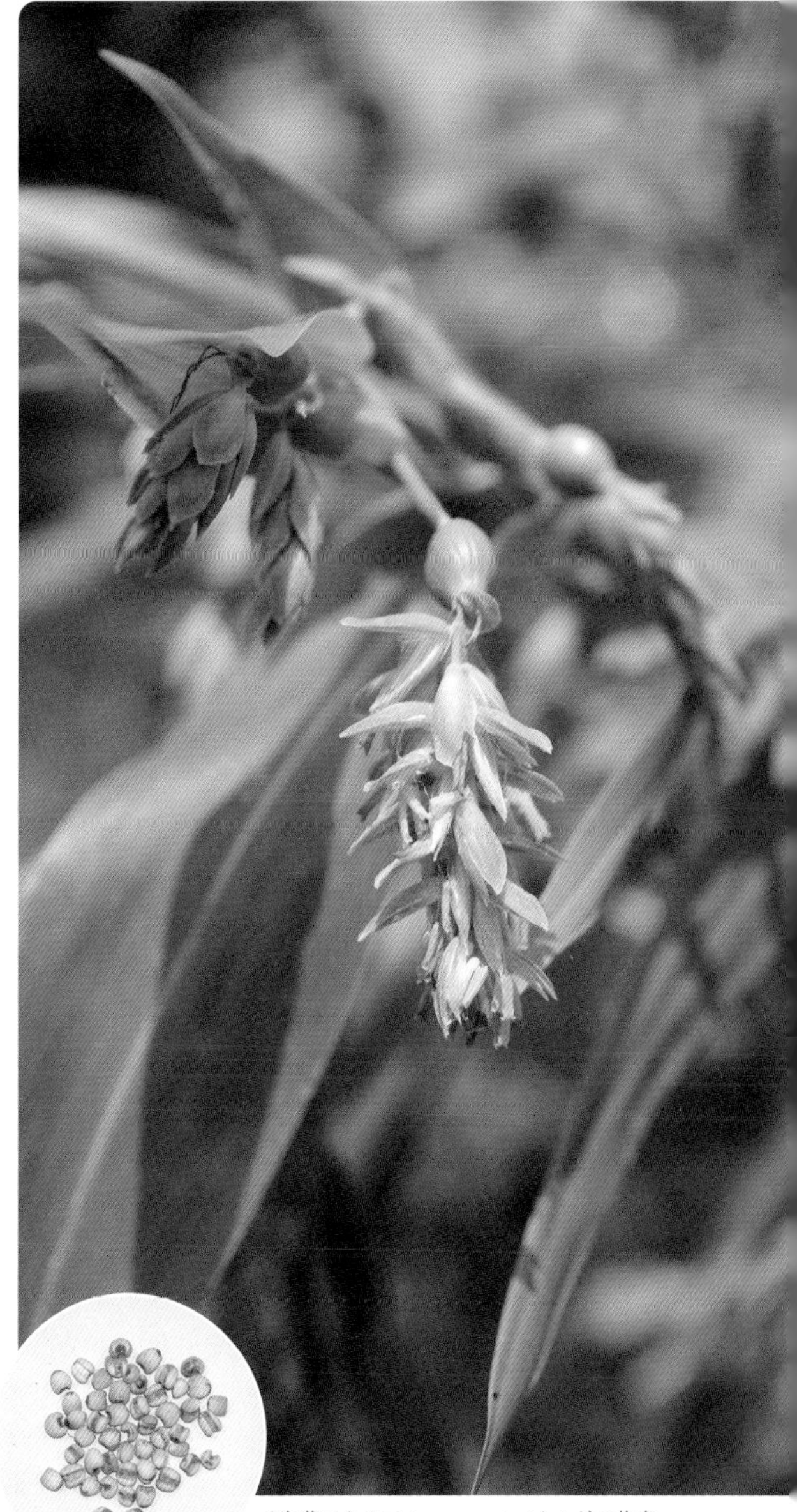

◀生薬ヨクイニン　▲ハトムギの花序

ビワ

枇杷と琵琶

科名

バラ科

生薬名

ビワヨウ

利用する部位

葉

薬効

消炎、鎮吐

成分名

ネロリドール

植物の写真を撮っていて、冬に重宝するのがビワの花です。他の樹木が次々と葉を落としていくなか、大きな葉の間から、芳香のある白い5弁花を咲かせます。初夏になると、果物としてよく知られるビワの果実が、橙色に熟します。一説には、この果実、正確には花托が肥厚した偽果の形が、和楽器の琵琶に似ていることからビワと名前がついたとか。

これまでは、ビワを中国原産とする説がありましたが、現在では日本にも自生していたとする説が有力です。近年の遺伝子解析の結果からは、果物として日本で栽培されているビワは中国産系統に由来し、それとは別に、日本に自生する系統がいるようです。

薬学では、このジューシーで美味しい偽果ではなく、大きな皮質の葉を用います。生薬ビワヨウといい、消炎や鎮吐作用が知られており、漢方では辛夷清肺湯などに配合します。ビワの葉は、葉の裏側にある細かい毛を歯ブラシなどで取り除き、乾燥させてからフライパンなどで焙煎すると、美味しい枇杷の葉茶になります。また、皮膚疾患にも効果があるので、お風呂に入れて薬湯にしたり、化粧水にしたりもします。これらさまざまな薬用途から、「大薬王樹」の異名をもっています。

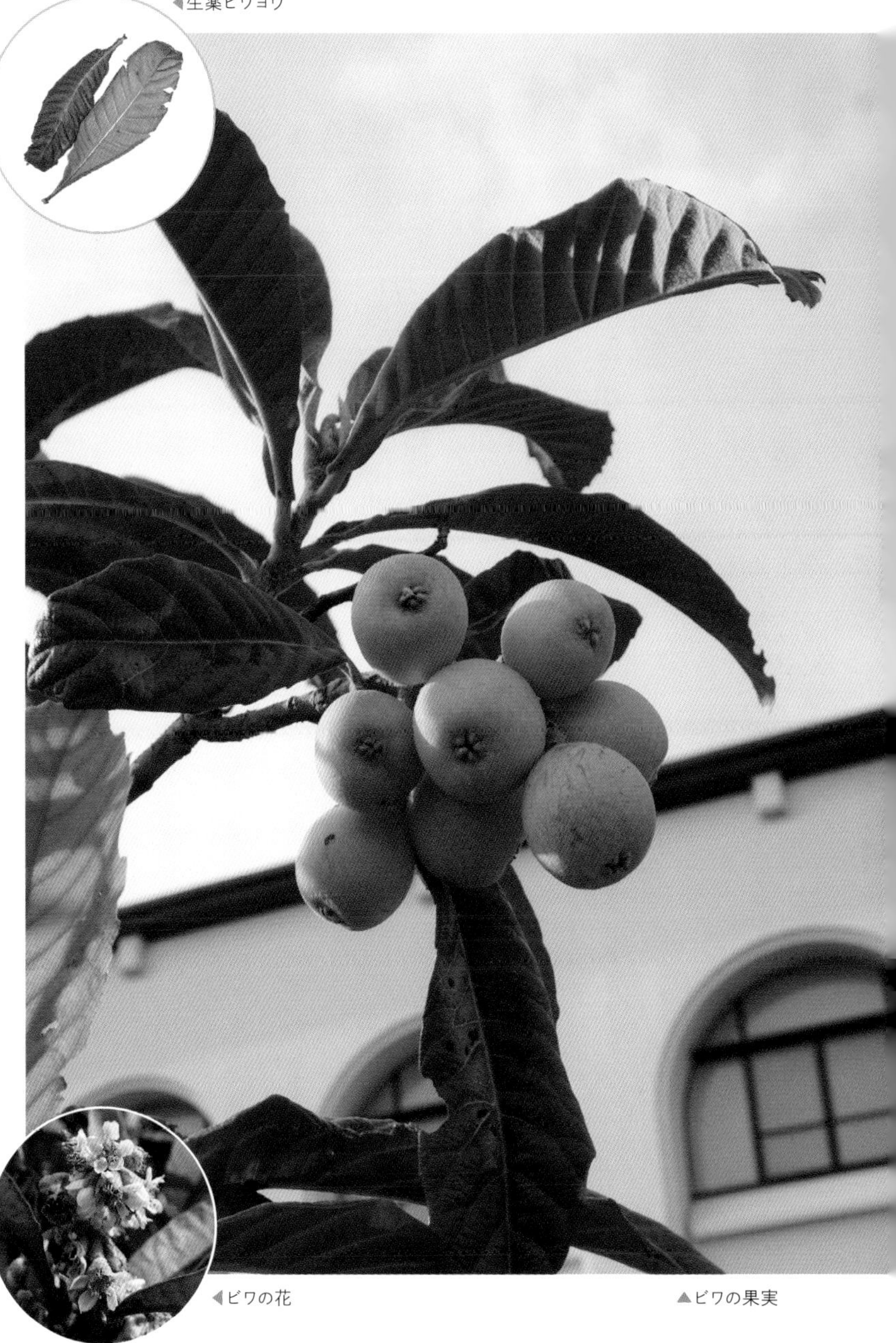

◀生薬ビワヨウ

◀ビワの花

▲ビワの果実

みんな大好きピーチ

モモ

科名
バラ科

生薬名
トウニン

利用する部位
種子

薬効
駆瘀血

成分名
アミグダリン

中国原産の果実で、日本では山梨県や岡山県が有名な産地です。私たちが普段食べている桃は、外果皮と中果皮、内果皮からなる果実です。このうち、さっとお湯にくぐらせてから、あるいは包丁の背でそっと撫でてから剥くのが、外果皮です。では中果皮はどこでしょうか。じつは、いわゆる果物として普段食べている多肉質な部分を、植物学では中果皮といいます。最後の、食べ終わると残る硬い部分が内果皮で、この中に種子が入っています。

薬学では、モモの種子を生薬トウニンといい、駆瘀血作用があるため、婦人薬として用います。この生薬トウニンに姿かたちがよく似たそっくりさんが、アンズのところ（154ページ）で紹介した生薬キョウニンです。

さて、生薬部位はアンズに似るモモですが、植物としては、ほかにもっとよく似た種類があります。それは、アジア西部原産の落葉樹アーモンドです。花がそっくりで花期も一緒、そして葉もよく似ています。大きな違いは果実です。アーモンドは、中果皮が発達せず、内果皮の中の種子が大きくなり、ナッツとして食用されます。果実が雨に弱いため、結実期に梅雨がある日本での栽培は難しく、雨量が少なく好天に恵まれているアメリカのカリフォルニア州などで商業用に栽培されています。

◀生薬トウニン

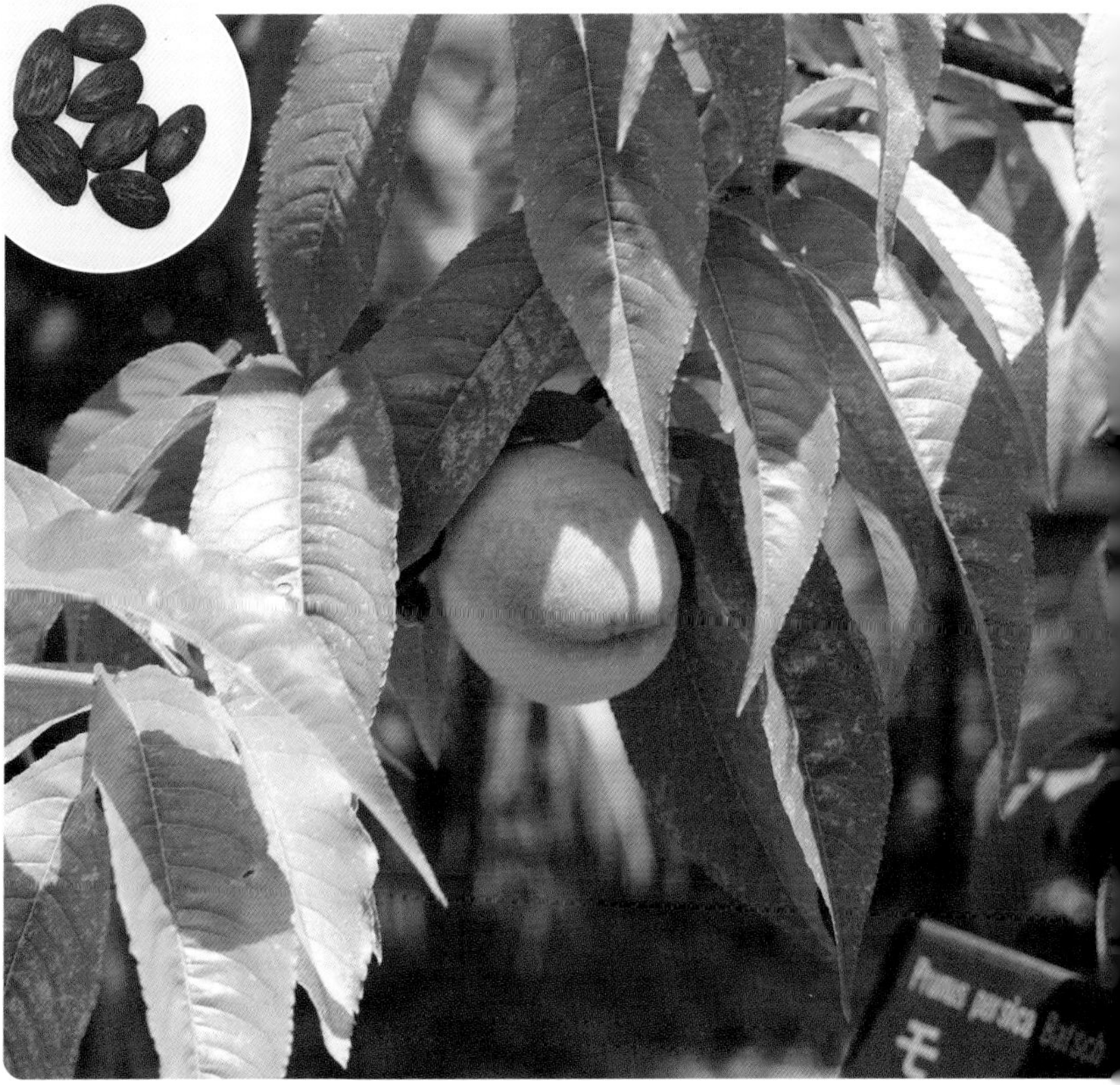

モモの果実

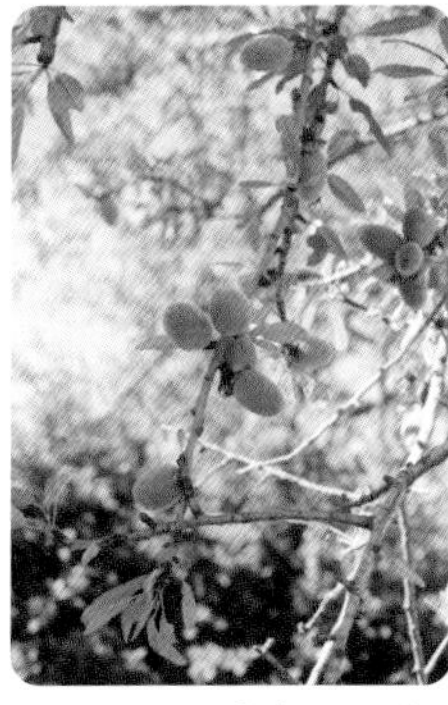

アーモンドの果実（フランス）

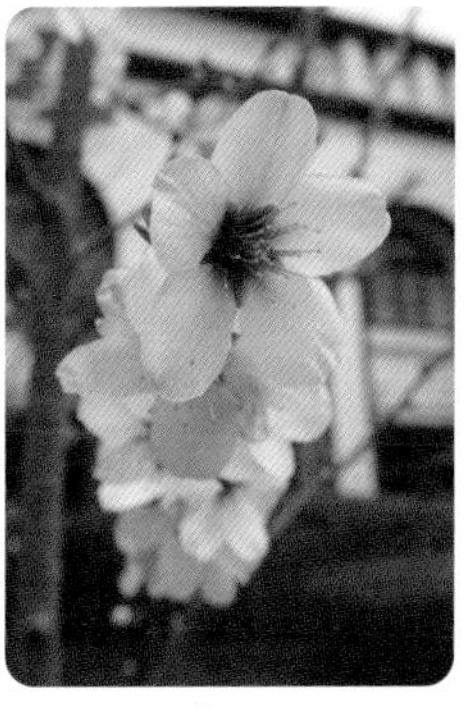

アーモンドの花

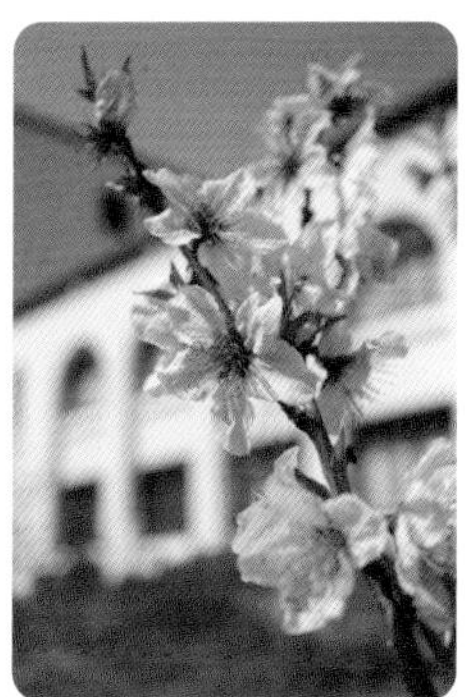

モモの花

レンギョウ

チョウカチュウカ？　タンカチュウカ？

科名
モクセイ科

生薬名
レンギョウ

利用する部位
果実

薬効
消炎、排膿

成分名
フォルシチアシド

早春に庭を彩る黄色い花木。「ま（ん）ず咲く花」でおなじみのマンサクやロウバイなどが有名です。薬用植物では、サンシュユ（184ページ）やレンギョウが該当するでしょうか。レンギョウは、モクセイ科の植物で、キンモクセイやオリーブが仲間になります。葉は対生、つまりひとつの節から左右に2枚がつき、花は2数性、つまり花弁や雄しべが4などの偶数である、といった特徴があります。レンギョウは中国原産ですが、日本には牧野富太郎博士が記載したヤマトレンギョウなどが自生しています。

　レンギョウの仲間は、いずれも株立ちになる小低木で、樹高はせいぜい3m程度ですが、枝はよく伸びます。この枝に面白い特徴があり、レンギョウは中空といって、中が空洞になっていますが、近縁種のヤマトレンギョウなどは、中がはしご状になっています。

　レンギョウは花にも特徴があります。レンギョウは、雌しべと雄しべがある完全花、いわゆる普通の花をつけるのですが、株ごとに2つの花のタイプがあります。ひとつは長

レンギョウが配合されている銀翹散

花柱花、もうひとつは短花柱花といいます。文字通り、花柱、つまり雌しべが長く雄しべが短い花と、雌しべが短く雄しべが長い花があるのです。なぜか。それは、長花柱花に来た訪花昆虫の背中についた花粉が短花柱花の雌しべに、短花柱花に来た訪花昆虫の背中についた花粉が長花柱花の雌しべにつくことで、自殖を防ぎ、他殖を促すことができるからです。遺伝的に多様な子孫を残すための植物の生存戦略です。

薬学では、レンギョウの果実を生薬レンギョウといい、荊芥連翹湯（けいがいれんぎょうとう）や銀翹散（ぎんぎょうさん）などに配合します。前述の理由から、レンギョウの果実を収穫するためには、長花柱花の株と短花柱花の株を両方植えないと結実しません。

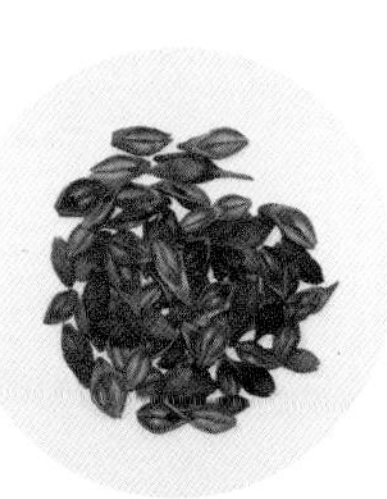

生薬レンギョウ

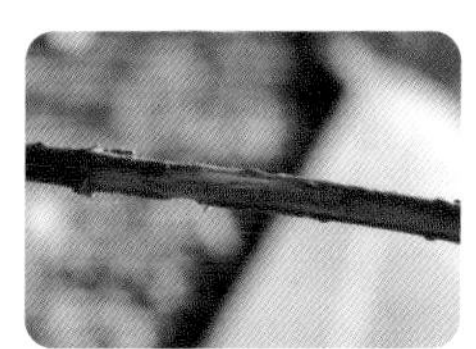

レンギョウの中空の枝

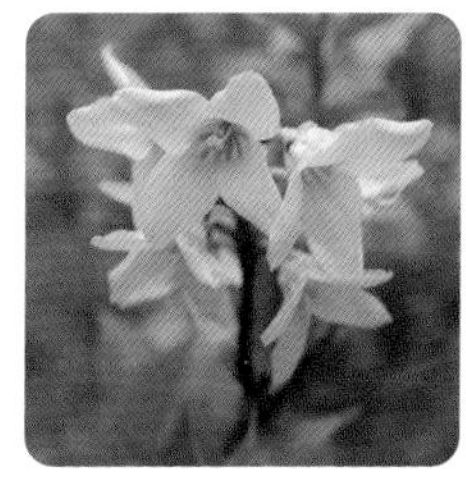

レンギョウの短花柱花

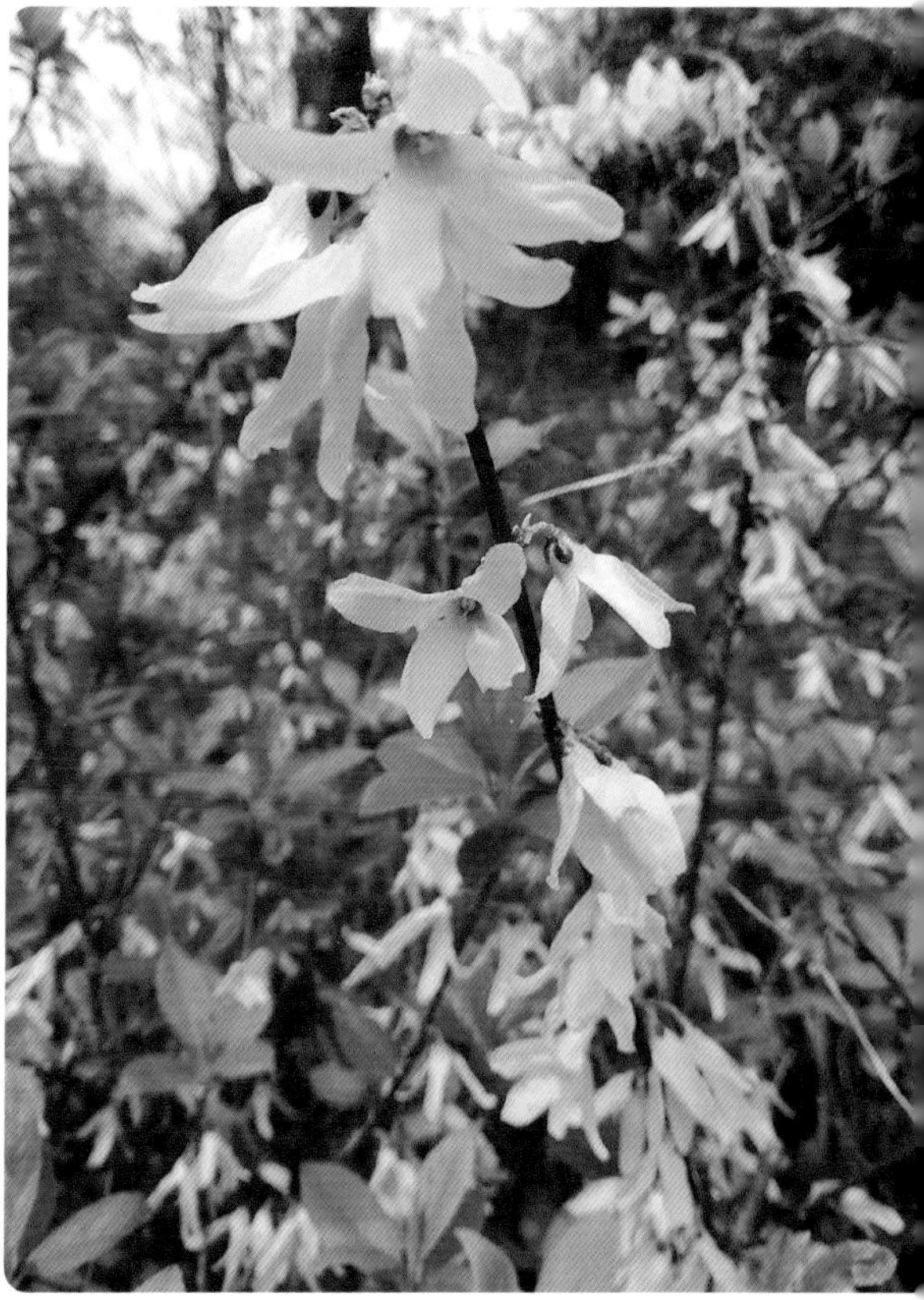

レンギョウの長花柱花

コラム

世界のお茶文化⑦ バタフライピーティー

台湾から東南アジアでよく見られる飲み物。その名もバタフライピーティー。中華圏では蝶豆茶といいます。蝶（Butterfly、バタフライ）のような形をしたマメ科の花（Pea、ピー）を使ったハーブティーです。

鮮やかな青色が出る一方で、味も香りもないので、タイではレモングラス（221ページ）とともに出てきました。

この鮮やかな青色を生かして、タイではもち米をバタフライピーと一緒に炊き上げた青いお米をよく見かけます。日本でも、ゼリーやジュースの色づけにバタフライピーが使われるようになってきました。レモン汁やライム汁を入れて色が変わるさまが、いわゆるSNS映えするのでしょうか。

なお、植物としてはつる植物で、タイやラオスでは、生垣になっているのをよく目にします。日本でもアサガオのように栽培すれば、夏にはたくさんのバタフライピーを収穫できます。

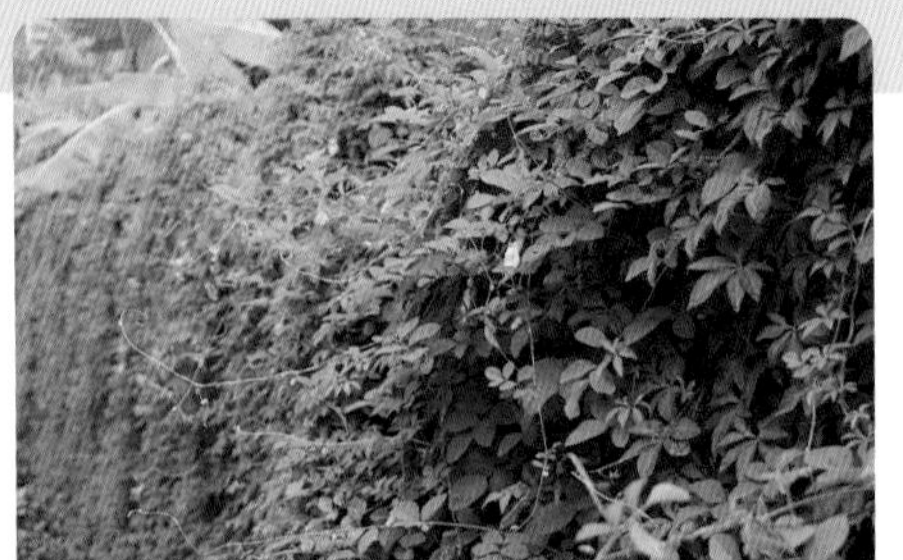
バタフライピーの生垣（ラオス）

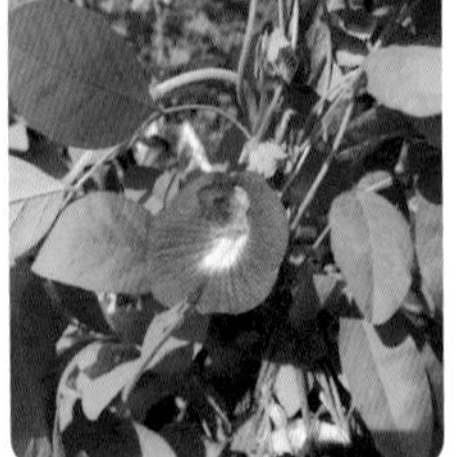
バタフライピーの花

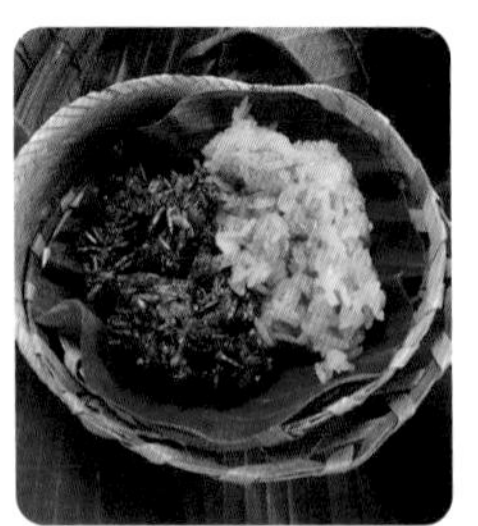
バタフライピーで炊いたもち米（右）

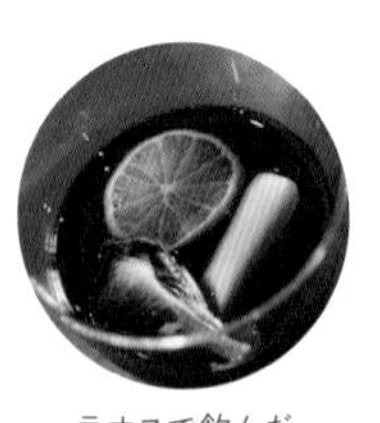
ラオスで飲んだ
バタフライピーティー

世界のお茶文化⑧ バンランコン茶

アブラナ科のホソバタイセイの根を使った健康茶で、中国では常備薬とされているほど身近な存在です。風邪やインフルエンザの予防に効果があるとして、日本でも健康茶や飴などとして流通しています。

このホソバタイセイの原産はヨーロッパで、葉からインディゴ染料をとるために以前は盛んに栽培されていたようですが、健康茶としては利用されてこなかったようです。一方で中国では、ホソバタイセイの根をバンランコンといい、健康茶として利用するために栽培されてきました。現在の日本に流通するバンランコンも、中国からの輸入がほとんどです。

そこで、筆者が勤務する薬用植物園では、国産バンランコンの収穫を目指してホソバタイセイの栽培実験を始めました。これまでの研究で、日本の梅雨を嫌う性質があることがわかりました。おそらく、冬に育てて梅雨前に収穫する栽培暦が、日本には適していると思われます。

当園で収穫したバンランコンは、形から見ても含有成分から見ても、流通品に劣らないことがわかりました。バンランコン国産化も夢ではなさそうです。

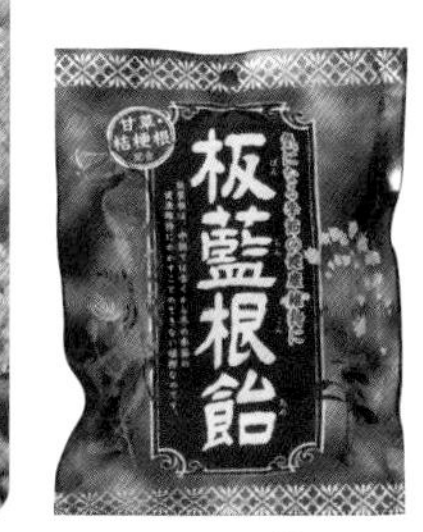
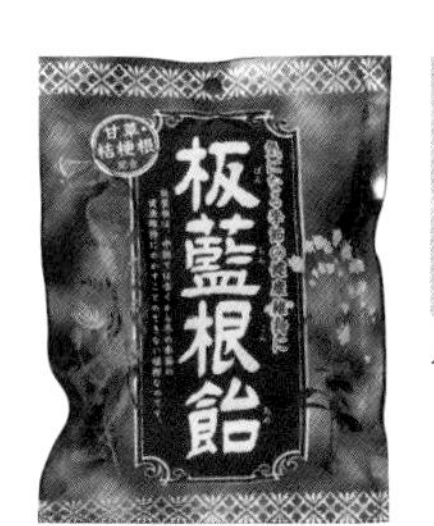

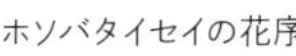
ホソバタイセイの花序

バンランコンの飴

バンランコン茶

マテチャノキの花

コラム

世界のお茶文化⑨ マテ茶

南米のお茶といえばこれ。肉食文化で、野菜の摂取量が少ない南米では、「飲むサラダ」として重宝されています。特に、アルゼンチンやウルグアイ、パラグアイでよく飲まれているようです。

茶葉には、南米原産のモチノキ科モチノキ属の常緑高木イェルバ・マテの葉や小枝を使います。淹れ方が独特で、ひょうたんを切ったマテと呼ばれる茶器に茶葉を入れて、ボンビーリャという金属製のストローで飲みます。洗って何度も再利用できるので、とても環境に優しい飲み方です。アルゼンチンの大都会ブエノスアイレスでは、老若男女がみな、片手にマテ、もう片手にお湯を入れた水筒を持って街なかを歩いていました。このマテ茶は、社交的な意味もあり、ひとつの容器でまわりの人々と回し飲みをします。

ちなみに、中国では同属異種の葉を使って飲む、苦丁（くてい）茶というお茶があります。茶葉を棒状（葉巻型）、あるいはこより状によっているのが特徴で、味は文字通り、たいへん苦いです。

マテとボンビーリャ

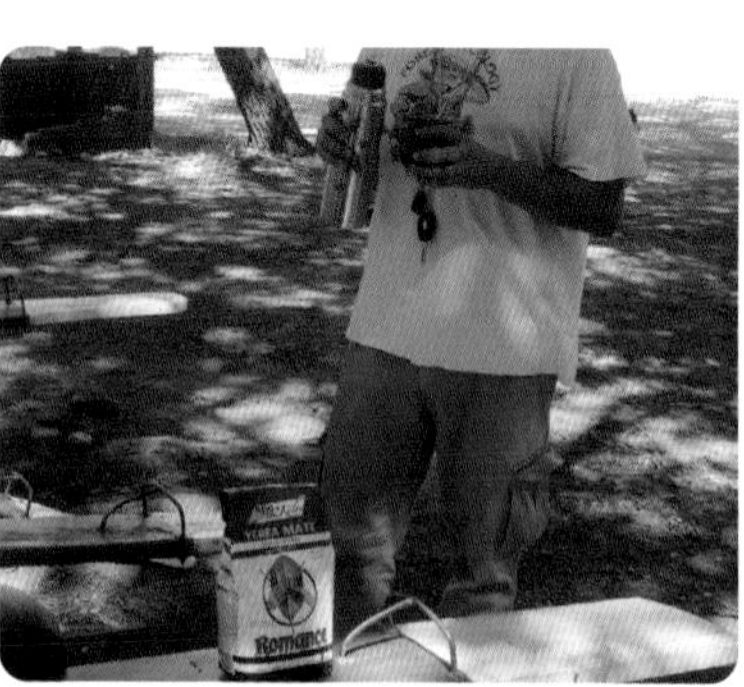

マテ茶を飲んでいるところ（アルゼンチン）

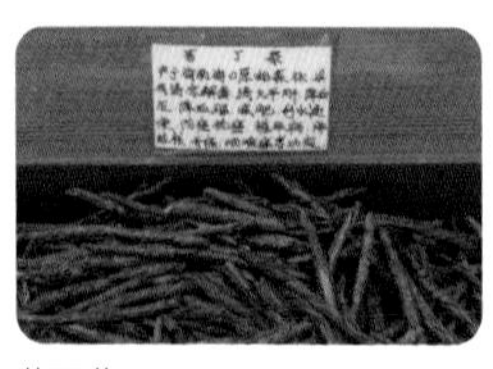
苦丁茶

コラム

世界のお茶文化⑩ レモングラスティー

イネ科の多年草レモングラスの葉を使ったハーブティーで、台湾から東南アジアでよく飲まれています。全草にシトラールなどのレモン様の芳香成分を含んでおり、名前の由来になっています。太い葉の根元の部分が特に香りが強く、東南アジアではハーブティーやタイの伝統料理トムヤンクンなどに使われます。葉から抽出されるレモングラス油は、精油としてアロマセラピーに用いられます。

インド原産といわれるレモングラスですが、日本の気候でも栽培することができるため、最近は国産レモングラスの葉を使ったハーブティーも見かけるようになりました。

個人的な経験では、乾燥させたレモングラス葉を細かく切ってお茶パックに入れ、そこにお湯を注いでよく蒸せば、市販品に負けないハーブティーが簡単につくれます。

◀トムヤムクン（タイ）

レモングラスの精油

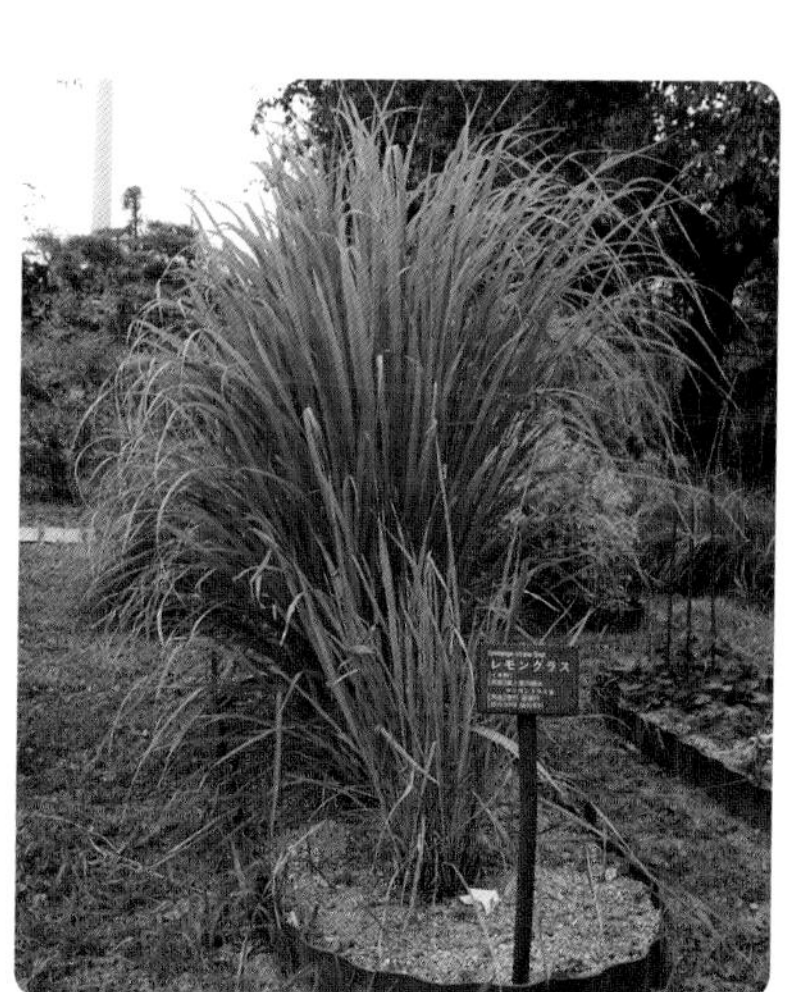

レモングラス

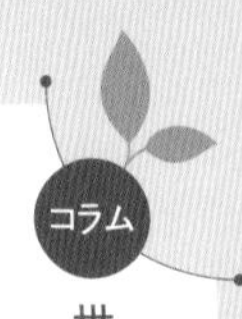

世界のお茶文化⑪ ローズヒップティー

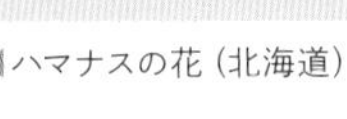
◀ハマナスの花（北海道）

Rose hip、つまりバラの偽果を使った、欧米では広く知られたハーブティーです。ビタミンCが豊富で、ハイビスカス（149ページ）とのブレンドでよく飲まれます。きれいな赤色で、目で見ても楽しい、まさにハーブティーの女王ともいえる存在です。

ハーブティー以外にも、ローズヒップ偽果から抽出されたオイルが、アロマセラピーなどで使われています。最近では、ローズヒップ偽果に含まれるポリフェノールが内臓脂肪を減らすことが確認され、ビールなどにも使われています。

ローズヒップとされるバラは、欧米では広く知られた原種*Rosa canina*を指すことが多く、これをwild roseあるいはdog roseといいます。日本では、後者の日本語訳であるイヌバラの名でよく呼ばれます。ハッカのところ（131ページ）で説明したとおり、植物学では、何かに比べて劣っている場合に「イヌ」と名づけることがよくあります。今回の場合も、栽培種のバラに比べて美しさや香りが劣っているとされたのでしょう。

もう一種、北海道や中国東北部、ロシアなどに自生するバラの一種ハマナスも、偽果がローズヒップとして使われます。また中国では、ハマナスの花を玫瑰花（かいまいか）といい、お茶にします。

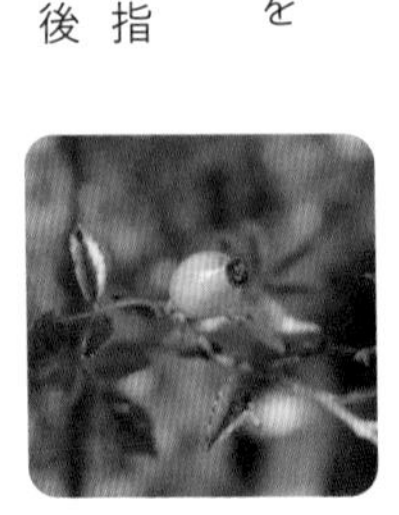
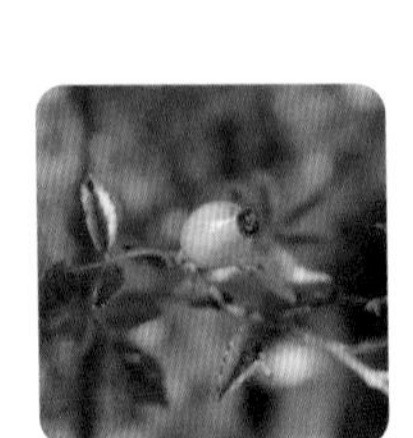
ローズヒップの果実

ローズヒップの花

おわりに

「薬用植物の本を書いてみませんか?」――出版社からメールが届いたときは、何かの冗談かと思いました。薬学部に着任して5年の若輩者で、これまでの執筆経験は、植物図鑑の分担や薬用植物園の紹介冊子の共著程度でしたので、まさかの執筆依頼に心底驚きました。その後、オンラインでお話をするなかで、「あ、それなら、私が適任ですよ」と言った記憶があります。

日本全国の薬科大や薬学部には、薬用植物園の設置が義務づけられています。筆者の勤務先にも、全国有数の規模を誇る薬用植物園が併設されています。筆者は、現職に着任するまでは薬用植物について何も知らなかったので、まず、この薬用植物園の実態を把握しようと、保有する全植物種を目標として、「ウェブ薬用植物図鑑」の作成に着手しました。そんな経験を十分に活かせると思い、先の執筆依頼をお引き受けしました。

この本を執筆するにあたって、昔の写真をすべて見返しました。高校の同級生と遊びに行った阿蘇でリンドウやサラシナショウマに、初の海外水草調査で行った韓国でハマボウフウに出会っていたようです。これはすなわち、薬用植物が、我々にとって身近な存在であることを示しています。ぜひ、本書を片手に、身の回りで薬用植物を観察してみてください。きっと、新たな発見があると思います。

本書を執筆するにあたって、以下の方々にお世話になりました。ここに御礼申し上げます。
永瀬敏章、中野友美子、村井理華、ステファン・W・ゲイル(敬称略)。

2023年11月　伊藤　優

著者紹介

伊藤 優（いとう・ゆう）

1981年、神奈川県出身。

摂南大学 薬学部 講師。同附属薬用植物園を兼務。

東京大学大学院 理学系研究科 博士課程 修了、博士（理学）。

多数の海外植物調査を経験しているほか、研究留学でカナダや中国、ニュージーランドなどに長期滞在。

専門は、水生植物の系統進化と分類。現職に着任後は、薬用植物の分類にも取り組む。

共著に『改訂新版 日本の野生植物』（平凡社、分担執筆）、『A Field Guide to Aquatic Plants of Myanmar』（Natural History Publications Borneo）、『薬草ガイドブック——薬草園へのいざない』（公益財団法人 日本植物園協会、分担執筆）などがある。

◉— カバーデザイン　末吉 亮（図工ファイブ）
◉— DTP・本文図版　スタジオ・ポストエイジ
◉— 校正　曽根 信寿

身近な薬用植物ものしり帖

2023年12月25日　初版発行

著者　伊藤 優
発行者　内田 真介
発行・発売　ベレ出版
〒162-0832　東京都新宿区岩戸町12 レベッカビル
TEL.03-5225-4790 FAX.03-5225-4795
ホームページ　https://www.beret.co.jp/
印刷・製本　三松堂株式会社

落丁本・乱丁本は小社編集部あてにお送りください。送料小社負担にてお取り替えします。

本書の無断複写は著作権法上での例外を除き禁じられています。購入者以外の第三者による本書のいかなる電子複製も一切認められておりません。

©Yu Ito 2023. Printed in Japan

ISBN 978-4-86064-745-2 C0045　編集担当　永瀬 敏章